普通高等教育“十一五”国家级规划教材
北京大学医学教材

社会医学

Social Medicine

主编 张拓红（北京大学） 陈少贤（中山大学）
编委 李宁秀（四川大学）
方小衡（广东药学院）
王红妹（浙江大学）
秘书 温思瑶（北京大学）

北京大学医学出版社

SHEHUI YIXUE

图书在版编目（CIP）数据

社会医学/张拓红　陈少贤主编．—北京：北京大学医学出版社，2006.4（2018.2 重印）
ISBN 978-7-81071-618-5

Ⅰ．社…　Ⅱ．①张…②陈…　Ⅲ．社会医学—医学院校—教材　Ⅳ．R1

中国版本图书馆 CIP 数据核字（2006）第 007434 号

社会医学

主　　编：张拓红　陈少贤
出版发行：北京大学医学出版社
地　　址：（100191）北京市海淀区学院路 38 号　北京大学医学部院内
电　　话：发行部 010-82802230；图书邮购 010-82802495
网　　址：http：//www. pumpress. com. cn
E-mail：booksale@bjmu. edu. cn
印　　刷：北京东方圣雅印刷有限公司
经　　销：新华书店
责任编辑：韩忠刚　**责任校对**：金彤文　**责任印制**：罗德刚
开　　本：787mm×1092mm　1/16　**印张**：14.25　**字数**：362 千字
版　　次：2006 年 4 月第 1 版　2018 年 2 月第 4 次印刷
书　　号：ISBN 978-7-81071-618-5
定　　价：23.50 元

序

随着生命科学技术的日新月异，在我国高等教育体制改革的带动下，医学教育教学改革不断深入，医学教育逐渐由职业化教育转向具有职业特点的综合素质教育，着眼于21世纪，医学教育将更注重人才的综合培养，不仅要培养学生具有学科专业知识和能力，而且要具有知识面宽、能力强、素质高的特点，注重创新精神、创新意识、创新能力的培养。

1995年以来，通过教育部、卫生部及北京市等各级教育教学改革项目的研究与实践，我校着力于人才培养模式和课程体系的研究，实现融知识、能力、素质于一体的综合培养，拓宽专业口径，特别强调理论与实践的结合，培养学生自学和创新的精神和能力，树立终身学习的观念；进行了课程内容、教学方法和考核方法的研究和实践；改革教与学的方法，以学生为主体，以老师为主导，引导学生主动学习，注意因材施教，注重加强人文素质的培养，强调在教学过程中的教书育人。

在改革实践中我们深刻认识到教材建设在教学过程中起着重要的作用。但长期以来医学教育一套教材一统天下的局面，未能充分体现各医学院校的办学特点，未能及时反映教学改革及教学内容的更新。为此我们邀请了北医及部分兄弟院校各学科的专家教授编写了这套长学制教材。

这套教材的编写工作力求符合人才培养目标和教学大纲，体现长学制教学的水平，探索和尝试突破原有教材的编写框架；体现北医教育观念的转变、教学内容和教学方法改革的成果和总体水平，确立以学生为主体的人才培养模式，有利于指导学生学习和思考，有利于训练学生临床思维的能力，培养学生的创新意识；体现教学过程中的“双语”教学要求，将学生必须掌握的词汇编入教材之中。

本套教材汇集了北医及部分兄弟院校的专家教授们多年来积累的知识和教学经验，在编写中也进行了大胆的尝试。衷心希望该套教材的出版能为我国的医学教育贡献一份力量，使医学教育的教材建设能够百花齐放。但是由于学科专业发展的不平衡，教材中难免存在不足之处，欢迎有关专家学者批评指正。

韩启德

前　言

《社会医学》是产生于19世纪中期的一门交叉学科，我国于20世纪80年代才开始该学科的研究和讲授。然而，短短20年间，社会医学已经成为各医学院校公共卫生专业的必修课，社会医学教科书在全国也已经出版了20多个版本。但针对长学制学生和硕士研究生的教科书还比较少。我们这本书主要面向这个读者群。

本书有以下几个特点：一是避免只讲“是什么”，不讲“为什么”，只传授知识不解决思路问题的不足；二是结合社会科学的理论和最新研究成果，力争将所讲授的内容讲深讲透；三是针对国内面临的健康问题，介绍有关健康的社会学理论；四是介绍社会医学研究的新进展，如健康研究、健康评价、影响健康的社会因素、针对健康问题的社会政策，同时介绍国外最有代表性的、最权威的例证；五是多引用国内研究成果，甚至是跨学科的成果。

本书共分为九章。第一章是社会医学的总论，介绍社会医学的基本概念和理论，社会医学学科的发展及其与其他相关学科的关系；第二章介绍医学模式，为社会医学知识和理论的展开奠定了哲学基础；从第三章开始，讲授社会医学三大传统研究内容。第三章介绍影响健康的社会因素，如社会经济地位、文化、应激、家庭、生活方式等因素对健康的影响；第四、五、六、七章分别介绍社会医学的基本研究方法、健康评价的概念和指标、生命质量评价和健康危险因素评价；第八和第九章阐述了社区卫生服务和社会卫生策略。

本书凝结了包括北京大学、中山大学、广东药学院、浙江大学和四川大学这五所大学社会医学课程主讲教师的教学经验和体会。在此我们感谢北京大学医学出版社的一直以来的支持、鼓励和督促，使得这本教材能够迅速与大家见面。虽然我们努力使本书适用于长学制本科生、研究生和相关读者，但疏漏之处在所难免。欢迎大家在使用本教材的时候提出宝贵意见，以便我们继续努力改进。

张拓红　陈少贤

2006年3月

目　录

第一章 绪 论

威廉·邓肯（William H. Duncan）是英国任命的第一位卫生行政官员。他 1805 年出生于利物浦，1829 年从英国爱丁堡大学医学院毕业后回到利物浦，成为了一名通科医生（General Practitioner，GP）。曾经是一个渔村的利物浦，到 1820 年人口达到了 12 万，成为了英国的一个大都市，因船运、港口而异常繁华，所以码头工人众多。他们居住的房子多为三层，背靠背，只有前面有窗户，完全不通风。每间房子居住人数多达 16 人。邓肯震惊于所诊治病人的居住环境的恶劣，发现住房条件与结核病、霍乱、天花和伤寒都有直接的关系，于是毕生致力于改善利物浦居民的生活环境。1846 年，他协助当地政府起草了英国第一部《卫生法》（Sanitary Act）。

他在《卫生法》中这样描述居民的生活环境："我发现，在工人阶级居住的街区里，基本上没有下水道，即使在有下水道的地方，也是依地势而自然产生，根本不完整。所以地面积满污水，特别是在炎热的季节，它们和固体的垃圾一起构成了瘟疫的来源。居民那些院子里，可能没有一条贯通整条街的地下排水沟，只有一条又窄又浅的明沟，流着脏水，但通常都是堵满了垃圾而无法流动"。

邓肯于 1847 年被任命为利物浦卫生行政官员（相当于现在的卫生局长），并建议政府改善居民的生活环境。在他的建议下，原有的建筑被大规模拆除，代之以我们称之为"连排别墅（Townhouse）"的新式住宅。邓肯的开创性行动，促进了英国的健康立法，1875 年，英国第一部《国民公共卫生法》（National Public Health Act）正式颁布实施。

邓肯成为欧洲公共卫生的一面旗帜。他带给我们的思考是：人类的健康，不仅直接与细菌、病毒这些因素有关，还间接地与社会因素有关；保护和促进人类的健康，不仅与医学有关，更与社会环境和社会制度有关。作为一名医学工作者，眼睛不仅要看到病人，更要看到引起疾病的原因。即使在当代，疾病谱发生了重大变化，历史上致人于死地的那些疾病渐渐消失，邓肯生活时代的问题似乎得到了解决，但新的健康问题及影响这些健康问题的因素又在召唤着我们，邓肯的思想是永远不过时的。

第一节 社会医学的基本概念

一、生物医学的理念

生物医学，因其在抵御微生物（细菌、病毒等）方面的惊人成就，而渐渐占据了人们的思维。在 18 世纪，大部分医生的主要兴趣在于治疗病人和改善医疗技术条件，这个时期产生了伟大的细菌学家巴斯德、科霍，形成了疾病细菌学理论，使得内科学、外科学、麻醉学、病理学和免疫学取得了长足进步。医生们坚信，临床医学应该是一门基于精密科学实验程序的学科。200 多年来，这种想法和实践不断得到证实，更强化了医生们的信念。

在很多慢性非传染性疾病成为危害人类健康的主要问题的今天，有一种看法仍然很流行，认为人类的疾病和健康无一例外都是和人体的基因密切相关，所以只要破译了人类基因的密码，通过分子生物学的技术发展，就能实现对人体基因的控制，所有人类的健康问题都可以迎刃而解。虽然很多医生也承认，一些疾病并非器质性病变，也无法找到生物学的依据，但在诊断和治疗过程中，他们仍旧遵循生物医学的主流和定势，因为生物医学的成就及其发展已经深入到了医学的各个角落，从医生的培养到医院的实践这一医疗制度，都是以生物医学为基础建立起来的。

所以生物医学的根本，是通过寻找生物学因素对人的健康与疾病所造成的影响，达到通过物理、化学和生物学手段来控制疾病，保障人的身体健康的目的。生物医学有两个重大观点，一是认为疾病必然有其生物学基础，包括精神问题，这就是医院大量运用仪器设备、医学科学研究高度依靠技术完善的实验室的根据；二是认为疾病有着微观的物理和化学基础，所有疾病最终都可归结于采用物理和化学方法进行治疗，这也是临床上大量使用药物的根据。

二、社会学的概念

社会学关注人类行为的社会原因和社会后果，探讨社会控制的手段。社会学研究规范、权力、角色关系、生活方式、贫困、社会阶层、社会组织和社会变迁，解释人类行为产生的原因。

社会学在解释社会问题时要借助已有的理论。但是由于社会现象的复杂性，解释社会问题的理论也丰富多彩，有些理论之间存在着冲突，有些理论在中观和微观层面上还缺乏可操作性。美国的社会学教科书把关于社会的理论划分成两大阵营：功能主义理论（Functionalism）和冲突理论（Conflict theory）。

功能主义理论的支持者又分成众多派别，他们的理论也不完全一致。但他们的基本看法是一致的，即社会是由相互联系、相互作用的众多部分构成的统一体，每一部分为社会整体平衡发挥着一定功能。当一些条件破坏了社会系统功能的正常发挥，社会运行就出现明显不平衡。冲突理论的奠基人是卡尔·马克思，尽管他的追随者们，随着时代的变迁不断发展着该理论，并形成了诸多流派，但他们基本上认为，社会基本关系是不协调的，是各个社会集团之间为争夺权力而进行的斗争，冲突是不可避免的。

简言之，功能主义理论的出发点是世界原本和谐，如果出现了不和谐，就只需要调整某些部分，使其正常发挥功能即可；而冲突理论的出发点是世界原本不和谐，和谐只是暂时的，改变不和谐的办法只有彻底推翻其产生的原因，如制度。

近年来，以功能主义为主要视角的理论发展较快。如在社会转型和社会变迁中，产生了社会解组论（Social Disorganization）。该理论认为，当社会发生急剧变迁时，旧的行为规范受到人们的怀疑，新的规范没有建立起来，或者出现了几种规范对立的状态。社会规范、规则、制度对人们的约束力被削弱或瓦解（即出现了失范状态 anomie）。我国学者孙立平用“断裂”这个概念概括了在社会发生变迁的过程中，一些人被“甩出”社会结构之外，如失业和下岗工人。他们所赖以生存的传统工业企业不复存在，他们又没有适应 IT 等高技术“朝阳产业”的技能，他们处于一种完全“失范”的状态。用法国著名社会学家杜尔克姆的观点来看，这种状态会引起紧张或者应激，触发或者加剧心理健康问题，如果没有足够的社会安全网支持，最严重的结果可能是导致失范者的自杀。

社会解组论的一个重要观点是文化堕距（Cultural Lag），即当社会发生急剧变迁时，文化的各个部分之间出现了较大的差距和错位，人们接受物质文化比接受精神文化容易得多。

因此，文化的变迁总是经济、科技等物质文化先变，随之的制度、风俗的变迁，然后才是思想观念的变迁。这个观点可以解释，当疾病谱从传染性疾病转化为慢性非传染性疾病的时候，人们首先求助于药物和高科技治疗手段，然后才能慢慢意识到，这些疾病需要自觉应对；人们首先责备政府不尽职，没有提供足够的医疗保障，而自我保健意识的建立，则需要一段相对较长的时间。

社会学通过深入地理解和解释各种人类行为发生的原因和后果，找出有效的社会控制手段来应对这些行为。如在社会转型过程中，为了让一些被“甩出”社会结构的人们不至于落到贫病交加的地步，就需要相应的社会制度，需要一张社会保障网来托住这些即将掉下去的人们。如我国的贫困救助制度、失业下岗工作最低生活保障金制度就是这样一些制度设计。

三、社会医学的交叉学科性质

社会医学是研究社会因素与健康及疾病之间相互联系及其规律的一门科学，是医学与社会学之间相互渗透而发展起来的，它综合了生物医学与社会学的研究方法与成就，是社会学和生物医学之间的交叉或边缘学科。

社会医学是通过评价人群的健康，找出影响疾病和健康的社会因素，并制定出社会卫生策略，来实现保障人类健康的目的。与社会学所不同的是，它所研究的人类行为，仅仅局限于人类的疾病和健康；与生物医学所不同的是，它对人类行为的社会原因和社会后果加以追究，试图发现影响人类健康的制度、经济、文化、心理、家庭、人际关系、生活方式等方面的原因，并通过制定社会政策、采用社会动员的手段来促进人类的健康。例如，目前对人类健康影响最大的疾病是心血管系统疾病，而其中最大的杀手是冠心病。流行病学研究发现了其生物学内因，如遗传、既往高血压病史、年龄和性别等对于冠心病的发生和发展起到了重要作用。但社会医学研究发现，社会因素特别是生活方式和社会心理因素起到了重要的外因作用。良好的生活方式可以大大降低冠心病的发病率，比如控制膳食当中的饱和脂肪摄入量、有规律地进行体育锻炼，经过多项研究证实可以预防冠心病的发生；对应激因素的良好应对方式，如改变 A 型行为性格，也可降低冠心病的发病率。然而，最重要的是，一些社会环境因素会加剧冠心病的问题，如贫困人口的冠心病死亡率较高，某些从事高应激职业人群的冠心病死亡率也较高。

第二节　社会医学学科发展简史

一、社会医学思想的产生

古代的医生就已经产生了“整体的人”的思想。古希腊名医希波克拉底（公元前 450 ~ 前 377 年）就强调人的生活环境与健康的关系，要求医生了解病人的生活环境和生活方式，“知道是什么样的人患病，比知道这个人患什么病重要”、“医生医治的不仅是病，更重要的是病人”。而瑞士医生巴拉塞尔萨斯（1493 ~ 1541）、意大利医生拉马兹尼（1669 ~ 1714）等人则深入社会，考察工人健康状况，描述职业对工人健康的影响。

我国传统医学更是注重“人的整体性”。中医理论认为，环境因素如“风、寒、暑、湿、燥、火”，人的情绪如“喜、怒、忧、思、悲、恐、惊”，都会影响人的健康。中医重经络联系，而经络则关乎全身，所以人的某一个部位的疾病，并不简单地与局部病变或者物理化学改变相关。中医的治疗重调理，高明的中医不仅从全身经络运行考虑人的疾病治疗，而且还注重从饮食、生活方式、生活环境、心态等诸方面改善人的健康。

社会医学思想首先在西方资本主义国家萌芽。18 世纪的机械文明，带来了大规模的工业生产和资本的原始积累。大批农民失掉土地，小手工业者相继破产。为了谋生，他们大量涌向城市，成为当时的“农民工”。由于生活、劳动条件极其恶劣，这些社会底层的产业工人处于贫病交加的悲惨境地，如在本章开头，邓肯所描述的就是他们的真实生活写照。当时有不少学者纷纷研究健康与社会因素的关系，如继邓肯之后，伦敦的首任卫生官员西蒙提出，英国工人健康不良与食品、住宅和工厂卫生有关；恩格斯在《英国工人阶级的状况》中则进一步阐明了工人健康与劳动环境和条件的关系。这些发现引发了大规模的公共卫生活动，欧洲和北美国家通过改善卫生条件和创造清洁环境，大幅度地降低了结核、猩红热、斑疹伤寒和霍乱等烈性传染病的死亡率。

二、社会医学学科的创立

在 19 世纪，已经有一些欧洲医生开始注意到生活方式与健康的关系，并提出尤其要改善贫困人群的生活条件。1848 年，法国医生盖林认为，应当将医学监督、公共卫生和法医学等学科统称为社会医学。这是第一次提出社会医学的概念。他建议把社会医学分成四个部分：社会生理学，研究人群身心状况及其与社会制度、法律、风俗习惯间的关系；社会病理学，研究疾病的发生发展与社会问题的联系；社会卫生学，研究采取各种增进健康，预防疾病的措施；社会治疗学，研究制定措施对付社会遇到的不安定因素，包括提供各种社会卫生措施。

因临床病理学而著名的德国医生威尔啸进一步提出，健康关系着整个社会的发展；社会经济条件对健康有重要影响，结核病、伤寒、精神病等的发生在很大程度上取决于社会条件的变化。“医学科学的核心是社会科学”、“医学是一门社会科学，而政治从广义上讲就是医学”。魏尔啸认为医学就是一种社会科学，他强调穷人不仅应该得到高质量的医疗保健，还应该有自由选择医生的权力。他认为在改善医疗保健服务的同时，要改善人们的社会环境，才能使人们更健康。这是社会医学学科创立的标志。然而他的观点应者寥寥，因为政客们害怕他的思想会引起社会的变革。所以当时的公共卫生运动仅止于一些公共卫生措施，如改善居住环境、修建公共下水道和垃圾处理设施、改善食品的供应等。

在这一时期的西欧，公共卫生学、社会卫生学和社会医学是交替使用的。公共卫生的突出成就，在 20 世纪得到了充分的证实：麦基翁在 1979 年撰文指出，19 世纪末以后水源性和食源性传染病的死亡率下降与临床医学的成就之间几乎没有什么关系。

20 世纪初，社会医学学科得到了长足的发展，以格罗蒂扬在德国柏林大学开设社会卫生学讲座为标志。他提出了社会卫生学的理论，首次系统阐述了健康、疾病与社会的相互关系。他在《社会病理学》（1912）中提出社会医学的许多观点。如：卫生发展与社会发展同步，社会病因学观点，用社会医学观点系统研究人类疾病的基本原则。他认为社会状况有可能①产生或有利于感染疾病的因素；②直接引起疾病；③传播病因；④影响病程；⑤疾病反过来可以影响社会状况。德国成为社会医学的先驱，社会卫生政策和社会卫生措施从根本上改变了人们的健康。

三、当代社会医学学科发展

（一）回到“整体的人”

20世纪60年代后期，世界上大部分地区都基本上消灭了脊髓灰质炎和天花，传染性疾病得到了严格控制，疾病谱发生了很大改变，特别是在发达国家。随着慢性病——那些长期的难以治愈的疾病——替代了传染性疾病，成了人类健康的主要威胁，癌症、心血管疾病和脑卒中成为主要的死亡原因。健康问题不再归因于单一的致病因素，医生们越来越感到应该处理“整体的人”的健康问题。要求现代的医生能治疗更适于被称为“生活中的问题”和“行为生活方式问题”的健康问题，治疗由多种原因综合作用而不是单纯由生物学原因引起的功能障碍。社会和心理因素不仅对人是否患病产生影响，而且会影响到疾病的形式、持续时间和强度。因此，现代医学的发展越来越要求医生了解他们所诊治的病人的行为特征。例如，医务人员需要了解，他们所管理的慢性病人如何控制自己的症状，如何适应自己生理状况的改变而进行自我调整，如何尝试尽可能像正常人那样生活。此外，医生还应当知道是哪些行为和生活方式使病人容易患有慢性病。

这就给现代医学的发展方针提出了一个问题：是发展“专科”还是发展“全科”？专科医生所受的培训，让他们专注于某一个系统、器官或者甚至某一个病；他们在面对“整体的人”的时候，实际上并不具有全科医生的优势。近年来，很多国家都在大力倡导社区卫生服务，美国的专科医生培养数量在逐年下降，专科医生的收入水平也出现了历史上第一次逐年下降的趋势，而全科医生的培养数量和收入水平都在逐年提高。

（二）传染病的重新出现

20世纪末，人们惊讶地发现，传染病再度成为人类健康的主要威胁。60年代后期，人们普遍认为一些主要传染病已经基本被消灭，而余下的传染病就可以通过免疫和抗生素得以控制。但是，致病微生物显示出明显的抗药性和适应环境变化的能力；一些以往不知道的病毒，如人类免疫缺陷病毒（HIV）、埃博拉病毒（Ebola）、拉撒热病毒（Lassa）等在热带雨林地区以及亚热带草原地区出现，受其威胁的人数不断增多。1996年美国CDC报告，衣原体感染、淋病、梅毒、艾滋病和乙型肝炎是主要的传染病。还有一些传染病复燃，如1994年印度流行鼠疫，1996年日本流行大肠杆菌感染，等等。这些传染病的新发和复燃，还与现代化的运输体系有关，特别是航空运输的便利性，可以将一种疾病的病原微生物在短时间之内轻松地运达世界上任何一个地方。

传染病的回归现象，使得社会医学工作者的视角由只关心慢性病转向同时关注慢性病和传染病两个方面。生活方式和社会行为，如性活动、药物使用、旅游和膳食习惯以及拥挤的城市生活条件等，在传染病的传播中起着重要的作用。1991年前苏联的解体造成了性传播疾病、白喉和霍乱等传染病的增加。另外，虽然包括性传播疾病在内的传染病出现于所有的社会经济阶层以及所有的种族人群中，但这些疾病主要集中在贫困人群和少数民族人口中。显然，社会条件在疾病的传播中发挥着重要的作用。因此，开展与传染性疾病的传播和预防有关的社会因素研究，有可能成为21世纪医学社会学家越来越重要的研究领域。

（三）社会学理论和方法的引入

社会医学和医学社会学，逐渐出现了一种融合发展的趋势。社会医学的发展和新的健康问题的出现，使得社会医学家逐渐关注两个发展方向：理论基础的扎实化和实践经验的多元化。

一个经常被提到的问题是，过去我们对付传染病的公共卫生措施，是否仍然是我们今天对付慢性病、老年人口健康问题和重新出现的传染病的手段？不容置疑，19 世纪末 20 世纪初各国政府改水、改厕、城市建设、免疫接种、灭鼠、饮水加氟等社会性卫生运动，为控制和消灭传染病的流行，起到了重大的作用。公共卫生所解决的健康问题相对比较单纯，是涉及每个人的，如果不解决，每个人都会受害；解决了之后，每个人都会受益。但是，目前的健康问题的原因非常复杂，既有涉及所有人的问题，也有涉及部分个人的问题，采取一种全社会都要接受的策略，有可能会损害一部分人的隐私或者尊严。所以要采用一种全面与局部相结合的手段。

但是局部的行为改变能否带动社会变化？这是随之而来的第二个问题。社会变化的前提是什么？人的社会化在社会发展中的作用是什么？这些问题涉及大量的社会学理论。社会学理论还能够告诉我们，不同文化的人在求医态度和行为方面有什么不同，医生应当如何与他们沟通；不同社会经济地位的人，对什么是健康的看法有什么不同，这些不同如何影响了他们的就诊率。

社会学理论也同样有助于指导社区卫生服务的实践。如，健康促进的理论基础是健康信仰模型，这一模型是社会学家提出来的。

社会学的研究方法，如小组访谈法、个人深入访谈法、典型调查法、非概率抽样调查方法、观察法等，过去曾经被认为是缺乏代表性的，但这种方法在深入了解人们的意识、动机、观点、思维等方面有着定量研究方法所不可比拟的优势。多年来重视定量研究的统计学家和流行病学家们，近年来开始重视社会学研究方法在解释原因方面的作用。如焦点小组访谈方法在青少年性态度和性行为研究方面的作用，观察法在医生医疗行为研究当中的作用等。

第三节　社会医学研究的内容

一、健康的概念

社会医学研究的关键是人群的健康。所以，首先要对健康概念的内涵和外延有清楚的理解。但是不同的人对健康有不同的理解和标准。世界卫生组织（WHO）认为："健康不仅是没有疾病或体弱，而是身心健康和社会幸福的完好状态（Health is a state of complete physical, mental and social well - being and not merely the absence of disease or infirmity）"。从这个定义我们可以看到，健康意味着一种完全安适状态，健康是没有疾病、受伤或痛苦。

但很多学者建议，当一个人有能力完成日常生活活动时就可以被认为是健康。许多人认为健康就是功能完好的状态，并在日常生活中采用这种看法。

健康是任何个体或社会行使其功能的必要前提。当健康状况良好时，人们能够参与各种类型的活动，但当我们生病、痛苦或受伤时，正常的日常生活就要受到限制。在我们被病痛困扰时，其他事情就变得次要或毫无意义。勒内·杜博斯（Rene DuBos，1981）认为："健康可以看成发挥功能的能力"，健康人不是没有健康问题，但健康人能够做他们想做的事情。

就像托马斯·麦基翁（Thomas Mckeown，1979）所观察到的，我们可以从亲身经历中知道，健康的完好状态不仅是没有疾病或残疾，社会因素、宗教信仰、经济发展、个体特征和医学水平等因素都会影响健康。医学在健康促进中的作用是预防疾病、避免夭亡、照顾病人和残疾人。麦基翁认为医学的任务不是创造幸福，而是排除疾病和失能这些造成人们生活不幸福的现象。

以上关于健康的诸多各不相同的概念，导致了健康测量的不同。

长期以来，人们有一种传统的健康观，认为：疾病与健康是互相排斥的，健康等于无病，无病等于健康。所以在对人群进行健康测量时，只限于找出其中的病人，所使用的也都是消极的健康指标，如死亡率、患病率等。这种健康观是一种剩余模式的健康观，因为在躯体疾病与真正的健康之间，还存在着一个没有疾病但并非健康的状态。

世界卫生组织对健康的定义显示了一种积极的健康观。它包括三个层次的健康：

1. 躯体健康：指躯体的结构完好和功能正常。可以采用自我报告的方式反映，如回答“您认为自己的睡眠如何”、“您的排泄情况如何”等类似问题，或者通过他人测评（通常是医务人员测评）的方式来衡量，如用标准化的仪器测量血压、心率等指标；

2. 心理健康：又称精神健康，指人的心理处于完好状态，包括正确认识自我、正确认识环境和及时适应环境。心理测量学是一门成熟的学科，有关心理健康的量表非常丰富，如心理卫生综合评定量表、生活满意度量表、抑郁量表、焦虑量表、人格问卷等。

3. 社会适应能力：包括三个方面，即每个人的能力应在社会系统内得到充分的发挥；作为健康的个体应有效地扮演与其身份相适应的角色；每个人的行为与社会规范相一致。社会支持评定量表、领悟社会支持量表、人际信任量表等可以衡量人的社会适应能力，但这个方面的测量相对不成熟。社会资本、社会网络分析、社会支持等测量方法能否代表、在多大程度上代表社会适应能力，学界仍然存有争论。

所以目前对世界卫生组织理想的健康概念测量，仍然较多地停留在躯体健康方面，部分地涉及了心理健康感受，关于这些内容将在第五章和第六章中详细叙述。

二、社会卫生状况和人群健康状况

即进行社会医学诊断。通过统计学、流行病学方法、社会学的方法研究人群的健康状况；应用科学指标对人群健康状况做出评价，找出需要优先解决的问题。

测量社会卫生状况有很多途径，例如统计部门、卫生部门、国民经济发展部门都有常规的登记资料，还有全面定期搜集的统计资料、抽样监督监测资料供我们使用。我们还可以借鉴国际上的统计资料，如世界银行、联合国开发计划署、联合国儿童基金会和世界卫生组织的年报资料。

对于人群的健康状况评价，我们也采取统计学和流行病学的手段。既可以利用以上所述的机构资料，还可以自己搜集资料。例如，当我们打算了解一个人口为 30 万的城市居民的健康状况时，可以通过多阶段分层整群抽样的方法，抽取 1%或者 1.5%的居民，用自己设计的调查问卷，聘请访问员逐户进行访问调查。调查的内容包括最近一段时间（可以是调查前的 2 周，3 周或者 1 个月）内患病、日常生活活动受到限制、出现某些特定的症状或者功能失调、情绪障碍以及社会交往方面的困难情况。同时还可以了解被调查者的年龄、婚姻状况、文化程度、职业以及经济收入等情况，了解过去一年内生活当中所发生的事情，并对这些生活事件在个人生活当中造成的影响进行评估。最好，应当了解家庭、邻里（社区）和社会对个人的支持。

三、影响人群健康的社会环境因素

社会医学运用各种手段，研究社会环境因素，即经济、文化、心理行为和生活方式、卫生服务状况对人群健康的影响，进行社会病因分析，为制定社会卫生策略提供科学依据。

贫穷国家的国民，健康状况必然不佳；而增加对于健康的投入，或多或少地会提高人群的健康水平。这早已成为不争的事实，也是2002年世界卫生组织出版的《宏观经济与健康》报告提出应该增加贫困国家对健康投入的关键证据。

西方国家还证明，虽然收入水平和职业地位也很重要，但良好健康状况的最重要决定因素应该是受教育程度。受教育程度高的人总体上更了解健康生活方式的优点和预防保健的重要性，当他们出现健康问题时，他们能够更好地获得医疗服务。例如美国1995年的一项研究表明，受教育程度高的人群与受教育程度低的人群相比，前者主观上更多地感到工作充实，有价值，而且收入较高，较少出现经济困难，感觉自己对于生活和健康状况有更大的调控力。受教育程度高的人一般较少吸烟，更多地参加体育锻炼，经常找医生进行体检，而且饮酒比较适量。这种相关关系随着生命的延续不断加强，受教育程度低的人出现疾病和伤残的可能性随年龄增加越来越大，而且期望寿命越来越低。英国的研究发现，低社会阶层的男性和女性老年人的健康状况显著差于受教育程度高、富裕的老年人。无技能工人中慢性病的患病率最高，而高级专业人员中慢性病的患病率最低。我国第三次国家卫生服务调查结果也清楚地表明，文化程度越高，自报两周患病率越低（表1－1）。这一趋势在农村和城市人群当中都存在，而且在消除了年龄因素的混杂后仍然明显。自报患病率会受到文化程度的影响，文化程度较高的人更注重健康，因而更倾向于较多地报告患病。因此我们可以假设表1－1中的文盲者患病率被低报，而大学文化程度者患病率被高估。所以事实上患病率的差异应该比表中所表示的趋势更明显。

表1－1　城乡不同文化程度回答者自报两周患病率（第三次国家卫生服务调查，2003）

文化程度	合计（‰）	城市（‰）	农村（‰）
文盲	248.8	327.1	237.7
小学	179.4	251.1	166.9
初中	116.8	151.0	106.1
高中/中专	113.5	123.7	99.9
大专	114.6	122.5	76.4
大学	116.6	120.7	76.0

社会因素对某一特定疾病发生和发展的影响，不仅限于年龄、性别、种族、社会阶层、贫困状况、生活方式、习惯和习俗等因素，人类精神和躯体之间的相互作用也是影响健康的关键因素。多伦温德曾指出“生活紧张因素能够引起严重疾病甚至导致死亡”。

社会心理因素对健康影响的一个典型的例子是过劳死。过劳死在日本引起了很大震动，引发了全球对这个问题的关心。过劳死被定义为“被迫持续进行单调的心理上不愉快的工作，打乱了工作者正常的生活和工作节律”，以至于“体内蓄积的疲劳加重了心血管疾患而导致死亡”。这种疾患常见于日本中年男性，他们工作的时间严重超长。日本人的平均劳动时间远比其他国家长的多。例如，1991年日本工人平均劳动时间为2，139小时，而美国只有1，847小时，德国只有1，499小时。在日本大机关大企业工作的男性，尤其是中年一代，非常看重他们所就职的企业，因为日本人与美国人不同，他们一般都选择一个能够托付终生的可靠职业，而企业也要求职员对企业忠诚。日本人过去所受到的教育告诉他们，企业是他们的，企业的荣辱成败与每个人的业绩息息相关；他们是企业的，企业繁荣，他们今后的生活稳定和事业发展就有所保证。所以加班加点，牺牲和家人团聚的时间，甚至牺牲自己所必需的休息时间也在所不惜。比如日本的夜间长途客车司机，经常连续开上两三个班次才能休息一天，如果赶上换班的同伴生病或者单位要增加业务，也许就要连续干上一个星期才能喘口气。日本公司的男性职员晚上在外面陪客户吃晚饭、娱乐是家常便饭，所以他们几乎没有在 11 点钟以前回家的习惯。这样一方面是为了对企业表示忠诚，另外一方面因为人人都是这样，所以提前回家会被同事和家人瞧不起。对日本东京地区大公司职员平均每天的时间安排进行调查，发现他们日平均工作时间为 12 小时，还要加上每天从家里到单位的往返路途时间 1 小时 40 分钟，除去睡觉的 7 小时，他们和家人在一起的时间总共才 2 小时多一点。日本学者研究表明，劳动时间过长是过劳死的唯一原因。日本的中年人绝少谈到休假或者业余活动，他们甚至觉得谈论这些都是罪过。

当今世界上信仰宗教的人仍然很多，对许多人来说，宗教文化依然是影响健康生活方式的重要因素。许多研究提示，宗教态度和宗教行为可能对许多与健康相关的行为产生正面影响，这包括禁止吸烟和饮酒，禁止多性伴性关系，提倡加强营养、保健和体育锻炼等。在一项研究中，德怀尔和米勒观察发现，在强调正统教义和言行一致的宗教群体中，癌症的死亡率较低。研究者认为，这是由于这些群体不赞成与癌症死亡相关的某些行为（如吸烟）的结果。

德怀尔等人在广泛查阅文献后发现，其他研究也支持宗教对健康产生正面影响的看法，例如美国犹他州的摩门教徒期望寿命较长，而且摩门教徒和非摩门教徒人群当中，肺癌的患病率都低。究其原因，是摩门教的社会环境中人们强烈地反对吸烟，因而也很少有人成为被动吸烟者。有人比较了犹他州和内华达州的人口死亡率，发现由于犹他州人的健康生活方式，导致了其健康状况好于内华达州。在内华达州，人们的吸烟率、酒精消费量和家庭不稳定性显著高于犹他州，而对于宗教的虔诚程度则低于犹他州。

四、社会卫生策略

即根据健康状况评价和健康影响因素的研究，找出需要优先解决的健康问题，通过政治、法律、规章制度等渠道，通过卫生立法、卫生规划和社区卫生服务等手段，改善社会经济状况，从而从根本上解决影响人群健康问题的原因，实现医学保护人群健康，提高人群健康水平的目标。

社会卫生策略是建立在对整个社会个人健康和人群健康评价的基础之上的。社会医学最根本的目的是让人们，尤其是社会的领导和决策者们理解，健康不仅仅是个人的问题，健康是一个社会应当保障的基本人权，所以健康是社会的责任。还要理解健康是社会生产力和文明发展与进步的前提，没有健康的个人，就没有健康的社会，也就不可能有经济的发展。任何一种社会制度，都不可避免地要重视卫生工作，尤其是涉及影响公众健康的公共卫生问题。例如，一个国家要制定卫生政策，确定一个时期的卫生工作重点，指导各个机构按照这个方针制定国家和地方的法律、法规以及各行各业有关卫生的规章制度。例如我们国家的卫生政策是预防为主、加强农村卫生和发展中西医结合事业，相应的法律有《食品卫生法》、《国境检疫法》、《母婴保健法》、《传染病防治法》、《职业病防治法》等，都在强调预防为主的方针。法律制定出来之后，还应当建立严格的执法监督制度，有监督机构、监督队伍和惩罚实施细则，在操作上有足够的力度。当然，任何一个法律在出台的时候都不是十全十美的，经过一段时间的运作，都应当做及时的修订。我国的部分卫生法律法规已经进行了修订，使它们更加适应变化了的情况。

社会卫生策略在宏观上强调立法和执法监督，从微观操作上重视基层的保健措施。目前我国所大力推进的社区卫生服务就是一个很好的例子。社区卫生服务从概念上应当涵盖医疗、预防、保健、康复、健康教育与健康促进、计划生育这六个方面的内容。西方大多数发达国家，以及部分发展中国家的经验表明，社区卫生服务是实现人人享有卫生保健，完成一个社会制度保障人民健康的重要途径。我国已经有很多城市进行了试点，目前正在更多的城市社区和部分发达农村社区推广。

第四节　社会医学的理论

一、社会环境是人群健康的决定因素

社会因素（social determinants）这个词汇源于 20 世纪 70 年代末 80 年代初的欧洲。学者们发表了大量的文章，批评针对个人疾病危险因素的干预措施，如戒烟、禁酒和开展体育锻炼的有限性。很多事实证明，健康行为并非简单的个体行为，而是一种集体化的社会行为。如一个立志戒烟、禁酒的中国男性商人，在生意场上就难以做到滴酒不沾；即使他不吸烟，也难以拒绝被动吸烟。所以，一个集体不是许多个体的集合，社会的行为并不能因每个个体的行为改变而改变。消除不健康的行为，不是一种自下而上的行动，其根源在更深层次，如那些已经固化到了个人理念和行动中的文化、社会环境，体现在他们的经济地位、受教育水平、职业和社会网络中。

如我们在前一节以及将在第三章中介绍的，社会因素的作用已经无可置疑。以完成英国公务员健康公平性研究（白厅研究，Whitehall Study）而著名的马穆特（Michael Marmot）教授认为，社会因素可以分成两类，一类是根本性的，称为结构因素（structural determinants），包括由于教育、职业和收入所造成的社会分层（social stratification）和社会团结（social cohesion）；另一类起到强化作用，称为中介因素（intermediary determinants），包括住房条件、工作环境、健康行为、生命早期的影响、社会保障和卫生保健。解决了某些甚或是全部中介因素的问题，如果结构因素仍然存在，也无法消除人群之间、地域之间的健康差距。

结构因素，一方面指那些导致社会分层的因素，除了教育、职业和收入外，还有性别和民族/种族差异，是健康的破坏性因素。另一方面指社会团结，强调个人和群体拥有较多社会资本或者社会支持，是健康的保护因素。一个鼓励团结、限制社会各层差异过大的社会，也是一个健康公平程度较高的社会。

中介因素本身也来源于社会结构，继而加重了社会结构对健康的破坏作用，它所起的作用是加大了脆弱群体在健康危险因素面前的脆弱程度。

社会因素与健康之间的作用是相互的。有些因素如经济因素的作用，已经被揭示得比较清晰；但对其他因素，其影响健康的作用相对清晰，而健康对这些因素的作用则研究得较少。

二、保护人群健康需要循证的社会政策

社会医学的最终任务是提高人群的健康水平。然而，多年来人们的努力局限于从中介因素入手，而忽视了根本因素——结构因素的影响。建立完善的卫生服务体系、消灭疫源、改善水源、预防接种、孕产妇保健和儿童保健、传染病防治、改善居住和劳动条件，主要关注点是中介因素。毫无疑问，近百年来，公共卫生在环境卫生改善和疾病预防控制方面成效卓著，尤其是传染性疾病控制。但这些努力，无论在哪个国家都受到了局限，使得公众普遍认为，提高人民健康水平的任务主要是卫生部门的职责。从政府出台的卫生相关法律就可以清楚地看出这一点。我国的卫生法都是行业内的法律，至今尚没有一部法律规定了国家、政府应该对人民的健康负有什么样的责任。发达国家虽然有明确的国民健康法，规定了政府的职责，但是缺乏对其他部门作用的具体说明。

所以，首先要解决人民健康水平在一个国家社会经济发展中的地位问题，即政府应该明确其对人民健康的承诺程度。各国的政治、经济、文化环境各不相同，但适应社会经济发展的健康水平保障应该是政府承诺的底线。

其次要解决如何通过统一、整合的社会政策来解决健康问题。社会结构因素需要靠社会政策解决，卫生部门只是政策执行的一个部分，解决的问题也只是中介问题的一部分。要使“依靠全社会的共同努力”不至于成为一句空话，明确的职责和分工是必不可少的，用法律和法规的形式加以约束是必须的。

三、以高危险为导向，制定卫生工作重点

社会医学关注资源的有限性和人民健康需要的无限性之间的矛盾，帮助政府和社会找到优先的工作重点。其确定的原则就是高危险性原则。

高危险性指对人群健康产生有害影响和不利作用的可能性大。高危险性分析（high risk appraisal）是世界卫生组织提出的方法，即通过确定高危人群、高危环境和高危反应，找出卫生工作的主要问题，重点采取防治措施，才能有效地提高健康水平。

高危险性分析采用相对危险性分析思路。疾病负担分析（disease burden analysis）也是一种高危险分析思路，它通过比较各类疾病死亡在人群中造成的寿命损失总量，来判断哪种疾病的危险性更高。如世界卫生组织估计，在发展中国家中的儿童死亡，70%归因于可以预防的疾病，或者有明确治疗措施的疾病，如营养不良、腹泻、新生儿破伤风等。

显性失业属于高危险性环境，这已为发达国家所注意，但尚未引起发展中国家的重视。缺乏稳定的职业（或称“半失业”）所导致的高危心理环境，所造成的健康危害甚至超过显性失业，因为登记的失业者可以领取到失业救济，而这些缺乏稳定职业的人却没有任何保障。

第五节　社会医学与相关学科的关系

一、社会医学与医学社会学

医学社会学（medical sociology）研究社会因素及其对人类疾病和健康的影响。医学社会学采用社会学的观点、理论和方法来研究卫生工作和医学实践。其主要研究领域包括：健康

和疾病的社会特征、卫生服务提供者和利用者的社会行为、卫生组织和机构的社会功能、卫生服务的社会模式以及卫生服务提供系统与其他相关系统的关系。

美国学者罗伯特·斯特劳斯（Robert Straus，1957）认为，社会医学是社会学家直接与医生和其他保健人员合作，研究与某种健康问题有关的社会因素。他们意欲使自己的工作成果直接应用于病人护理或解决某个公共卫生问题。他们的一部分工作是分析病因或引起健康障碍的原因；分析与健康有关的社会态度差异以及分析某种健康问题的发病率和患病率相关的社会因素，包括年龄、性别、社会经济地位、种族、受教育程度和职业等。这些工作有助于卫生工作者解决人们的健康问题。因此社会医学是由医学问题而不是社会问题引发的应用型研究与分析。社会医学家通常就职于医学院、护理学院、公共卫生学院、教学医院、公共卫生部门和其他卫生组织，他们还可以在政府部门中工作，如在美国健康和人类服务部或疾病控制和预防中心担任生物统计学家、卫生政策制定者、管理人员和顾问。

相比较而言，医学社会学的研究和实践领域有着不同的侧重点。它的研究对象包括组织、角色关系、行为准则、价值观以及人类在医学实践中的信念。它的重点是医疗场所中出现的社会过程（social processes）和这些社会过程对医学社会学和日常生活的意义。医学的社会学有着与其它领域中的社会学同样的目标，由此可以被描述为：从社会学的角度对医疗环境的研究与分析。如帕森斯的病人角色理论、病人－医生关系、医院的社会学、医学教育社会学、医务人员的社会化过程、医学职业的成长、发展和自治权等主题。大多数医学社会学家在大学和学院中的社会学系任教授。

美国的医学社会学发展到今天，事实上已经融合了以上两部分工作和两个人群：社会医学家和医学社会学家。在美国，医学社会学学科受到高度重视，是因为社会因素对于个体、群体直至整个社会的健康发挥着重要作用。社会条件和社会环境一方面可能导致人类的疾病和失能，另一方面也可以促进疾病预防和维护人群健康。这实际上是欧洲社会医学及公共卫生的理念。

在动员社会资源、攻克健康危险因素、提供医疗服务方面，社会因素同样非常重要。个体和社会对健康问题的态度与其文化背景、社会规范和价值观相一致。唐纳德·莱特（Donald Light）认为："医疗保健和卫生服务是一种政治哲学"，社会和政治价值观影响着卫生政策制定、卫生机构的建设以及卫生资金的投入水平。包括美国在内，世界各国都有自己卫生服务提供的特定方式。事实上，健康不仅仅是纯生物学的问题，社会、政治和经济诸因素对其都会产生影响。

二、社会医学与卫生事业管理学

社会医学与卫生事业管理学（health care management）这两门学科就如同孪生姐妹，它们的名称经常出现在一起。事实上，它们并不相同。社会医学研究人群的健康及其影响因素，研究宏观的社会政策，是社会学的交叉学科；而卫生事业管理学研究如何通过计划、组织、实施和评价，更好地组织和提供卫生服务，提高卫生事业的科学管理水平和卫生事业的社会与经济效益，是管理科学的分支学科。它们的研究对象不同：社会医学研究人群，而卫生事业管理研究卫生组织、卫生筹资、卫生服务提供。即使在卫生政策方面有交叉，社会医学倾向于研究宏观的社会政策，包括卫生政策，而卫生事业管理倾向于比较微观地具体的运营。

三、社会医学与社区医学

如果说社会医学从宏观着眼，则社区医学（community medicine）是从微观着手的一门学科。社区是卫生服务的基层组织，也是开展卫生服务的基本单位。社区医学重点研究社区内卫生服务提供组织的管理及卫生服务的提供，所以它实际上是社会医学的理念和卫生管理学的方法在社区中的具体实践。社区医学最早起源于英国，其国家卫生服务制（National Health Service，NHS）强调以社区为中心，组织提供连续性、综合性的保健服务，内容涵盖医疗、预防、保健、康复和健康教育。应该说，社区医学是一门实践科学，如社区医生的培养、社区卫生服务机构的设置、功能、服务提供过程和效果评价、当地居民卫生服务需要和利用的评估等，都是社区医学研究的内容。

四、社会医学与预防医学

预防医学（preventive medicine）在欧洲等同于公共卫生（public health）。它的起源早于社会医学，研究的对象与社会医学相同，都是人群的健康。它研究如何通过控制和消灭疾病、寻找影响健康的各种因素，来保障人群的健康。在公共卫生发展的早期，水、厕所、住房、大气环境、劳动条件等作为健康的重要影响因素，被人们普遍重视。随着公共卫生的大发展，人们的生产和生活环境得到了普遍改善，传统的健康危害因素渐渐退居次要地位，而行为、心理和社会环境因素所起的作用越来越大，慢性非传染性疾病占据了疾病谱的主要地位，社会医学的作用则越发明显。社会医学就是在这样的背景下发展起来的。

小　结

社会医学是研究社会因素与健康及疾病之间相互联系及其规律的一门科学，是医学与社会学之间相互渗透而发展起来的交叉或边缘学科。社会医学吸收了生物医学和社会科学的思想和研究方法，采纳社会学的视角和思维方式，通过评价人群的健康，找出影响疾病和健康的社会因素，制定出社会卫生策略，以实现保障人类健康的最终目的。

本章介绍了社会医学的基本概念和发展历史。在西方发达国家，社会医学与公共卫生和预防医学同名，因为社会医学研究的是关系到大众健康的卫生问题，而这些问题表面上与个人的行为和生活方式有关，事实上存在着深刻的社会原因，如经济、文化、职业、教育、社会地位等诸多方面的不平等。

社会医学借鉴了大量的社会学观点和社会学理论。它与医学社会学相似，但又有着本质的差异，因为传统的医学社会学主要研究医学领域的社会学问题，如组织、角色、医务人员的社会化过程。它与卫生事业管理学的不同在于，它更多地关注消除社会影响健康的因素，而较少关注具体如何提供卫生服务。社区医学是社会医学观点在社区的运用。

思考题

1. 为什么说涉及广大人民群众健康的问题，是社会医学研究的问题？请举一个例子说明。（Why the health questions related to the majority of the population was concerned by Social Medicine? Please give an example.）

2. 现代人的健康期望是什么？请对我国城市和农村居民的健康需求进行分别分析，并说明原因。（What are the people at present expecting for their health? Please analyze the health demands of the urban and rural people respectively, and explain why they have these expectations.）

3. 社会医学研究最终期望获得什么样的成果？为什么？（What achievement will the subject of Social Medicine wants? Please justify your idea.）

（张拓红）

第二章　现代医学模式、健康观和医学优先战略

前些年，中山大学附属第二医院消化内科陈教授收治了一位来自广州郊区的中年妇女，她入院的主要原因是长期腹泻原因待查。她因腹泻已经走访了多家医院，看了多名医生，经过各种检查，吃了不少药物，但病情就是不见好转，只好到广东省最高学府寻找最知名大夫诊治。入院后的前几天，陈教授用了所有检查，寻找病因，结果发现所有检查都是阴性，结肠炎、阿米巴痢疾、消化道所有可能的病因学都被排除了。为了确切了解病因，陈教授采取深入谈心的办法，通过与病人的多次接触与交谈，患者终于说出了她一直不愿意说的一件事，那就是三个月前与丈夫吵了一架，此后两人互不来往。原来，患者由于心头的烦恼越积越多，出现了忧郁，导致了胃肠功能紊乱。找到了原因，病人经一周左右的抗忧郁治疗与心理治疗，终于完全治好了腹泻病，也解脱了忧郁的困扰。一种最有可能由生物因素引起的常见病，最终发现是由心理和社会因素所致。医学发展到了今天，没有正确的医学观，看来很难成为一名好大夫。

本章想探讨的就是这种指导医学思维的模式，即医学模式。

医学模式是关于医学的科学观，是在医学科学的发展过程中，在不同历史时期形成的、人们获取医学知识和解决健康问题所形成的概念、假设和法则。医学模式对不同历史阶段的医学科学发展和医学实践起着重要的作用，对卫生事业的发展和医学教育也具有重要的指导意义。

第一节　医学模式的概念与特点

一、医学模式的概念与特点

（一）医学模式的概念

医学是一门自然科学。科学代表着人类以循证的方法去扩大和组织知识的最持久的努力。模式（paradigm 或 model）是指在某一领域中科学地指导人们获取知识和解决问题的概念、假设和法则。

医学模式（medical paradigm 或 medical model）是指在医学科学的发展过程中和医疗服务的实践中，在某一时期形成的医学观、健康观和疾病观，是对医学重要观念的总体概括，它对医学工作者学习和实践医学科学起着极其重要的作用。医学模式既起着价值判断的作用，又对医学的发展起着激励作用。

（二）医学模式的特点

1. 医学模式产生的社会性

医学模式的产生和演变与社会的发展息息相关，受自然科学和社会科学的发展所影响。人类在进步的过程中，其世界观、方法论、探索自然的手段会不断发展与创新，而这些变化必然对医学的发展产生影响，从而影响医学模式的产生与发展。

2. 医学模式存在的普遍性

医学模式普遍存在于人们的思想中，不管是医务工作者，还是非医务工作者，他们的脑海里都存在着对健康和疾病的认识问题。医务工作者对这些问题的认识可能比较全面，比较深刻；普通人可能相对较浅显，或较朴素。但不管什么人，这种认识是普遍存在的。

3. 医学模式作用的广泛性

医学模式是在医学发展到一定时期而形成的对医学科学的高度认识和历史性概括与总结。这种高度概括与总结一旦形成，就会成为一种具有高度价值的理论，理论就会指导所有的医学实践。理论对实践的指导和影响是广泛的、无所不在的。理论推动着实践，推动着学科的发展。

4. 医学模式发展的渐进性与动态性

医学模式的发展是动态的、渐进的。医学模式的发展与人类文明进程、科学发展、政治、经济、文化等的发展密切相关。由于人类精神文明与物质文明的发展是波浪式的，因此，医学模式的发展也是动态的。新的医学模式是在旧的医学模式发展到一定程度的基础上建立起来的，因此，医学模式的整个发展过程必然是渐进性的。根据实践的理论分析，医学模式的发展完全符合人类认识与实践的规律，那就是“医学实践 - 医学模式的建立 - 医学再实践 - 新的医学模式的建立”这种波浪式前进、渐进性发展的规律。

二、医学模式的演变过程

（一）神灵主义医学模式（spiritual medical model）

在人类社会的早期，人们对自然界的认识非常局限，对发生在人体身上的医学问题——生育、疾病、死亡等重大事件更无法理解。但人类是有思维的社会动物，他们必须、而且试图对发生在自己身上的问题进行解释。例如对梦中的情景，他们会认为是灵魂离开身体的活动。因此，人们认为除了肉体之外，还有一样东西是很重要的，是可以离开身体、主宰人类的灵魂，由此而认为上天必有一个主管人类灵魂的东西，那就是上帝，是神，是阿拉。由于人类认为人类的出现是神（上帝）的旨意，因此，人类的疾病、新生命的诞生、死亡等都是神所给予的。神既可以给予身体，又可以控制灵魂、控制一个人的生和死。为此，一旦有了疾病和死亡，人们就会自然联想到上帝和神灵，认为那是得罪了神灵而受到的惩罚。为了免除这种困扰，人们就通过求神、问卜、拜神等手段，来祈求神灵的宽恕和保佑。因此，medical 一词在原始社会里是指咒术和魔术，为人治病的是巫医（medicine man），他们采取的是驱病舞或叫巫术舞（medicine dance），后人把他们的这种行为称为走江湖卖膏药（medicine show）。

人类早期对这种“上天”的认识，至今还可以多多少少发现其痕迹。美国政府在 20 世纪 80 年代试图发布《堕胎法》时，就有大批人上街游行。有些人举着这样的语录牌“难道上帝错了吗?”意思是人的怀孕得子（女），是上帝的赐予，你现在要把这种天赐的孩子打掉，是不是上帝错了？他们以此来反对政府的堕胎政策。在我国一些城乡地区，也可以见到类似的情况，人们逢年过节，在祭拜祖宗的同时，也会祭拜神灵，以求得神灵的庇护。有些年轻妇女不孕，家里老人就会到庙里烧香，祈求观音菩萨赐予她生育的能力。

（二）自然哲学医学模式（natural philosophical medical model）

“实践出真知”，这是千真万确的真理。严格地讲，神灵主义医学模式的产生和当时人们对医学的认识，不是医学产生的时代，因为这个时候没有实践这个重大的基础。“巫师”更不能称为“医师”，那种“医源于巫”的说法是唯心主义的，是不符合科学产生与发展的规律的，尽管巫师曾经利用他们的“巫术”去“治病救人”，但其效果是可想而知的。

随着人类社会的发展，人们对自然界不断有了认识。对自然界的不断了解，又促使人类对健康和疾病等重大医学事件的了解和假设。约公元前400年希腊的希波克拉底，被称为“医学之父”，他不同意疾病是神灵引起的观点，而认为疾病有着自然的原因，疾病的发生和四种体液有关（见表2-1），疾病应该用科学的方法来治疗。此外，他还认识到环境可以影响人的健康，人体能自行恢复健康。

表2-1　希腊人的4种体液及其相关关系

体液	元素	特性	相关脏器和组织
血液	空气	热和湿	血液
粘液	水	冷和湿	脑
黄胆汁	火	热和干	肝
黑胆汁	土	冷和干	脾

中国《史记·补湟本纪》中记载，“神农尝百草，始有医药”。说明在氏族制度社会，中国人在原始农业、畜牧业时代，通过劳动、生活的实践，已经发现了自然界中的许多药物，可以用于治病。

古代中国医学的“阴阳”和“五行”学说，是在对自然界了解的基础上应用到医学上来的一种自然哲学思想。这种理论认为，自然界的存在都可以由阴和阳所构成：男人为阳，女人为阴；树叶面上为阳，面下为阴…。人体也是一种阴阳的平衡，才能不生病。此外，五行中“金、木、水、火、土”五种元素相生相克，形成一种平衡与制约，任何一种元素过多或不足，就会导致平衡失调而致病。古代医学中还进一步把自然界中的风、寒、暑、湿、燥、火列为人体疾病的外因，外因和内因（喜、怒、忧、思、悲、恐、惊）构成了影响人体健康的重要因素。这种利用自然界的现象来解释人体健康和疾病问题的理论，是人类医学进步的一个重大贡献。中国的阴阳理论还受到西方的重视，20世纪80年代，多伦多大学最大的医学中心——新宁（Sunnybrook）医学中心（90年代已更名为健康科学中心）的院徽就是中国的阴阳图。他们认为医学中心的任务就是解决病人的阴阳平衡问题。

从古希腊到古代中国，通过对自然界的认识来联系医学的这种观点，就是自然哲学的医学模式。

（三）机械论医学模式（mechanistic medical model）

15世纪起，欧洲文艺复兴的大变革时代开始了，欧洲的封建制度开始走向衰亡，资本主义的萌芽开始发展起来。资本主义生产水平的提高，文艺复兴的思想解放运动，新的哲学思想和方法，为近代科学和近代医学的诞生，创造了重要的思想基础和物质条件。这个时期的哲学，已不再是神学的婢女，实质上已是唯物主义哲学。其杰出代表是英国自然科学家、哲学家培根（France Bacon，1561~1626）。培根认为，新时代的哲学必须是归纳的、实验的和实用的，必须建立在科学观察和实验的基础上，只有观察和实验才是真正的科学方法。他主张医生应放弃一切庸俗的观点，面向大自然；他把医学的任务分为三个方面：保持健康、治疗疾病和延长寿命；他提倡研究解剖学和病理解剖学，对医学理论很关注。他的著作《新工具》、《论科学的价值及改进》等对当时的科学界影响很大。

欧洲文艺的复兴推动了生产力的发展和科学技术的进步，随着葡萄牙和西班牙的大规模航海探险活动，哥伦布发现美洲新大陆和麦哲伦环球航行的成功，随着实验科学的兴起和机械生产的广泛开展，实验科学逐步取代了经验哲学。在这样的哲学思想引导下，人类对一切生命现象的解释也带进了实验科学和机械运动领域。法国杰出的哲学家、生理学家和数学家笛卡尔（R.Descartes，1596～1650）提出宇宙是一大机械，人体也是一精密的机械的思想，对医学产生了巨大的影响。笛卡尔的《动物是机器》，就是把动物和人体看作是各种生理功能均具备的自动机器，而所有的生理功能都可以解释为物质微粒的运动和由心脏产生的热运动。他认为心脏是一部热机，肺脏是冷却器，他甚至用引擎与发条比喻神经、肌肉和肌腱的运动，用机械方式解释脑的功能。

受这个时期机械唯物主义自然观的影响，法国医生拉美特利（Lamettrie，1709～1751）也发了他的名著《人是机器》。书中写道：人是爬行的机器，是一架自己会发动自己的机器，一架永动机活的模型。体温推动它，食物支持它，没有食物便渐渐地瘫痪下去。他还写道，心脏活动是水泵，肌肉运动是杠杆，消化过程如锅炉燃烧，大脑如操纵盘。

在机械唯物主义哲学观的影响下，医学也有了很大的进步与发展，如促进了解剖学的发展，涌现了维萨里（Andreas Vesalius，1514～1564）等一批优秀的解剖学家；推动了生理学的发展，促使哈维（William Harvey，1578～1657）发现了举世公认的血液循环。莫干尼（Morgagni，1682～1771）和比沙（Bichat，1771～1802）更是创立并推进了近代医学的科学基础——病理解剖学的发展。

机械论医学模式以机械唯物主义的观点，批驳了唯心主义的生命观和医学观，并把医学带进了实验科学时代，对医学的发展发挥过重要的作用。但是，机械论医学模式的局限性也是明显的，它简单地把人比作机器，忽视了生命科学极其复杂的一面，忽视了人的社会性和生物特性，使当时的研究失去了更大突破的基础。

（四）生物医学模式（biomedical model）

自然科学在19世纪进入了蓬勃发展的时期。当时的技术革命和产业革命以及资产阶级大革命使欧洲大部分国家进入了现代资本主义社会。资本主义生产的发展为科学研究提供了物质基础，推动了自然科学的迅速发展，特别是细胞学说、生物进化论、能量守恒与转化定律等一系列重大科学发现，形成了新的科学革命，从根本上改变了人们的思维方式，为辩证唯物主义哲学观的形成奠定了基础。自然科学的迅速发展和哲学观的转变，为医学的发展提供了科学思想和方法指导，使医学取得了前所未有的进步。德国病理学家魏尔啸（R.Virchow，1821～1902）细胞病理学说的创立，使人们对疾病本质的认识深入到细胞水平；法国著名科学家巴斯德（Louis Pasteur，1822～1895）等在细菌学方面的一系列成果，帮助人们揭示出感染性疾病和传染性疾病的真正原因；免疫学的发展为人们探索这些疾病的治疗方法开辟了新的途径；麻醉法和消毒法的发明，促进了外科学和其他相关学科的迅速发展；预防医学的兴起，使人们认识到疾病与社会因素的关联，这些重大的成就，奠定了现代医学发展的基础。

随着时代的发展，到了今天，生物医学科学在揭示人体奥秘方面已经有了相当的积累，生物医学正处于突破的前夜。

随着关于人脑结构和功能关系及其作用机制研究的不断深入，一系列作为认知、感知、学习、记忆、思维、推理、联想、行为等脑活动物质基础的蛋白质和多肽及其相关基因的发现，人脑的奥秘正在被揭开；随着核酸、蛋白质等生物大分子结构和功能关系及其作用机制以及生物大分子人工合成和应用研究的迅速发展，生命的本质正在得到阐明；随着人体全部遗传染色体定位及其核酸序列分析这一最伟大的生物学工程的顺利发展，基因奥秘的揭开只是个时间问题，到时人类将进入一个自我认识的全新时代，预计会有越来越多的疾病的发病机制可以在基因水平上得到阐明；随着对癌症、心脑血管疾病、艾滋病等重大疾病的病因、发病机制及防治技术的研究和认识的不断深化，人类终将战胜这些疾病。

生物医学模式的建立，对医学的贡献是十分明显的。在传染病的斗争中，它使人类认识了特异病原体，形成了单因单果的疾病与病因关系模式，揭示了急性传染病的流行规律，也让人们懂得去寻找疾病的病因，从而指导了医疗实践，导致了人类在 20 世纪前几十年运用杀菌灭虫、预防接种和抗生素三大武器，有效地控制了急性传染病和寄生虫病，使人类的发病率和死亡率明显降了下来，令人类取得了第一次卫生革命的胜利。

但是，生物医学模式的缺陷也是很明显的，正如美国精神病学现内科教授乔治 .L. 恩格尔（George L. Engel）指出的，生物医学模式“没有给病患的社会、心理和行为方面留下余地”。他指出，医生的科学任务是要把病人作为一个人、作为人类的一员来看待，医生应当了解患者的经历和他生活的环境，而作为病人，他往往会问：“医生知道我是谁吗？医生知道我做什么，以后还做同样的事吗？他们知不知道我的经历、我所患的疾病、我的疼痛、我的苦恼？他们了解我的希望、我热切的期盼、害怕与羞愧、脆弱与刚强、需要和责任以及我的价值观吗？他们在不在乎？”健康服务中的这些问题，都是生物医学模式所不能解决的。

由于生物医学模式只对病不对人，更加忽略了人所生活的环境，人的思想、心理和社会等与健康密切相关的因素，忽视了对整个人群的预防与保健，因此，它是不全面的。医学的进一步发展，期待着更完善的医学模式的到来。

（五）社会生态医学模式（social-ecological-medical model）

随着社会经济的发展和人口的老龄化，随着慢性病及非传染性疾病的增加，人们对病因的认识有了进一步的发展。许多慢性病与自然环境和社会环境有密切联系。社会生态医学模式的提出旨在追求健康与社会生态环境的整合，认为人群的健康水平的提高应有生态观、多学科交叉和跨部门合作的策略。其目的在于通过群体组织共同努力来提高社会的健康水平。

社会生态医学模式强调公共卫生的作用，利用公共卫生预防疾病、延长寿命和促进身心健康。其工作范围包括：通过有组织的社会活动来净化环境，控制传染病，进行个人教育，组织医护人员对疾病进行早期诊断和治疗，发展社会体制，强调环境卫生、预防医学和社会政策的重要性，并保证每个人都享有足以维持健康的生活水平、促进身心健康。

（六）生物心理社会医学模式（bio-psycho-social medical model）

1977 年，美国纽约州罗切斯特大学精神病与内科学教授恩格尔（George L. Engel）指出，“生物医学逐渐演变为生物、心理、社会医学是医学发展的必然”。恩格尔这一观点的提出，受到全球医学界的关注与认同，也逐渐引起我国医学领域的重视。恩格尔在他的一篇题为“17 世纪世界观还要对医学科学限制多久”的文章中（《医学的任务——在威肯伯格的对话》，作者：科尔 L. 怀特）指出：①生物医学模式，就像传统的医学模式一样，代表着一种局限性，它不能用作医学科学的标准；②生物医学模式的应用一旦超过其限度，就没有科学性可言；鼓励这种应用就会助长教条且是反科学的；③讲求科学的医学需要一种能够包含整个人类的模式。20 世纪医学模式把人类的维度作为科学努力的方向，因此，它满足医学模式的需求；④推动生物心理社会医学模式和更加全面地表现的 Foss 和 Rothenberg 的信息医学模式的一般系统理论允许生物医学模式的后继者的到来。

第二节　生物心理社会医学模式及其产生的原因

一、生物心理社会医学模式产生的原因

（一）疾病谱和死因谱的改变

生物医学模式的重大贡献之一是使人类控制了传染病，使其发病率逐年下降，有的传染病已经被消灭（如天花）和即将被消灭（如麻风病、脊髓灰质炎等）。我国全国法定报告传染病的发病率和死亡情况也是逐年下降的（见表 2－2），相反，影响人群健康的主要疾病，已和发达国家相类似，由传染病转化为慢性非传染性疾病、恶性肿瘤、心脑血管等疾病（见表 2－3）。疾病谱和死因谱的这种从传染病向慢性非传染性疾病的转移，说明了人群健康服务的重点已发生了变化。过去那种针对传染性疾病的单一防治模式，已经不适应今天的医学任务的变化。慢性非传染性疾病的病因学研究不再仅仅局限于生物遗传因素，而是要更多地考虑心理、行为、社会和环境等多因素的综合与交叉。

表 2－2　全国法定报告传染病发病及死亡情况

年份	发病率（1/10 万）	死亡率（1/10 万）	病死率（%）
1985	872.33	2.00	0.23
1990	292.22	1.15	0.40
1995	176.24	0.34	0.19
2000	185.98	0.26	0.14
2003	192.18	0.48	0.25

资料来源：中国卫生年鉴 2004 年 p566

表 2－3　2003 年我国部分市、县前 10 位疾病死亡专率

顺位	城市		农村	
	死亡原因	死亡专率（1/10 万）	死亡原因	死亡专率（1/10 万）
1	恶性肿瘤	134.54	恶性肿瘤	98.68
2	脑血管病	105.40	脑血管病	89.89
3	呼吸系病	77.29	呼吸系病	70.86
4	心脏病	76.23	心脏病	45.53
5	损伤和中毒	32.55	损伤和中毒	21.54
6	消化系病	19.31	消化系病	14.53
7	内分泌、营养和代谢疾病	14.05	内分泌、营养和代谢疾病	10.52
8	泌尿、生殖系病	7.08	泌尿、生殖系病	7.17
9	精神病	4.81	围生期病 *	372.17
10	围生期病 *	162.14	肺结核	4.17

注：* 围生期病死亡专率系以每十万活产数为分母计算的。资料来源：中国卫生年鉴　2003 年 p567

与此同时，全球在预防疾病方面的策略，又不能因疾病谱和死因谱的改变而放松对传染

病的警惕。人类正面临着双重任务，一方面是要重视疾病谱的改变，重视和研究防治慢性病的策略，另一方面，还要面对传染病卷土重来而构成的新的威胁。实际上，自1973年以来，全球又在动物和人身上发现30种以上的病原体和传染病（见表2-4）。世界卫生组织前总干事中岛宏博士说过："传染病正从多方向我们袭来，这些正是全球导致早逝的主要原因"。1996年全球至少有1700万人因传染病侵袭而死亡，包括患腹泻和肺炎的900万儿童。还有上百万人因此失去生活的能力。疟疾、结核等主要疾病在全球许多地区又死灰复燃。除了艾滋病以外，像埃博拉出血热、SARS、禽流感等其他新的、高发的传染病正潜在着以前所未有的速度暴发。

表2-4　1973年以来在人和动物身上发现的病原体和传染病

年	病原体	种类	疾病/评价
1973	轮状病毒	病毒	全世界新生儿腹泻的主要病因
1975	细小病毒B19	病毒	慢性再生障碍性贫血
1976	隐孢子虫	寄生虫	急性和慢性腹泻
1977	Ebola病毒	病毒	埃博拉出血热
1977	军团菌属	细菌	军团菌病
1977	Hantaan病毒	病毒	肾病综合征性出血热
1977	空肠弯曲杆菌	细菌	分布于肠道的致病菌
1980	人类T-淋巴病毒1	病毒	T-淋巴细胞白血病
1981	产毒素的金黄色葡萄球菌	细菌	中毒性休克症状
1982	大肠杆菌O157:H7	细菌	出血性大肠炎，出血性尿毒症
1982	人类T-淋巴病毒2	病毒	毛细胞白血病
1982	博氏疏螺旋体	细菌	莱姆病
1983	人类免疫缺陷病毒	病毒	获得性免疫缺陷综合征
1983	幽门螺旋菌	细菌	胃溃疡病
1985	肠细胞内 bieneusi	寄生虫	持续腹泻
1986	环胞 cayetanensis	寄生虫	持续腹泻
1986	BSE因子	非传统因子	牛海绵状脑病
1988	人类疱疹病毒6（HHV-6）	病毒	E subitum疹
1988	戊肝病毒	病毒	非甲非乙肝炎
1989	艾希体 chaffeensis	细菌	人类艾希体
1989	丙肝病毒	病毒	遗传性非甲非乙肝炎
1991	Guanarito病毒	病毒	Venezuelan出血热
1991	脑胞内原虫 Hellem	寄生虫	结膜炎、散布性疾病
1991	新型巴贝虫	寄生虫	非典型巴贝虫病
1992	霍乱弧菌O139	细菌	与流行性霍乱有关的新链
1992	巴尔通体 henselae	细菌	猫抓病，杆菌性血管瘤病
1993	Sin Nombre病毒	病毒	Hanta病，肺病综合征
1993	脑胞内原虫隧道	寄生虫	播散性疾病
1994	Sabia病毒	病毒	巴西出血热
1995	人类肝病毒8	病毒	与艾滋病的卡波肉瘤有关
2003	SARS病毒	病毒	动物病毒传人，高致病性呼吸道传播
2004	禽流感病毒	病毒	流感病毒变异，可能导致人类流感大流行

总而言之，第一次卫生革命在取得阶段性的胜利之后，又迎来了新的挑战；第二次卫生革命（针对慢性非传染性疾病、恶性肿瘤等）的任务却已经来临。人民群众日益关注的以提高寿命和生命质量为主题的第三次卫生革命的任务也悄然来临。我国作为一个发展中国家，又是一个人口大国，经济和社会、文化发展很不平衡，所面临的三次卫生革命的任务同时存在、同样繁重。在新世纪的相当一段时期内，我们既要继续保持有效的防治传染病手段，又要尽快研究预防与控制慢性非传染性疾病的措施，利用生物心理社会医学手段，提高人群健康水平和生命质量。

（二）人类对健康的需求与日俱增

随着社会的进步、经济的发展，人们对健康的观念会不断地改变，对健康的需求也会不断地增加。世界卫生组织在1948年成立时，就对健康下过一个很明确的定义，即健康是指身体、心理的健康和社会完满幸福的状态，而不仅仅是没有疾病或虚弱（Health is “a state of complete physical，metal and social well-being，and not only the absence of disease or infirmity”）。简要地说，一个人的健康必须是身心健康和有社会幸福感，缺一不可。世界卫生组织还对衡量人体健康提出一些具体指标，例如，一个健康的个体应该是：①精力充沛，能从容不迫地应付日常生活和工作；②处事乐观，态度积极，乐于承担任务不挑剔；③善于休息，睡眠良好；④应变能力强，能适应各种环境的变化；⑤对一般感冒和传染病有一定的抵抗力；⑥体重适当，体形匀称，头、臂、臀比例协调；⑦眼睛明亮，反应敏锐，眼睑不发炎；⑧牙齿清洁，无缺损，无疼痛，齿龈颜色正常，无出血；⑨头发亮泽，无头屑；⑩肌肉、皮肤富有弹性，走路轻松。

从医学的发展和人类文明的进步来看，健康的概念是一个动态的过程，而且健康与否是一种状态，今天的健康状态就不意味着明天一定处于这种状态。因此，为了保持一种良好的健康精神状态，就需要对健康有一种正确的认识，对自己的健康有一种社会责任感，要懂得保持良好的生活、行为方式和良好的个性、良好的处世能力和良好的人际关系。为了达到这样的健康状态，人们已不断地意识到需要更多更好的卫生服务。人们不但要求能得到医疗服务，而且更加意识到预防保健服务的重要性和迫切性；不但希望得到生理方面的服务，而且更加意识到心理服务的重要性；不但希望医疗保健机构能在机构内提供服务，而且更加希望能提供院外的服务；不但希望得到医疗技术服务，更加希望得到社会服务、社区服务和家庭服务。西方国家（如英国），已经经历过经济水平发展和保健水平提高使人群健康水平提高之后，人群对卫生服务需求更加高涨的深刻体验。随着我国城乡人民生活水平的提高，人们对健康的需求也会不断升高，在追求寿命增加的过程，将更加追求健康，追求生活质量的提升。生物心理社会医学模式的建立，要求卫生服务系统必须面对日益增长的健康服务需求；面对内容广泛、形式多样的医疗、保健和健康服务。人们健康需求的改变，反过来也必将促进健康服务领域的变革与发展。

（三）医学科学与相关学科的发展与相互渗透

医学是一门实践性科学，而不是纯理论的科学。医生不只是为了学习才去掌握疾病和健康的知识。他们学习医学的目的是为了今后实践这门科学。为了达到实践医学的目的，医务工作者就会利用各种纯理论科学的论据、理论、概念、技术或手段，而不能为医学实践服务的那些纯理论科学，仍然保持与医学的不相关性。医学工作者与其他应用学科的科学家一样，可以从所有纯理论科学知识中提取可促进健康和改善疾病相关的知识和技术（见图2－1）。

从图 2－1 可见，纯理论科学与生物界的关系，有联系具体的科学，如社会科学，也有联系很抽象的科学如物理学。但是，在医学实践中，医务工作者可在所有层次的各个领域中，利用和提取对促进健康和改善疾病有用的知识、技术和方法，将其应用于提高人群的健康水平这一最终目的上来。医学科学的这种学科关联广泛性、医学实践目的性以及医学实践过程博采众长、为我所用的包容性，使医学科学的发展、医学理论的创新具有了时代的观念，它是与时俱进的。由于多学科的兼容并蓄，使医学模式的发展具有更加开阔的眼界。在生物心理社会医学模式的框架下，我们更加深了对医学的认识：那就是医学不仅仅是一门科学，它又是一门多学科交融的复杂的实践性科学；由于它服务的对象是具有生物属性和社会属性的人和人群，因此，医学又是一门艺术，一门为人们身心健康和社会幸福服务的艺术。

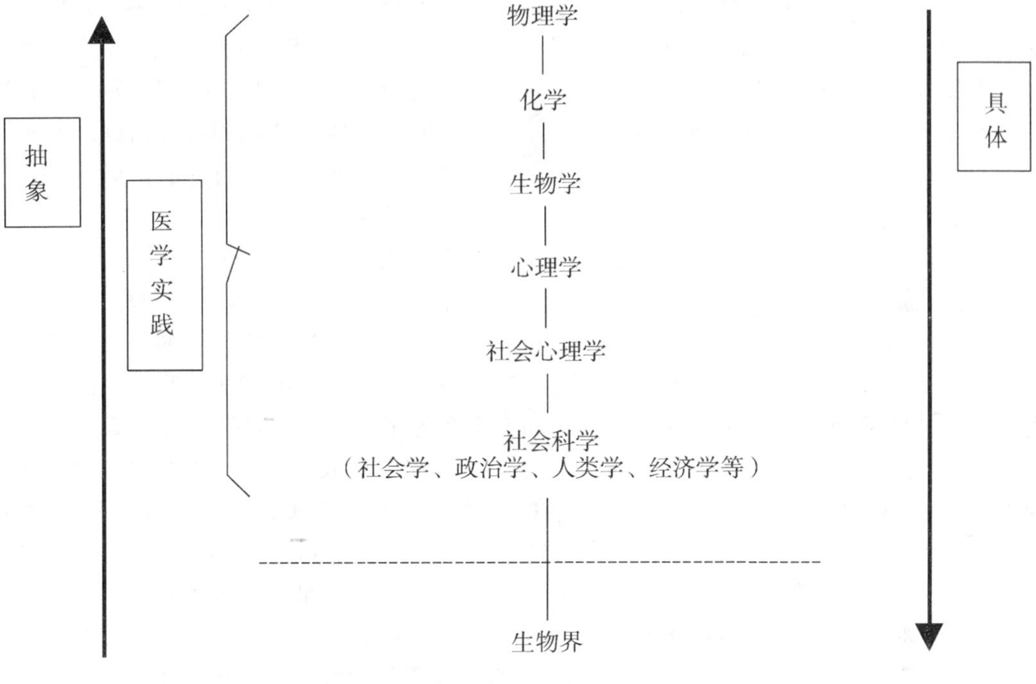

图 2－1　纯理论科学层次及与生物界、医学实践的关系

（四）健康影响因素的多元化

布鲁姆（Blum）、拉隆达（Lalonde）和德威尔（Dever）等学者在 20 世纪 70 年代就提出环境因素，尤其是社会环境因素，对人们的身心健康、精神和体质发育都有重要的影响，并提出了环境、生物遗传、行为与生活方式及医疗卫生服务这四大类因素是影响健康的最重要因素。

1. 环境因素

世界卫生组织认为，安全用水和基础卫生设施是人类健康的主要决定因素。人口增长，人类对有限的自然资源日益开发，以及空气、水和土地的污染，都构成了健康的主要威胁，森林开伐，土地荒芜，臭氧层耗尽和气候改变正在日益影响着全球的健康。1990 年底，世界卫生组织/联合国儿童基金会供水与卫生设施联合监察规划署估计，全世界发展中国家总人口为 41 亿，其中 16 亿没有得到充足的安全用水，28 亿没有得到粪便处理的适宜设施。环境质量的下降不但导致传染病、寄生虫病的继续或死灰复燃，也导致了恶性肿瘤、慢性病、地方病的发病率的上升。除此之外，影响环境的另一个因素是日益严重的卫生保健废物的污染问题。世界卫生组织调查发现，当这类废弃物与市内垃圾一起处理而未做特殊处理时，传染的危险性更大。世界各国制定一项包括医院和私人医疗机构在内的城市地区医疗废物处理的综合方案已成当务之急。

在日常生活和工作当中，水、空气、食物的污染，生产环境的职业性有害有毒物质，噪声，白色垃圾；社会环境中的经济收入，文化教育、居住环境与条件，营养状况等对健康均有重要的影响。富贵病（过度肥胖、心脑血管疾病等）及贫困引起的健康危害、社会工作的紧张因素及压力，人际关系等都可对人群健康构成重大的影响。

为了确保环境有利于人群的健康，WHO 在第 44 届世界卫生大会上提出了环境卫生服务的概念，其目标包括：①充足及安全的供水；②基础卫生设备；③固体废物及有害物的处理；④控制空气与水污染；⑤化学制品安全；⑥食品安全；⑦职业安全；⑧预防与控制事故与灾难。WHO 还提出要采取综合措施来控制环境，方法包括：重新确定解决各种危害性的环境卫生服务作为总体卫生发展战略的一部分；在经济效益和潜在的卫生利益基础上，确立环境卫生优先权；制定短期和长期规划，包括在规定时间内所要达到的特殊目标以及不同团体组织间的合作；采用适宜的标准及指标，组织监测和评价实现卫生目标的进展。

2. 行为与生活方式

拉隆达和德威尔认为，行为与生活方式包括生活危害因素，消费形式与职业危害因素。美国人群调查表明，人群前 10 位死因中有 7 种与生活方式与行为危险因素有关。

越来越多的证据表明，行为问题很多。它们包括嗜酒和药物成瘾、吸烟和性早熟。在西方国家，那些吸烟的人群可能发展到吸大麻，嗜酒者比其他人更可能使用非法的药物；过量饮酒和使用某些其他药物会影响社会的安定和发生意外事故，这也是造成年轻人死亡和致残的主要原因。烟草、酒精和其他药物的使用会影响人的工作表现和学习成绩。在西方国家，青少年的吸毒问题已成为主要社会问题。在美国的一次大规模调查中显示，71%酗酒和 68%吸大麻的人在他们单独生活时曾经有过这些问题，是由于同辈人竞争所产生的压力，夫妻关系不和，感觉生活枯燥无味等导致了他们这些行为。这些原因对年轻人的不良行为有直接影响，尤其那些在学习、体育比赛或谈恋爱的过程中很不成功的年轻人中尤为严重。

婚前性行为是少女怀孕的原因所在。15 年前，在美国 100 个产妇中有就有 13 个是 13～19 岁的少女，加拿大则有 8%是少女。巴西报告，在 15～17 岁男人中婚前性行为占 64%，而妇女仅为 13%，这一数字在韩国分别是 16%和 5%。在巴西，年龄在 20～21 岁男性中婚前性行为发生率是 91%，妇女为 46%。

生活方式与行为的选择往往是自主的，其构成的危害称为自创性危害。但是，生活方式和行为的改变，有时是由社会环境的改变或社会大事件的影响导致的。

为了测量 2001 年 9 月 11 日纽约世界贸易中心两座塔楼遭受恐怖袭击倾塌后对人们心理和情感的影响，TA Melnik 等对康涅狄格州、新泽西州和纽约市进行 18 岁以上人群随机电话调查。结果表明：3512 个被调查者中，48%的人表示愤怒；约 12%的人需要帮助，帮助的主要来源是，36%来自家庭和朋友，31%来自邻居；3%的饮酒者报告他们增加了酒精的消费；21%的吸烟者报告吸烟量增加了；1%的非吸烟者在 9·11 事件之后吸了烟；9·11 事件的影响在性别、年龄组、教育水平以及种族之间有差别。妇女比男人更需要得到帮助（女 15.3%，男 8.8%）；男子更容易多喝酒（男：女 = 4.2%：2.4%），而女性比男性更倾向于多吸烟（女：男 = 27.1%：14.8%）。由此可见，生活方式与行为与社会大环境是密切相关的。

3. 生物遗传因素

公元前5世纪古希腊医生希波克拉底就发现蓝眼睛、秃头和癫痫等一些疾病有家系流传倾向。1982年，纳斯（Nasse）提出了血友病的遗传法则，认为出血者可以通过他的女儿把这个性状传给他的外孙。蚕豆病、精神性痴呆等，与遗传因素有直接的关系。20世纪50年代DNA分子双螺旋结构模型的发现，成为生物学史上的一个重大的革命，揭开了遗传物质的生物化学、结构学和遗传学主要特征，为人类解决生物遗传因素导致的疾病带来了重大的历史性突破，也创立了分子生物学的新纪元。

糖尿病、某些肿瘤（如鼻咽癌）、心血管疾病（如高血压）等既有生物遗传因素的原因，也是环境因素、生活方式和行为等综合作用的结果。

4. 医疗卫生服务因素

医疗卫生服务对人群健康的影响，其作用是很大的。医疗保健机构布局是否合理；人群就医、预防保健需求是否得到及时、方便的服务，医疗服务是否购买得起，医疗保健技术水平是否足以保障人群的健康，医疗保健的质量是否达到要求，服务是否规范等，对人群的健康和疾病的转归都有直接的影响。美国国家科学院医学研究所1999年11月30日披露：美国每年单独因差错和意外死于医院的人数达9.8万人。目前，在美国这个医疗服务的自由市场中，全国还有大约4000万人买不起医疗保险，这部分人口将得不到像买得起保险的人群那样的医疗与保健服务，贫病交加，非正常死亡与残疾就有可能成为这部分人群的“家常便饭”。

根据以上4项因素进行死因归类分析表明，60%的死亡是由于行为生活方式，17%为环境因素，15%为生物遗传因素，8%为卫生服务因素所致（WHO，1991）。由此可见：心理、社会、行为等已成为死亡的主要危险因素，从而证明生物心理社会医学模式的正确性及时代性。

（四）医疗保健的进一步社会化

人们对健康服务需求的日益增加、现代医学的发展以及新疾病增加使医疗保健进一步社会化，与人群健康相关的社会问题也随之出现。

（1）生活的医学化：不久以前，人们吃饭、锻炼身体、抚养后代以及性生活的质量等还被绝大多数人认为是纯属个人的私事。今天，这些问题在不同程度上已成为医疗保健服务管辖的范围了。这种医学向原本不属医学所管的问题扩张的现象，被称为生活的医学化（伊里克，1976）。酗酒等越轨行为不再被看成道德问题，不再受到道德的谴责，而是被当作需要医疗保健服务的疾病。

（2）用医学技术保存生命：医学技术被用来延长危重病人的生命，尽管有时花费惊人。人们不禁要问：有限的卫生资源是仅仅用于治疗少数费用高昂的疾病，还是服务于使更多人受益的医疗保健服务和社会目标？比如疾病预防、良好的营养，初级卫生保健等，就可使人群的健康水平得到实质的提高。

（3）医疗费用上升的危机：美国的医疗保健系统是世界上最昂贵的系统。1991年国家用在医疗保健上的费用是7520亿美元，超过GDP的13%。我国的医疗总费用，在过去15年，每年的增幅均超过20%，医疗费用上涨的原因，最主要的是一些医疗机构对昂贵医疗器械、服务和药品的投入倾向，医疗体制（原有公费医疗报销体制）的引导以及卫生服务和医用资源成本的快速增长。高昂的医疗费会把一些人从医疗市场中排挤出去。在美国，就有13.5%（20世纪90年代）的人没有医疗保险者，他们绝大多数是准贫困人口，收入低微，工作本身不提供医疗保险。

医疗保健的进一步社会化督促人们从更多的层面解决人民遇到的健康问题。

二、生物心理社会医学模式的含义

（一）生物心理社会医学模式揭示了医学观的动态性

从生物医学模式到生物心理社会医学模式的演变，经历了一个多世纪的时间。而生物医学模式从早期医学模式的演变，经历的时间更长，这种由远到近演变时间由长到短的过程，正好是人类认识自然、认识科学的过程，完全符合科学发展的规律。新的医学模式的出现以及其得到医学界的广泛认识这一现实表明，医学模式的发展是动态的，也是渐进的。今天，我们认为生物心理社会医学模式是全面的、先进的、科学的。也许到了明天，我们同样可以发现它的局限性。到了后天，更新的医学模式会取代今天的医学模式。人类对自身的认识就需要这样一种在继承过去的同时，否定或部分否定有缺陷的过去，发展新的未来。

（二）生物心理社会医学模式继承了生物医学的价值

乔治 .L. 恩格尔指出，任何一种科学的医学模式，不管是生物心理社会医学模式还是其他模式，都会考虑继承生物医学模式的问题。生物医学模式具有不可否定性。不管是什么医学观，它的存在是客观的，不可完全取代的。过去 100 多年来，人类依赖生物医学手段，取得过辉煌的成就，战胜过无数的疾病。现在，我们对新的医学模式的接受，不是为了否定旧的模式，而是在原有的基础上有所创新，有所前进。生物医学的手段，将继续在新的模式指导下，发挥其应有的作用，随着生物医学技术的进步，在人类自身健康水平的提高、疾病与痛苦的缓解与消除等方面，仍将起着不可替代的作用。

（三）生物心理社会医学模式确立了心理和社会因素的重要地位

当人们把医学作为一门艺术时，往往忽略了心理和社会的作用。当人们应用科学的方法解决医学问题时，终于清醒地认识到心理因素、社会因素对人类健康与疾病的重大影响。社会因素决定健康的理论得到了认识，心理行为与健康的密切关系得到了肯定。新的医学模式消除了生物医学模式的狭隘思想，迎来了医学发展广泛的前景。医学社会化，社会医学化，多学科相互交融并蓄，使广大医学工作者置身于大卫生的观念与环境之中，促进了医学的全方位发展。

（四）生物心理社会医学模式立体地探索了健康概念

世界卫生组织明确指出，健康是一项基本人权、是人类发展的中心。健康是任何个人、组织或社会充分发挥其功能的必要前提。当我们健康状况良好时，我们能够参与各种类型的活动；但当我们生病、痛苦或受伤时，正常的日常生活就要受到限制。

生物心理社会医学模式的健康观，已不再是“没有疾病就是健康”，也不再是“能发挥社会功能就是健康”，而是一种生理、心理的健康和社会的幸福完满状态。它指的是一种三维的、立体的健康概念。一个人只有身体健康是不行的，光有心理健康也不够，身心都健康了行不行？也不够，还需要社会层面的健康。一个动荡不安的社会，一个疾病流行的社会，一个充满血腥味的社会，一个恐怖主义横行的社会，人们还能身心俱健吗？不可能。生物心理社会医学模式与生物医学模式的根本区别不在于是否重视生物因素，是否要发展生物医学，而是要在重视生物因素，发展生物医学的前提下，把健康服务的对象——拥有生物属性和社会属性的人和人群放在特定的社会关系中去加以认识，去研究提高其健康水平和生活质量的策略。

三、生物心理社会医学模式的贡献

（一）生物心理社会医学模式要求我们的医学思维模式从传统的生物医学思维模式中解放出来，在传统思维的基础上，拓展思路，多层次，全方位，立体地探求生命过程及其变化规律。新的医学模式将极大地促进广大医务工作者以综合思维的方式处理他们面对的所有医学问题。

（二）生物心理社会医学模式扩大了医学研究的思路，将促使广大医务工作者在心理和社会领域研究医学问题。在社会科学与自然科学的交叉和有机融合过程中，产生新的成果。使人们在健康和疾病的认识及防治疾病、保障健康的手段上，获得更大的进展。

（三）生物心理社会医学模式解决了在疾病预防和控制上的社会、心理预防问题。人类防治疾病已不再只是打预防针，吃预防药的问题了，而是要在总体防治上，克服重治轻防的思想。在疾病防治上，关注社会和心理防治问题。医院不再是以疾病为中心的医疗服务，而是以人的健康为中心的健康服务。近十年来西方医疗中心（Medical Centre）向健康科学中心（Health Sciences Centre）的转变，就突出地表明了这一点。医疗、保健和卫生行政管理机构，要使自己的工作不落后于形势的要求，就必须在服务思想上来个大的飞跃，迅速接受生物心理社会医学模式的思维。

（四）生物心理社会医学模式对医药卫生人才的知识结构将产生深远的影响。新的医学模式要求在健康服务的实践中，医务工作者必须具备人文的知识和社会学科的知识，才能应付和妥善解决医学社会化和社会医学化过程中带来的各种健康问题。医学教育将为这些新的要求做出新的部署和调整，否则，就会落后于形势。

（五）生物心理社会医学模式为中国医学的发展注入新的活力。中国医学是整体医学，在数千年的实践中，非常重视各种因素的综合作用，在治疗上也强调综合治理，强调整体的平衡。中医一直非常重视环境对健康的影响。新的医学模式对传统中国医学无疑是一种赞同、补充和推进。它可促使人们在研究中医现代化的进程中，更好地把握中国医学的理论体系和特点，正确认识祖国医学的临床经验，为中西医结合研究拓展新的途径，建立新的理论和方法。

第三节　生物心理社会医学模式对医学和卫生工作的影响

一、生物心理社会医学模式对医学学科发展的影响

（一）生物心理社会医学模式对临床医学发展的影响

生物医学模式在过去曾经对医学的发展起过重大的作用，今天仍将是推动医学发展的重要理论之一。但随着社会发展和医学研究的深入，生物医学模式的局限性和消极影响已暴露出来。实践证明，仅用生物医学解决不了诸如艾滋病、结核病和其他心理、社会因素引起的疾病。医学作为一门自然科学，随着社会的进步与发展，已无法保持其纯自然科学的固有形态，而必须面对发展，从象牙塔里走出来，融入社会，形成一门与社会科学相结合的应用性科学。

1. 医学服务形式从医疗型向医疗、预防、保健型转变

随着医学模式不以人的意志而转移的转变，临床医学的服务再也不能局限于医疗了。生

物医学模式那种医患之间缺乏沟通，护患之间缺乏交流而导致的对医学处理的理解不一，医疗纠纷日益增加，缺乏特效疗法的慢性疾病与恶性肿瘤等疾病的不断增加，等等，日益突显了原有模式的局限性和缺陷。有识之士认为，许多疾病如冠心病、高血压、糖尿病等的真正治疗在于预防。许多疾病如艾滋病，人类今天还没有治愈它的办法，现有治疗手段在费用上也是极其昂贵的，但这样一种令人生畏的疾病，只要人们注意预防，就不会获得。影响人类健康的许多疾病和心理、社会因素关系密切。著名的临床心理学专家莱维就介绍过一个从生物、心理、社会三个维度进行诊断的例子：一男子死于肺癌，医生认为是长期大量吸烟造成的，而吸烟过量是神经质造成的；神经质的原因是夫妻不和，导致借烟消愁；夫妻不和的原因是因为三代同堂，夫妻常因对老人和孩子的看法不同而争吵；三代同堂是因为居住拥挤。因此，其生物心理社会医学诊断是："肺癌" – "神经质" – "住房拥挤"。在现实生活中，这样的例子举不胜举。

为了适应生物心理社会医学模式的转变，应做好如下几项工作：

（1）医院：医院的设置应显示出对患者的关心、友好，应该有和谐的气氛。儿科门诊和病房的摆设要符合儿童的心理和发育要求，医护人员的穿着应体现以人为本的特色，使儿童在就诊就医时消除"白色恐怖"的心理。医院在通道设计上应体现"无障碍"精神，以满足残疾人的需要。厕所也要有残疾人专用的厕所。医院的服务宗旨应从以疾病为中心向以病人为中心，甚至向以人的健康为中心转移，应加强对医护人员的培训，使之适应形势的需要。

（2）医生：要实践新的医学模式，医生首先要接受培训。要通过各种各样的形式，包括继续教育、临床报告、专题讨论等，在临床医生中普及生物心理社会医学模式的知识，使医生掌握新的诊治疾病、对待病人的技能和知识。在临床实践过程中，医生还应注意采集患者的社会心理因素方面的病史，包括家庭情况、经济情况、日常生活习惯与行为、重要经历、宗教信仰、病人对现在和未来生活的态度等。其中尤其要注意患者与周边亲朋的关系以及家庭、社会对患者的支持情况。这些因素对病人病情的恢复与转归有着很大的影响。

（3）护士：护理人员与病人的接触最多，良好的护患关系也容易建立。护理人员应拥有一种令病人"宾至如归"的感觉。在导诊、病情解释、住院环境适应、检查前消除心理忧虑、讲解医护物品使用以及日常心理观察等过程，护理人员均可起到很大的作用。

（4）加强医患、护患之间的沟通：医患、护患的相互沟通是发现和解决患者社会心理问题的重要途径。沟通技巧是临床诊疗技巧的基础。医生和病人如果不能很好地沟通，病人就会产生戒备心理，就有可能隐瞒重要信息，让医护人员无从下手。澳大利亚 Monash 大学穆塔格（Murtagh）教授认为医患之间的沟通要经历三个阶段：第一个阶段是以病人为中心。由病人陈述自己的情况，包括自我介绍、主诉、其他医学史、家族史和社会史等。第二阶段是以医生为中心。主要是检查和相关调查。第三阶段是医患共同为中心。包括治疗方案的讨论、随防和医疗关系的终止。他认为医生的积极主动行为很重要，例如：在初次接触时医生要做到：①让病人感到自在；②不"忙乱"且轻松；③注重病人；④漫谈式地提问题；⑤举止适宜，让病人安心。

此外，医生要主动倾听病人的陈述，而且要有积极的态度，包括：关心、同情、尊重、感兴趣、关怀、有信心、胜任感、责任感、诚信、敏锐、有感性、勤勉等。医生在交流时可采用如下策略：①使用修饰语言；②避免使用行话；③清晰的解释；④明确的治疗指导；⑤评价病人的理解情况；⑥小结和重复；⑦避免不明确性；⑧避免不适举止；⑨转诊适宜（必要时）；⑩确保病人满意和获得书面同意。

总而言之，良好的医患、护患沟通可以消除彼此之间的疑虑，最终使生物心理社会医学问题得到解决，于医院、于病人、于医护人员均有利而无弊。

2. 医学服务从以疾病为中心向以病人/人的健康为中心转变

生物医学模式对病不对人的医治方法带来了很大问题，其结果是病人不满意，医生不满意，医院也不满意。生物心理社会医学模式正好可以解决这些问题。在新的医学模式指导下，①医学的服务对象是病人，提供的是以病人为中心的服务；②病人也是一个社会人，因此，他有自身的感情和需要，有比健康人更复杂的，更特殊的感情世界和需要。病人更加需要人们的关爱，“渴时一滴如甘露”；更希望得到社会的支持，家庭的支持，医护人员的关心，同情与理解；更希望得到无微不至的关怀和不厌其烦的解释和劝导；③病人和医护人员一样，拥有相同的尊严和权利，虽然患者在治疗上处于比较被动的地位，但他们希望保有自己的尊严和价值；希望拥有知情权和被人尊重、理解、关心的权利；希望在心理上得到人们的同情与理解，在社会上得到支持；希望自身的价值未因病而下降；④病人有自身的个性特征。患相同疾病的不同病人，可出现完全不同的反应，有的冷静，接受现实；有的烦躁，拒绝接受现实。医生应了解这种个体化倾向，“了解患病的人比了解疾病本身更重要”。只有这样，医生才能制定个体化的治疗方案，“才能对症下药，手到病除”。

3. 医学服务从针对个体向针对个体 - 家庭 - 社区的转变

为了更好地治疗和控制疾病，医疗服务走进家庭，进入社区是医学发展的必然。医学的最终目的是提高人群的健康水平和生活质量。人的健康不是孤立的，是与社会、社区和家庭紧密相连的。医学服务应立足病人、着眼家庭、面对社区、开展全方位的服务，在人群的疾病治疗与预防上，在医疗服务提供上，有一个总体的了解和安排，最终实现群体健康水平的提高。

4. 服务模式从以医疗为导向向以预防为导向的转变

特异性医学服务在慢性病日渐增强的当今时代，已经渐渐走进了极限，“预防重于治疗”重放了光彩。随着社会、经济的进步和群体健康意识的增强，公众越来越主动要求得到健康的维护、保健的满足，越来越追求健康和长寿。人们已不再满足于因病得到医治，而是更加追求病前的预防，追求强身健体，追求医学咨询，保健指导，心理咨询等服务，希望社区能提供更多的公共场所，供他们休闲、锻炼。

为了贯彻预防为主的方针，医学服务应转变观念，采用以预防为导向的服务模式，包括：

(1) 病人教育：医生、护士在病房和诊疗活动中对病人开展的健康教育效果最为明显。这个时候病人最能体验到疾病的折磨和防治疾病的迫切性，他们最愿意听从医务人员的忠告，且多数人会执行这种忠告。

(2) 早期诊断：随着医学服务进家庭、进社区，医生的临床服务重点也会随之由中晚期疾病的处置转向早期发现、早期诊断和早期处理（“三早”），把疾病解决在萌芽或早发阶段，达到更高更好的医治效果。医学服务可以通过群体筛查、服务对象的定期体检达到“三早”。

(3) 健康危险因素评价：医学服务将通过了解和评价服务对象的家庭生物遗传学特征、生活环境、行为习惯、家庭状况、生活条件、个性特征、心理、社会关系、职业、经济、文化程度、健康观等方面的情况，评价个体健康状况，发现危险因素，并建议被评对象改变不良生活习惯和行为，改变生活、工作方式和加强体育锻炼等来降低或消除危险因素，最终使评价年龄达到或低于实际年龄。

（4）人群健康筛查与群防群治：通过对人群的健康普查，发现病人，治疗病人，并针对人群疾病的流行病学特征，制定群体预防和治疗方案。实现“以尽可能低的费用，达到尽可能高的群体健康水平”这一目标。这种手段对糖尿病、高血压、心脑血管等慢性病的群体防治，可以实现个体防治无法实现的水平。

（二）生物心理社会医学模式对预防医学发展的影响

1. 生物心理社会医学模式推动了预防医学理论的研究

新的医学模式对推动预防医学理论的发展产生了深远的影响，使预防医学对影响健康因素的研究从生物因素扩展到生物、心理和社会因素，加强了对焦虑、紧张、压抑等社会心理因素的研究以及对吸烟、酗酒、纵欲等不良生活方式和行为的研究。研究社会、心理、行为等因素对慢性非传染性疾病在形成、发展和转归等方面的影响，为探索人类防治慢性非传染性疾病的手段和方法创造了新的途径。

2. 新的健康观促进了预防医学向更高层次发展

世界卫生组织关于健康的概念结束了“无病就是健康”的旧有观念，呈现在人们面前的是一个全新的、三维的、动态的概念，这个概念表明，只有使机体经常处于平衡之中才能保持和促进健康。健康与疾病在同一机体的消长是二者共存的特点。人类只有在环境因素，生活方式与行为、卫生服务和生物遗传因素等方面共同采取积极主动的措施，把预防放在第一位，才能获得较高的健康水平。从预防医学的角度看，影响健康的四大因素中，环境因素对健康的作用最重要，最值得全球共同努力；行为和生活方式掌握在每个人手中，通过健康教育与健康促进，人类可以自己克服自己形成的不良习惯和行为；卫生服务中要加强预防医学的比重，这样，可以减少很多不必要的伤残与病患。

3. 建立“高危”的概念

高危环境、高危因素、高危人群是预防医学在新的医学模式指导下要重点关注的三个概念。这三个“高危”均可使疾病或死亡发生的可能性增加。控制、处置好三类“高危”，就可消除影响，降低发病或死亡水平，提高人群健康水平。对高危环境、高危因素、高危人群的研究对预防医学探索病因和制定预防策略具有重要的理论意义和实践意义。

4. 建立“管理疾病”的概念

传统预防医学的任务是发现疾病，寻找疾病的原因，然后采取措施消除这个原因。这种思路对生物医学模式是行得通的，人类也在过去半个多世纪以来，利用这种理念预防、控制和治疗了很多疾病。但是，到了今天，这个理念就显得落后且不能一概而论了。以糖尿病为例，糖尿病的发生原因非常复杂，除了遗传因素之外，与饮食习惯、体育活动、吸烟、肥胖与超重、社会经济、文化、政治等有很大关系，我们可以找到糖尿病的原因或者危险因素，但是，我们无法消除这些因素，或者说无法立即消除这些因素。对付糖尿病的方法不仅仅在于治疗，关键还在于管理。比如，对于一个肥胖者来说，光让他吃药还不行，还要告诉他注意饮食、注意运动，有效降低体重。饮食与运动有时比药物还管用。这样的例子在慢性病管理中比比皆是。新的医学模式告诉我们，管理疾病比治疗疾病更全面、更有效。

5. 建立三级预防策略

一级预防又称病因预防。它针对疾病发生的因素提出综合性预防措施，在新的医学模式指导下，针对心理、社会、行为等的一级预防应成为新世纪预防医学的重点，其中健康促进是重要的手段。

二级预防又称临床前期预防，即在疾病尚处于临床前期时做好早期发现、早期诊断、早期治疗的预防措施。其手段包括普查、定期体检和高危人群的重点监护等。

三级预防又称临床预防，是指对患者采取及时有效的治疗措施，防止病情恶化，预防并发症和后遗症，对已丧失劳动能力或残疾者，通过康复医疗，尽量恢复或保留功能。三级预防的任务主要落在临床医学。

二、生物心理社会医学模式对健康服务的影响

1978年《阿拉木图宣言》第一条就强调，健康是一项基本人权，获得最高可能的健康水平是全球最重要的一项社会目标，实现这项目标除了需要卫生部门的努力之外，还需要社会和经济等多个部门的行动。随着我国社会经济的不断发展，我国人民对健康服务的需求也在发生变化。当前，我国人民的健康水平已处于发展中国家前列，超过中等收入国家平均水平，接近发达国家20世纪80年代初期水平（表2－5）。新的医学模式的转变及其随之带来的健康服务的理念，非常符合我国当前社会经济发展的国情，符合广大人民群众的需求。生物心理社会医学模式对健康服务的影响，体现在：

（一）从治疗服务扩大到预防服务：这是疾病谱、死因谱的变化和人们需求增加，需求层次多样化共同作用的结果。影响人群健康的因素不再由生物因素占主导，而是生物、心理、社会因素综合作用的结果。许多慢性疾病、恶性肿瘤，一旦发生，就很难恢复到正常，其真正的治疗在预防。例如，从少年时代开始，每天喝一杯牛奶，就可以预防老年期骨质疏松；每天坚持打太极拳，就可以预防老年跌倒，进而减少因跌倒造成的骨折发生率。合理膳食、适当运动，保持心情愉快和合理休息，可以使每个人都健康、快乐。预防的手段很简单，费用很少，却能解决大问题。

表2－5　我国当前健康水平及与世界平均水平的比较

健康指标	我国		世界平均水平	世界中等收入国家
	解放前	现在		
平均寿命（岁）	35	71.4	67	69
孕产妇死亡率（1/10万）	1500	55	/	150
婴儿死亡率（‰）	20	33	56	33

资料来源：《2001年世界儿童状况》

为了使整个人群的健康水平得到提高，生活质量得到改进，预防还要从个人预防扩大到家庭预防、社区预防和社会预防。欧洲20世纪80年代健康城市运动的发起，就是一种个人、家庭、社区、团体和社会共同努力创造有利人民健康、有利于社会可持续发展的城市环境的一种全民运动。英国社会医学教授麦基翁（Thomas Mckeown）发现，在19世纪和20世纪的英国和其它发达国家，改善健康状况的主要因素并不是医疗条件和技术的进步，而是一些社会、环境和经济变化的影响，如家庭人数的减少，食品供应增加，更利于健康的物质环境，特殊的预防和治疗措施等。这充分展示社会预防的重要作用。健康城市运动因为其希望达到的标准和成就，正是从环境、社会、经济等各个领域取得发展和进步，以此促进人类健康水平的发展，因此，深受许多国家的欢迎。

从健康城市到健康社区、健康单位和健康人民，人们所追求的就是利用社会各界的力量，为大家的健康共同努力，达到一种社会预防、家庭预防、人人预防的境界，最终的社会发展为经济发展和人类健康水平做出贡献。

（二）从生理服务扩大到心理服务

生理服务是极其必要的，但又是不全面的。生理服务只照顾到立体健康观的一个层面。生物心理社会医学模式在强调生理服务的重要性、必要性和不可或缺性的前提下，还特别强调心理服务、社会服务的极端重要性。

我们生活在一个充满竞争的社会之中，生活节奏快，工作压力大，越来越多的人罹患各种各样的心理问题。心理服务的重要性日见明显。

社会紧张是构成心理疾患的一个很重要的因素，芭芭拉和布鲁斯·多伦温德（1981）指出，“生活紧张因素能够引起严重疾病甚至导致死亡”。为了说明这一观点。多伦温德举了“在肯尼迪总统的葬礼上指挥仪仗的 27 岁的上尉死亡的例子。报纸报道总统去世后 10 天，他死于心脏急性充血和功能紊乱”。

紧张（stress）可以定义为个人对刺激产生的一种过强的精神 – 躯体反应，它可以给个人带来恐惧或焦虑。紧张是当人们面对威胁或压抑时产生出来的。紧张状态的例子包括离婚、不愉快的工作环境、守寡和失业等。

列奥纳多·波尔林（Leonard Pearlin，1989）提出两种主要类型的社会紧张因素：生活事件和慢性紧张。生活事件如离婚、结婚或失去职业。慢性紧张是许多人都会在日常生活中面临的相对可以忍受的冲突、问题和威胁。慢性紧张包括角色负担过重，例如工作紧张，或者为人父母，或者试图破格晋升。慢性紧张还包括角色丛内的冲突，例如夫妻之间的冲突；角色间的冲突，例如一个人扮演的角色太多；角色束缚，即一个人担当着不情愿的却是不可推卸的角色，比如被束缚在一个不愉快的工作或者婚姻中；角色重组，即一个人在各种角色间变换了关系。角色紧张会对个人产生严重的影响，因为这些角色本身十分重要，特别是有关工作，婚姻或为人父母的角色。

在健康服务中，心理因素的探究和心理服务（包括治疗、咨询、安慰、调适等）非常重要。每个人都会遇到这样那样的社会紧张因素，都会出现程度不一的反应。医务人员应在新的医学模式指导下，学习掌握心理服务的基本知识与要领，为服务人群提供全方位的健康服务。

（三）从医院内服务扩大到医院外服务

医院服务模式从医生在院内等待病人向主动走出医院，进入社区和家庭，为广大社区人群服务的转变是健康服务模式不断发展的必然。欧美国家在 20 世纪 60 年代兴起的家庭与社区医学，提倡的服务就是以病人为中心，以家庭为单位，以社区为范围的全面、综合、连续、人格化的健康服务。这种服务系统中的相当重要部分，就是院外的服务，包括预约上门就诊，公共护理，以及特殊人群（如孤寡老人等）的社会工作。其中社会工作者作为家庭医生的得力助手，通过院外服务可为患者和社区弱势群体提供医护救济、姑息疗法、人道扶助、家务钟点等服务，从心理、社会层面协助医生做好保健工作。

我国医院分类管理和社区卫生服务的全面推开，也使医院越来越认识到院外服务的必要性、紧迫性和竞争性。城市医院将走专科/综合化和社区卫生服务的道路，其中基层医院向社区卫生服务中心的转变是一条必经之路。社区卫生服务是国家卫生发展与改革的一个重大举措。它是一个大市场，但不是为基层医院所独设。只要符合国家卫生管理认可的准入条件，谁都可以进社区，为广大人民群众提供初级卫生保健、全科医疗等服务。在可见的未来几年内，社区卫生服务将形成一种“竞争上岗”的局面。

本世纪前 10 年我国农村卫生工作的重点仍将是初级卫生保健服务和农民健康保障体系

（含合作医疗）的建立。农村人群的健康服务工作的绝大部分都在院外。院外服务更容易达到以较低廉的费用，获得较高质量医疗保健水平的目标。

（四）从技术服务扩大到社会服务

技术服务是必要的，但又是不全面的。在生物心理社会医学模式的框架下，简单的技术服务已不能满足广大人民群众日益增长、不断变化的健康需求。社会、心理服务越来越重要，越来越受群众的欢迎。

健康服务需求是多层次的，医疗服务如果不因应需求的变化，那就会自我束缚，停滞不前。爱婴医院、母婴同室，甚至家庭式分娩（让丈夫在身边）、“月子”服务、婴儿洗澡服务等，是母婴保健服务社会化的典型例子。实际上，整个人群都有社会服务的需要，这是医学社会化、社会医学化的结果。

1. 老年保健指导：老年人口的不断增加，使这部分人群的保健需求日益增加。老年人多数缺乏健康常识，从起居、饮食、消闲、运动到穿衣、交往等都需要指导，其中心理咨询以及体现社会支持的社会服务更为重要。老年人最希望得到人们的理解、同情和尊重；最希望老有所养、老有所为、老有所乐。他们不愿被社会嫌弃。健康服务的社会化，可为他们提供许多他们希望得到的服务。

2. 心理咨询和行为指导：没有医学常识的人，往往意识不到自己的一些行为是危险的行为，也意识不到自己头脑里的“卫生”知识是不卫生的知识。在日常生活中，缺乏基本健康常识的例子很多，有的是闹了笑话，有的是受到不同程度的创伤。错误的意识就会产生错误的行为。为此，基本的心理咨询和行为指导，显得非常重要。

3. 饮食指导：饮食是一种文化。中国这么大，这么多民族，饮食文化更是多姿多彩，变化无穷。从健康保健的角度看，饮食结构只要符合人体要求，营养素配比合理就可以了。但是，在实际操作上，在每个家庭，它都是五花八门，各显其能的。这里实际上有个常识问题，也有个认识问题。人们长期积累的知识，有时是错误的。例如，在广东的一些农村地区，有产妇不能吃瘦肉，不能吃鸡肉，只能吃碱菜的习惯。有的地方认为产妇不能吃猪肝，否则奶水就不够。总之，五花八门，忌口特别多。前些年，有个1岁多的小女孩咳嗽，结果周围的人告诉这位孩子年轻的妈妈，小孩咳嗽不能吃肉，不能吃鱼，更加不能喝牛奶，否则会加重病情。结果小女孩天天喝稀饭，一个月后瘦得皮包骨。不但咳嗽屡治不好，还因抵抗力低下发展成肺炎。好在妈妈着急之下投奔在广州工作的哥嫂，在专家的调治下恢复了健康。

4. 文体活动和休闲指导：“生命在于运动”，这是真理，但并不是每个人都懂得如何去运动。有的年纪大了，却从事剧烈的运动，如打篮球，排球等，不但不利于健康，还可能构成对身体的伤害。

总而言之，在人群当中，健康服务从技术服务向社会服务的转变是必然的，人们有很多的需求，关键看健康服务机构如何入手，如何发现这个庞大的市场，找到切入点，为人群健康水平的提高做出应有的贡献。

三、生物心理社会医学模式对医学教育的影响

（一）重视人文社科的教育

美国华盛顿大学荣誉校长奥德加尔（Charles E. Odegaard）博士认为，医生的教育除了要培养其与医生角色相符合的态度和传授他们有关人类自然和经历的各种知识之外，还需要对

他们进行行为、技巧方面的培养，这样才能使其与他们服务的病人及其家庭建立起良好的人际关系，才能更好地理解病人的疾病和痛苦。人文主义者和社会科学家已对人类的行为和经历进行过观察和思考，他们的某些研究方法和结果对医生是有帮助的，原因是这些研究也是针对人体的生理和生物科学现象的。医生学习人文学科、社会科学和其他自然科学并不意味着他就会变成人文主义者，社会科学家或自然科学家，相反，医生学习这些知识是为了充实自己，更好地为患者服务。总之，对一个即将从事生物心理社会医学实践的医学工作者的培养必须包括从事此项工作所应具备的态度、知识、技能或行为。

（二）加强在职教育

医学服务“以人为本”，不是以病为本。因此，人文关怀非常重要。人文社科教育对在职人员也是同等重要的。在职医务工作者通过学习，了解人的思想、心理、人性特征，尤其人在生病情况下所特有的心理；了解社会因素对人的健康和疾病的影响，结合临床预防、护理、康复等知识，更好地应用于人群健康服务之中。

第四节　现代医学模式指导下的医学优先战略

联合国秘书长科菲·安南在2001年10月指出：“我们生活在同一星球上，由一个决定我们生活的生态、社会、经济和文化关系的微妙而错综复杂的网络，把我们联系在一起。要实现可持续发展，就必须对所有生命依存的生态系统，对彼此作为整个人类大家庭的一分子，以及对我们的子孙后代承担更大的责任”。

2002年约翰内斯堡首脑会议是对1992年里约地球问题首脑会议通过的《21世纪议程》的一次延续，一次可持续发展的再讨论和重新努力。可持续发展要求改善全世界人民的生活质量，即使增加利用自然资源，也不能超出地球的承受能力。联合国指出，虽然每个区域应采取不同的行动，但为了确定真正可持续的生活方式，需要在以下三个关键领域统筹行动：经济增长和公平、保持自然资源和环境、社会发展。

《21世纪宣言》指出，健康与发展有密切的联系，发展不足导致贫穷，而发展不当造成消费过度。这两种情况再加上世界人口不断增加，会在发展中国家和发达国家造成严重的环境卫生问题。健康与环境和社会经济情况的改善相互关联，需要做出部门的努力。

健康、人口、可持续发展是全球共同关注的主题。在全球医学优先策略上，各国追求的美好目标是人人享有卫生保健。21世纪全球人人享有卫生保健的总目标是：①使全体人民增加期望寿命和提高生活质量；②在国家之间和国家内部改进健康的公平程度；③使全体人民利用可持续发展的卫生系统提供的服务。

我国在研究医学优先发展策略时，需要考虑全球和国家的发展策略，使卫生发展策略与之同步。同时，也要考虑我国的特殊情况，结合生物心理社会医学模式，做出既符合发展要求，又符合国情的决策。

1. 认清我国经济落后、发展不均、贫富悬殊的现实，优先发展基本医疗与卫生保健；

2. 实施初级卫生保健，实现人人享有卫生保健的战略目标；

3. 发展健康相关学科，在实现人人享有卫生保健的过程中达到多学科的交叉与融合、多部门的配合、社区与人群的广泛参与；

4. 加强健康促进工作，重视健康服务过程中的心理服务，实现生物心理社会医学服务的和谐与共同发展。

小　结

医学模式是在医学理论发展和医学实践活动过程中形成的，它实质上是一种医学观，是对医学的本质，医学发展的规律和方向以及医学发展的基本思路、方法等做出的理论概括。

随着人类对医学认识的不断深入，医学模式经历了神灵主义医学模式、自然哲学医学模式、机械论医学模式、生物医学模式等多种模式的不断转变，直至现在的生物心理社会医学模式。不同的医学模式会对医学理论研究和实践操作提供不同的思路，提供探索病因及治疗方法的目标。医学模式指导着医学理论研究的发展，也为制定社会卫生策略提供依据。

思考题

1. 什么是医学模式？（ What is medical paradigm?）

2. 生物医学模式过时了吗？为什么？（ Is physical medical paradigm no longer valid? Why? ）

3. 生物心理社会医学模式对现代医学与预防医学有何贡献？（What does the Physical-mental-social medical paradigm contributed to modern clinical medicine and preventive medicine? ）

（陈少贤）

第三章　社会因素与健康

2004年12月在北京大学光华管理学院举办了“宏观经济与健康”高层研讨会。研讨会的主题发言指出：中国改革开放20多年来的高速经济增长，并未带来相应的健康水平提高。这引发了人们对中国改革开放以来，健康投资水平、方向和卫生改革的热烈讨论。无独有偶，同年，由国务院发展研究中心主持的《中国医疗卫生体制改革》研究课题组，在其报告中指出：中国卫生系统患了一直为发展中国家所诟病的“既不公平、也不高效”的“美国病”！

经济增长，作为诸多社会因素中最为活跃和明显的因素，究竟对健康有什么样的影响？为什么研讨会的主题发言和国务院发展研究中心的报告引起了人们的广泛关注？这要从宏观经济与健康之间的关系说起。

2000年1月，世界卫生组织总干事布伦特兰博士（Dr. Gro Harlem Brundrland），为评估健康在全球经济发展中的地位，建立了“宏观经济与健康咨询委员会”。经百余名国际著名经济学专家两年的潜心研究，该委员会提交了一份题为《宏观经济与健康：经济发展的健康投资》。其主要结论是：社会总体发展和减少贫困的中心策略之一，就应该是健康投资。因为健康状况的差异很大程度上导致了经济增长的差异。健康状态差，直接阻碍经济发展，尤其是在高疾病负担的贫困地区。另外有事实表明，尽管在全球范围内，每10%的出生期望寿命增长与0.3%～0.4%的经济增长有关，但经济增长并不能自动地带来健康改善。只有改善健康投资，才能带来健康水平的提高。

那么，宏观经济与健康之间的关系究竟如何？经济因素是如何影响健康的？怎样有效地利用经济资源促进健康发展？这是我们在本章第一节要介绍的内容。

最近，世界卫生组织又成立了一个“社会因素与健康咨询委员会”，力图了解全球各地区影响健康的社会因素。即除了宏观经济因素之外，还有哪些社会因素影响健康？其作用机制如何？如何避免不利的社会因素对健康的影响？如何建立良好的社会政策克服社会因素对弱势人群健康的影响？如何发展卫生服务体系，保障全体人群卫生服务的可及性？

本章将分为七节，介绍全球在社会因素与健康研究领域的主要理论模型和实践经验。包括社会经济地位、文化、紧张、健康行为、社会支持等对健康的影响。

第一节　社会因素概述

一、社会因素的概念

社会因素（Social Determinants）广义是指社会的各项构成要素，包括自然环境和社会环境。自然环境又称为物质环境，包括未受人类影响的、天然形成的地理环境。社会环境又称为非物质环境，它包括一系列与社会生产力、生产关系有密切联系的因素。如图3－1所示，它包括人口、文明和环境三个大的范畴，而人口包括生物和社会属性，文明包括物质和精神文明，环境包括自然和社会环境。

社会医学所讨论的社会因素主要包括人口中的社会属性、物质和精神文明、环境中的社会环境。具体来讲，有人口的性别、民族/种族；收入、教育水平（以上因素常被称为结构性因素）；居住条件、就业状况、营养状况、健康的生活方式、卫生保健体系（以上因素被称为中介因素）；政治体制、宏观经济政策、与劳动、土地和住房有关的社会政策、与教育、医疗保健、社会福利有关的社会政策（以上被称为社会政治环境因素）。

社会医学领域中，目前研究比较多的内容有：宏观经济发展与健康；社会经济地位与健康；文化与健康；社会关系，包括婚姻家庭关系与健康；心理因素；生活方式；社会制度特别是卫生保健制度与健康之间的关系。本章将重点介绍以上这些方面的研究结论。

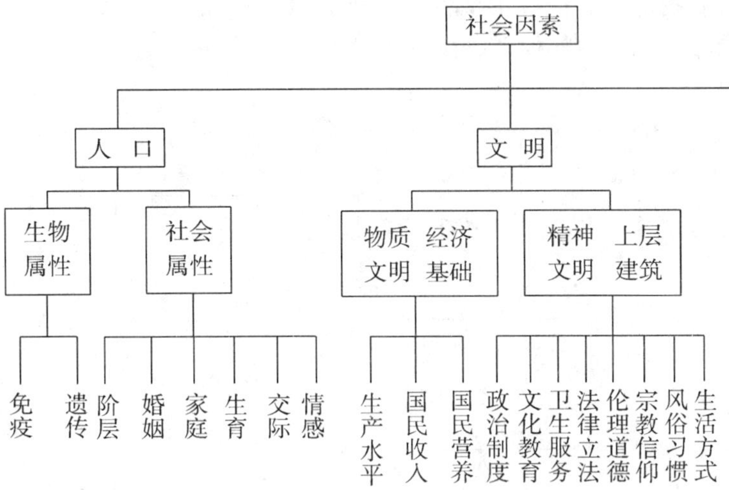

图 3－1　广义社会因素分类

注：引自龚幼龙主编．《社会医学》．北京：人民卫生出版社，2000.50

二、社会因素影响健康的特点

社会因素与健康的因果联系不如生物学因素那样直接，所以多年来人们对社会因素的作用重视程度远不如对生物学因素。文化习俗虽然会通过阻止一些地区妇女到医院分娩，导致个别产妇难产死亡，但文化习俗本身并不是直接导致死亡的因素，所以不论是发现这个因素还是控制这个因素，都存在着很大困难。这就需要我们认清社会因素作用的特点。

（一）作用的广泛性

一种社会因素可导致全身多个器官及系统发生功能变化。虽然有些社会因素致病或健康促进效应有较为明显的靶器官或靶系统，但不像生物因素那样有明显的特异性。原因在于许多社会因素造成的影响具有很大的重叠性。现实生活中，人们接触社会因素的多元性，使每种社会因素的作用难以显示其特异性。其次，由于遗传及后天发展的差异，使每个人对同类型、同强度刺激的耐受性不同，从而使社会因素的致病作用及健康效应的特异性不明显。还需指出的是，社会因素作为刺激源很少是一次作用的，一般是通过缓慢逐步积累发生作用的。这就使本来缺乏特异性的刺激作用更无特异性。

（二）持久性与积累性

社会因素广泛存在于人们的现实生活中，对人类产生的作用是持久性的。同时，社会因素是以一定的时间顺序作用于人体的，可形成反应的累加、功能损害的累加和健康效应的累加作用。

（三）交互作用

社会因素对人类健康的作用通常是以交互作用的方式产生效应的，主要是由于其因果关系的多元性所决定的。教育、经济、生育、营养可以分别直接影响人群健康，也可以互为其它社会因素的中介，或以其它社会因素为中介作用于健康。

三、社会因素影响健康的生理学机制

社会因素影响健康主要是通过心理感受这个中心环节发生作用的。社会因素作用于健康的机制是社会因素被人的感觉系统纳入，经过中枢神经系统的调节和控制，形成心理折射，产生心理反应及行为，即社会心理因素致病模式（图 3－2）。

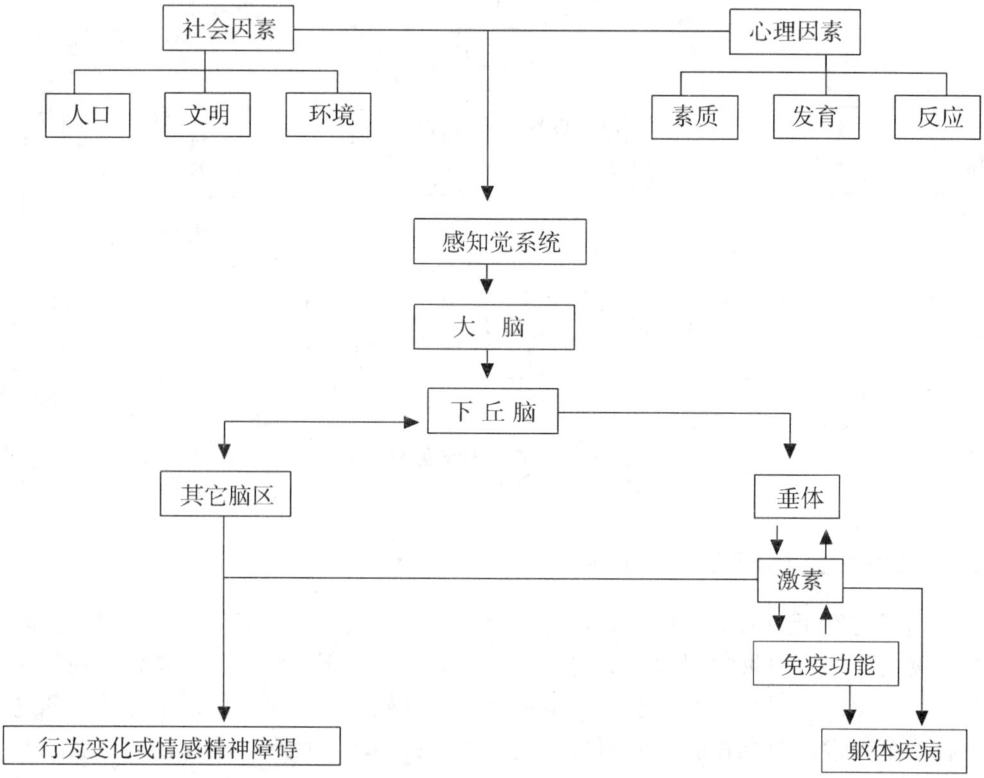

图 3－2　社会－心理因素致病模式

注：引自龚幼龙主编.《社会医学》. 北京：人民卫生出版社，2000.52

（一）感知觉系统是社会因素作用的门户

外界的一切刺激，包括社会因素必须通过人的感知觉系统，即眼、鼻、舌、触、运动等感觉器官及相应的神经系统的接受和知觉而发生作用。由于感知觉系统对社会因素的屏障作用不如生物、物理、化学等因素明显，其重要性容易被忽视。实际上，利用感知觉系统的功能特点，缓冲社会因素的有害刺激，利用有益于健康的刺激，具有重要的意义。

（二）神经－内分泌－免疫调节网络是社会因素的中介

神经－内分泌－免疫系统调节网络是社会因素作用于人体引起躯体机能的变化的中介，

即人体感受刺激和心理反应形成后，神经系统、内分泌系统、免疫系统产生反应，形成调节网络，产生“中介物质”或引起“中介物质”的变化，如生物电、神经递质和激素的变化等，最终引起躯体机能的变化。分析社会因素的中介机制，有以下三种形式：

1. 神经系统与中介机制　社会心理因素的刺激作用于大脑，使大脑所支配的自主神经系统持续、剧烈的功能改变，可引起相应脏器产生不可逆的器质性变化。当人体出现社会心理应激时，交感神经兴奋可导致血压升高、心率增快、血管收缩、胃肠蠕动减少、情绪改变等。社会心理刺激还能引起中枢神经递质的变化，通过内分泌系统和免疫系统引起人体功能的改变。可见，心理活动既受中枢神经系统控制，又能影响中枢神经系统的功能。

2. 内分泌系统与中介机制　社会心理刺激可以通过内分泌系统的中介作用，引起躯体机能的变化。其中以垂体－肾上腺系统最为重要。垂体－肾上腺系统通过调整多种激素的分泌，对人的情绪、新陈代谢和心血管系统、消化系统、免疫系统等的机能产生重大影响。过于强烈刺激作用影响的长期积累，可能导致机体发生永久性的功能和器质性损害。

3. 免疫系统与中介机制　免疫学研究已经证实，紧张的心理刺激和不良的情绪反应可通过下丘脑及由它控制分泌的激素影响机体的免疫机能，包括引起胸腺退化、影响T细胞的生长成熟和功能、降低巨噬细胞的活动能力、干扰白细胞的活动等。这不仅增加了机体对传染病的易感性，而且有促使癌症发生的作用。

（三）中枢神经系统是社会因素作用的控制器

社会因素从被人感知直到产生效应的整个过程都受脑的控制。由于脑的调节和控制作用，使同样的社会因素对不同的人可能产生不同的健康效应。脑的控制作用主要是通过调节内分泌功能来体现的。

四、社会因素影响健康的社会机制

全球学者们对社会因素与健康之间的关系进行了深入研究，发展出一系列理论，试图解释社会因素如何导致了健康不公平。道林和怀特海德（Dahlgren and Whitehead）的影响层次理论（layered influence）认为（图3－3），人的健康固然毫无疑问地受到年龄、性别和遗传因素的影响，但健康更会受到来自包括个人生活方式、社会网络与同伴关系、一系列生活和环境因素以及总体社会经济与文化发展的影响。该理论的贡献在于明确指出，影响人类健康的因素具有多层次性，而处于最外面一层的社会因素所起的作用是除了生理因素之外最根本的因素，而其表现却是最潜在的。

迪德里奇森（Diderrichsen）的社会分层与疾病产生理论（social stratification and disease production）认为，是社会分层最终决定了人们的健康机会。如图3－4所示，Ⅰ代表着社会的一种“分配权力、财富和风险”的“核心动力”，这种动力造成了人们处于不同的社会地位；Ⅱ代表着人们有着不同的疾病易感性，Ⅲ代表不同社会地位的人，健康结果不同，Ⅳ则代表疾病的“社会后果”，即疾病给个人或家庭造成的社会经济状况。这个理论强调了社会政策在控制社会分层对弱势群体负面影响方面的重要性。

麦肯巴赫（Mackenbach）的选择与原因理论（selection and causation）认为，健康不公平产生于两个过程：选择过程和归因过程。图3－5中数字“1”所代表的是选择过程，即成年期健康状况会影响成年人的社会经济地位，而儿童期的健康状况则不仅影响成年期的社会经济地位，还会影响成年期的健康状况。数字“2”所代表的是归因过程，在人们的社会经济地位和健康之间存在着三种中介因素，它们是生活方式因素、结构因素和社会心理应激相关因素。

布伦纳、马穆特和威尔金森（Brunner，Marmot and Wilkinson）的生活周期多重影响理论（multiple influences across the life－course）清楚地解释了在人们的生活周期中，对社会危险因素暴露的不一样，如环境、社会心理和行为的不同，是如何逐渐导致了健康不公平的（图3－6）。

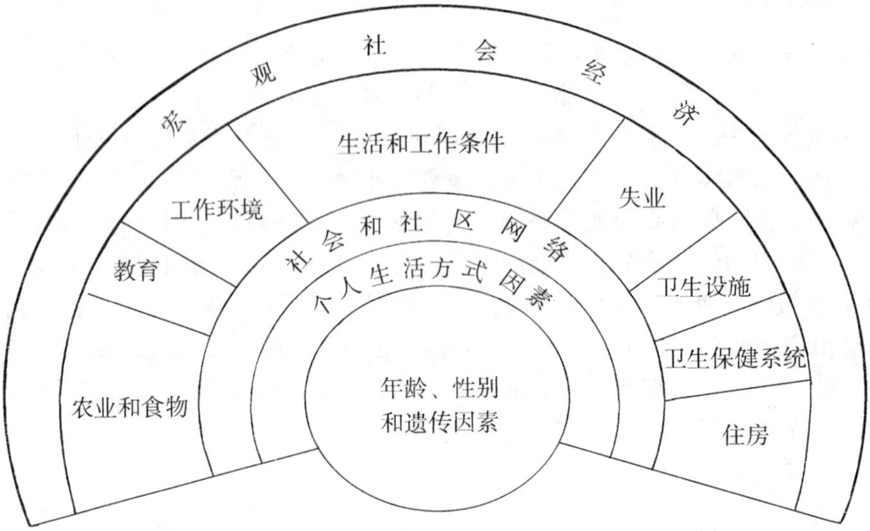

图3－3　道林和怀特海德（Dahlgren and Whitehead）的影响层次理论

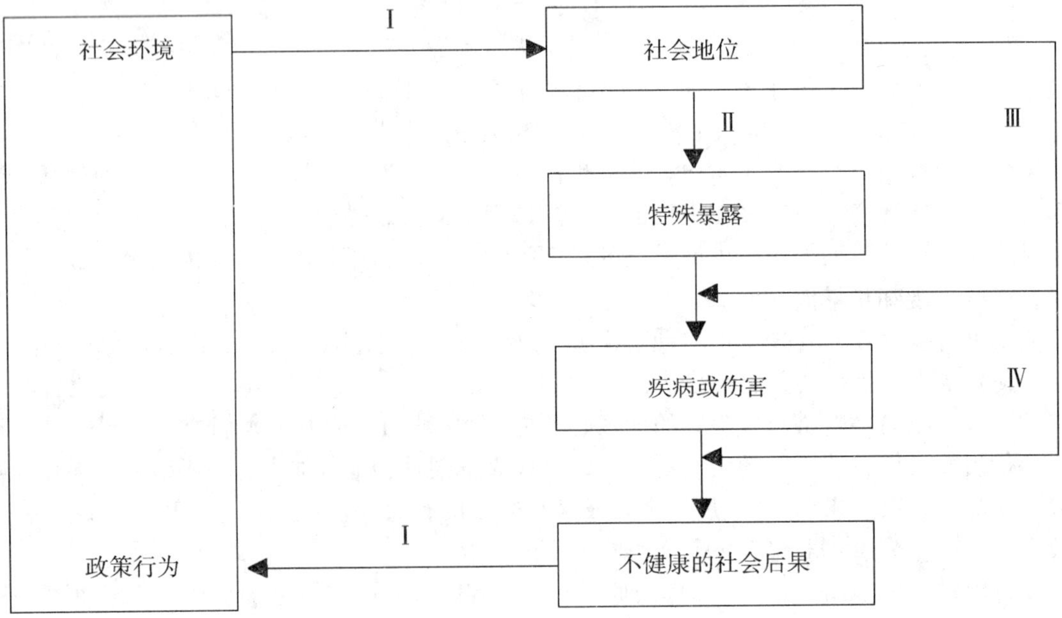

图3－4　迪德里奇森（Diderrichsen）的社会分层与疾病产生理论

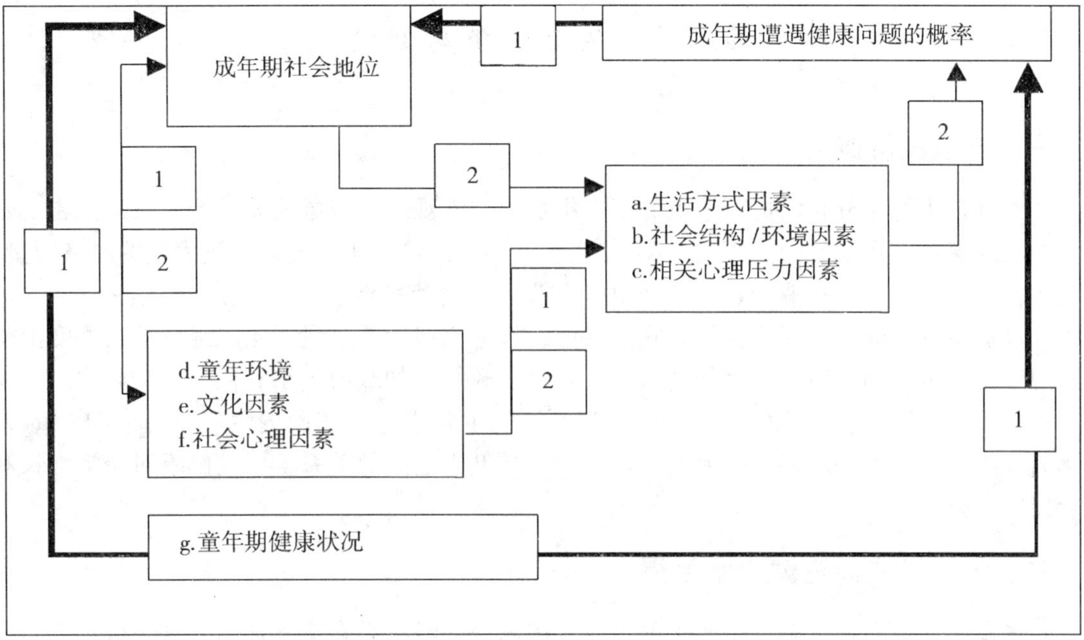

图 3-5　麦肯巴赫（Mackenbach）的选择与原因理论

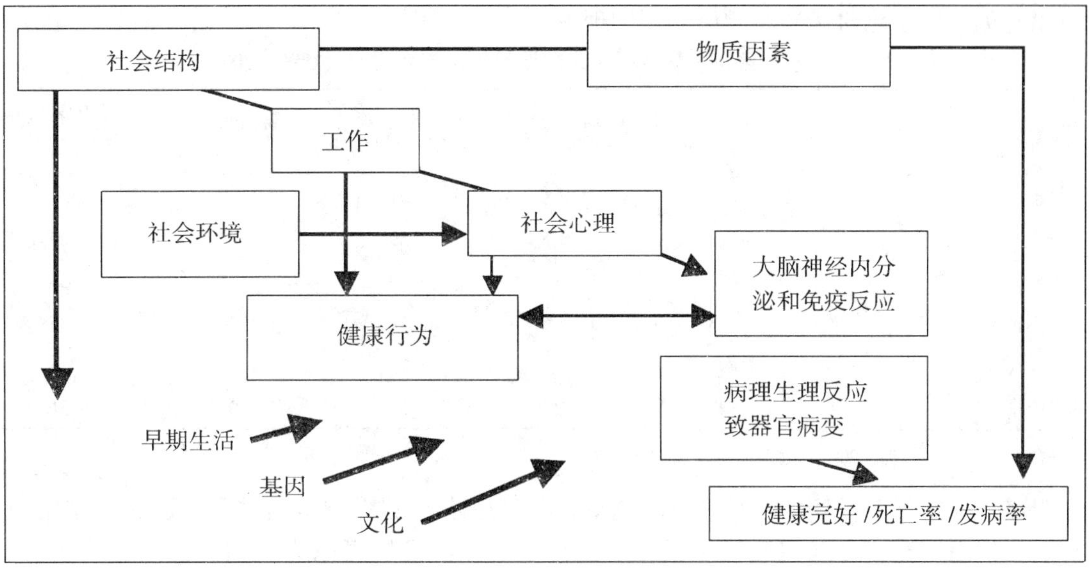

图 3-6　布伦纳、马穆特和威尔金森（Brunner，Marmot and Wilkinson）的生活周期多重影响理论（multiple influences across the life-course）

第二节 宏观经济与健康

一、宏观经济概述

在本章开头的部分我们提到了世界卫生组织的“宏观经济与健康委员会”及其报告“宏观经济与健康：经济发展的健康投资”。宏观经济，在经济学中指的是“较大”的经济力量，如总体就业状况、生产和消费、进口和出口、收入和通货膨胀。在国内，指的是国民收入、投资和消费总量、就业和国民预算，在国际上，指进出口贸易总量。宏观经济很大程度上受到宏观经济政策，如货币政策（如利息率）和财政政策（如政府支出和税收）的影响。

社会医学对宏观经济的分析，采用宏观经济的主要指标，如国内生产总值（GDP）、人均国内生产总值和人均收入，研究宏观经济增长与健康之间的关系，以及健康对经济增长和社会发展的影响。

二、经济发展促进健康水平提高

经济发展一定能够带来健康水平的提高，国内外已经有很多例子证明了这一点。下面仅举一个例子说明。

表 3－1 说明了在不同经济发展水平的国家，健康状况有着明显的不同，随着人均收入的增加，出生期望寿命提高，儿童死亡率下降。这个结果无法告诉我们因果关系，但说明了经济发展与健康之间所存在的关系是确定的，并非偶然发生。该研究采用死亡率来衡量健康，方法虽然比较传统，但它比较可靠。原因是一方面资料容易获得而且真实性好，另一方面可以避免不同文化对病痛和健康的不同理解。

表 3－1　不同经济发展水平国家的期望寿命与死亡率（1995～2000）

发展水平	人口（1999 年，百万）	年均收入（美元）	出生期望寿命（岁）	婴儿死亡率（‰）	5 岁以下儿童死亡率（‰）
最不发达	643	296	51	100	159
较不发达	1，777	538	59	80	120
中低收入	2，094	1，200	70	35	39
中高收入	573	4，900	71	26	35
高收入	891	25，730	78	6	6
撒哈拉以南非洲	642	500	51	92	151

来源：人类发展报告，2001，世界银行发展指标，2001

经济发展是保障健康的物质基础，它对人群健康水平的影响是通过多渠道综合作用的。首先，经济发展是提高居民物质生活水平的前提。经济发展可以为人们提供充足的食物营养、良好的生活与劳动条件，从而有利于居民健康水平的提高。其次，经济发展有利于增加卫生投资，促进医疗卫生事业发展，卫生事业发展可影响居民健康状况。各国研究资料表明，卫生经费占国民生产总值的比例和人均卫生经费都与居民健康相关（图 3－7）。再其次，经济发展通过对教育的影响间接影响人群健康，文化水平的提高将影响人群接受卫生保健知识的能力，从而影响人群的健康。

经济水平低下带来的各种影响生活质量的不良因素对健康水平起到综合的作用。社会经济水平低下影响人们的收入和开支、营养状况、居住条件、接受科学知识和受教育的机会，以及风俗习惯、宗教信仰、职业和婚姻状况等，形成特定的社会不良环境，在此条件下，人们的机体、器官功能状态及社会行为方面容易失去平衡，继而引起疾病的发生。医疗条件取决于社会经济水平，在发生了各种疾病后，若没有良好的医疗条件，不能及时对临床症状和亚临床症状实施有效的治疗，则可能贻误达到最佳疗效的时机，造成无法逆转的疾患。在疾病发生后，若社会康复功能健全，能及时给予康复治疗，就可以减少残疾的发生。

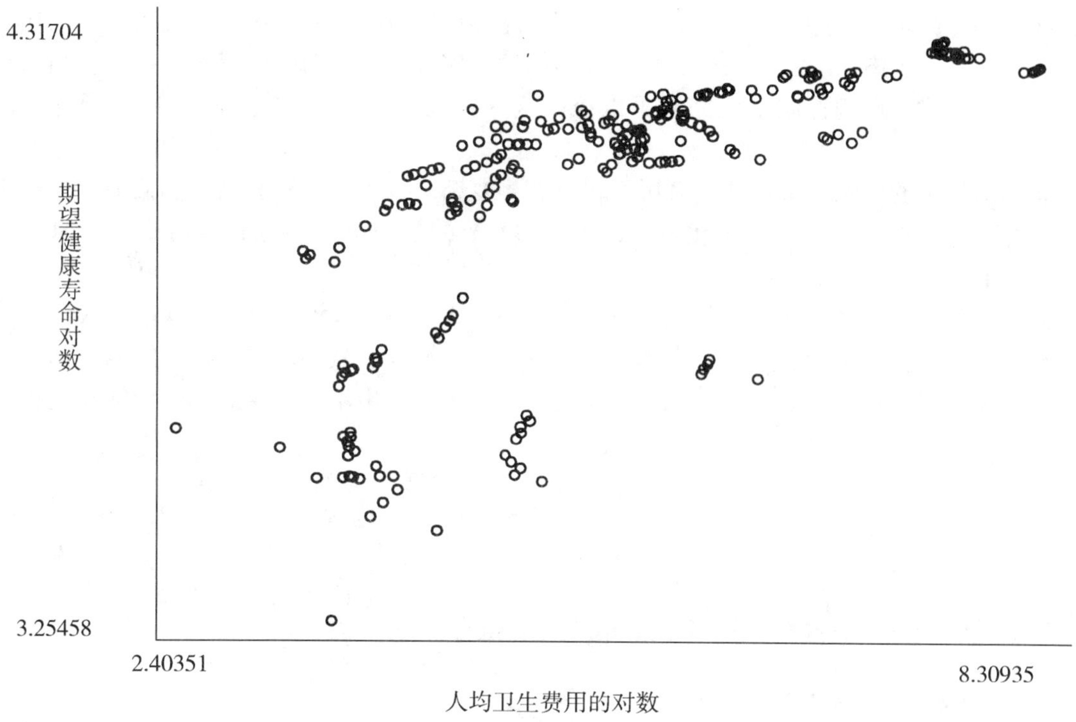

图 3-7　世界卫生组织成员国人均卫生费用与健康期望寿命的关系图

三、健康对经济发展的影响

一项研究记录了几十个发展中国家自 1964 年至 1994 年的人均收入增长，并按照 1965 年的婴儿死亡率分组分析。结果清楚地表明，在同一收入水平的国家之间，人均收入增长快慢与 1965 年婴儿死亡率高低相关。当时的婴儿死亡率越高，人均收入增长越慢。

以上例子说明健康对经济发展有着重要影响。

社会经济的发展，实质是社会生产力的提高。具有一定体力、智力、劳动技能的人是生产力诸要素中最重要的因素。人群健康水平的提高必将对社会经济发展起到推动作用，主要表现在人群健康水平提高，人口平均寿命延长，人群从事劳动年限增加，从而创造更多的社会财富，促进社会经济的发展。新中国成立以来，我国人群的平均期望寿命从 35 岁增加到现在的 70 岁以上，以 60 岁退休计算，平均每个劳动力可以延长工作 25 年。同时人群健康水平提高可以减少病伤，增加出勤，节约卫生资源。因此，发达的国民经济是提高健康水平的保证，只有提高经济水平，才有物质基础进行疾病的预防和控制。

增加寿命，还促进了消费，促进了社会的总需求，从而通过促进社会的总供给而提高生产量，提高社会的总收入。此外，由于劳动和获得报酬的年限增加，人们开始更多地投入教育、储蓄和其他理财途径，促使社会总资本增加。因此，较健康的社会，平均期望寿命长，一生期望的收入多。如美国人平均期望寿命为 78 岁，按照每年人均收入 3 万美元计算，一生期望收入可达 360 万美元；而博茨瓦纳人均期望寿命只有 59 岁，按每年收入 6320 美元计算，则一生期望收入仅为 38.5 万美元。相比较而言，两国年人均收入的差距是 5 倍，而终生收入的差距却达到了 10 倍。

在发展中国家和一些贫穷的国家，绝大部分超额疾病负担是由少数有着明确病因的疾病引起的，如儿童传染病、营养缺乏、疟疾、结核病、HIV/AIDS、围产期疾病。这些疾病通常都可以治愈，现代疾病控制手段完全可以控制这些疾病。只要有所投资，这些问题都能消除。

患病对经济的影响是致命的，其影响机制相当复杂。以下提出一些结论和假说，这些机制多相互作用。首先，由于早死和残疾，人群 DALY 的损失就直接导致经济损失，研究表明，每个 DALY 对应于 3 倍的人均 GNP。其次，如果儿童死亡率高，父母就倾向于多生孩子，而儿童数量的增多则会直接降低对每个儿童的健康和教育投资。第三，疾病的大流行会导致社会紧张，投资减少，严重时出现政治不稳定，经济发展就会严重下滑。第四，病痛会降低心理健康和幸福感。第五，疾病造成家庭收入减少，支出增加，家庭陷入因病致贫的困境。

第三节　社会经济地位与健康

一、社会经济地位（Social-economic Status，SES）概述

（一）社会分层（social classification）的概念

一个人往往能够感觉到自己属于某一个特定的群体，这个群体有着自己的消费和生活方式。如有能力购买北京郊外上百万美元一套别墅的人，往往出入五星级酒店和高尔夫球场，开奔驰、宝马，到国贸的名牌专卖店购买服饰。而购买经济适用房者，开中低档汽车或乘公交车，到秀水街购买流行服饰。所以看一个人吃什么、穿什么、玩什么、住什么，往往就可以判断这个人在社会中所处的层次。《中国式离婚》中形象地说：“当我们吃生猛海鲜的时候，人家又在吃糠咽菜了。我们永远也赶不上”。这就是一种层次感。但我们往往只能在与他人比较的时候，隐约地感觉到，因为社会并没有给每个人贴上属于哪个层次的明确的标签。但是在一些生命攸关的时刻，社会分层却表现得那么清楚。

1921 年的一个夜晚，带着充满对新大陆希望的 Titanic 号从英国首航美国，在北冰洋不幸触冰山沉船。悲痛之余，英国报纸安慰大家说，在救助过程中，大部分妇女和儿童生还了。该船上总共 515 名女乘客中，有 415 名妇女得救，80.6%的女性生还。充分显示了一个“绅士国度”的绅士风度。然而，后来的人又对这些获救妇女做了进一步的分析，发现了一个现象，即头等舱、二等舱和三等舱的女性生还率是完全不同的，存在着非常明显的等级梯度。他们发现：

头等舱：143 名女乘客中只有 4 人死亡，死亡比例 2.8%，97.2%生还；

二等舱：93 名女乘客中有 15 人死亡，死亡比例 16.1%，83.9%生还；

三等舱：179 名女乘客中有 81 人死亡，死亡比例 45.3%，54.7%生还。

这一发现震惊了英国和整个欧洲社会，也引发了关于社会分层的深入研究。

（二）社会分层的定义和存在的理由

波普诺的社会学教科书给出了社会分层的定义：通过有价值物（稀缺物品：需求大于供给）获得方式来决定人们在社会位置中的群体等级或类属的持久方式。

不管人们喜欢不喜欢，社会分层都是客观存在的。社会学家称这种现象为“社会事实”。对于其存在的理由，社会学家分析认为，主要是因为社会分层会促进社会的流动（social mobility），包括向上（upward mobility）和向下（downward mobility）社会流动，是社会自身的动力机制。能够起到促进和激励作用的社会分层具有社会效益，是开放社会的特征。如二战后，美国人生活水平普遍提高，很多人通过努力学习和工作，逐渐拥有一份稳定的工作、自己的住房和自己的生活方式，成为了目前社会的中坚力量——中产阶级。在很多发达国家，中产阶级已经成为社会中人数比例最大的群体。

开放社会，即一种让每个人都有平等的机会向上发展的社会。每个人都能够通过努力看到自己光明的未来，如考进好大学意味着找到好工作，有好的收入和不断晋升的机会。但开放社会的另外一个特征是，没有谁能够永远地处于上层或者下层。今天是身价百万的老板，明天可能就因经营不善落得不名一文；曾经因一篇论文名噪天下的教授，可能因其后一无所成被人遗忘。

（三）社会层次的划分

封闭社会以身份分层，如西方资产阶级大革命之前，把人分成贵族和平民；中国封建社会里，皇族是至高无上的，而士大夫阶层为皇族服务，至于平民，则处于社会最底层。封闭社会的特征是没有社会流动，虽然平民可以通过科举考试当上士大夫，但永远也成不了皇族，就像西方的平民永远当不上贵族。

开放社会则主要以经济分层，德国著名哲学家、经济学家卡尔·马克思认为，个人在阶级结构中的位置取决于其支配社会产品和服务的程度，也就是看一个人生产或者拥有什么。而另外一名社会学家、经济学家马克斯·韦伯则认为，每个人都有一个所属的阶级和所处的地位，个人的社会阶级（social class）取决于金钱和资产，是社会的客观维度，在这一点上他的看法和马克思一样；而社会地位（social status）则取决于别人对其尊重程度，是主观维度，在这一点上，他发展了马克思的观点。因此，韦伯提出了地位群体（status group）的概念，指出，地位群体是那些享有相似物质环境、名誉、教育、政治影响的一批人，同一个地位群体当中的成员享有相似的生活方式。简单来讲，韦伯认为，人的地位取决于他消费什么。

对于社会经济地位划分一直存在争论。除了马克思和韦伯外，还有一些曾经占有主导地位的划分方法。有一种把地位群体分为三种：根据拥有财产的多少划分，可以发现社会中的经济精英，如我国房地产业大亨、互联网大腕；通过拥有权力大小划分，可以确定社会中的政治精英，如是否高级领导干部；靠社会口碑或者声望，可以评估出技术精英，如科学院院士、诺贝尔奖获得者。

2000 年后，在全球范围内逐渐形成了一种划分经济地位的共识，认为虽然财产多少、权力大小、声望高低都很重要，但是这些划分方式在不同社会之间不可比。所以经过多年跨文化的研究，发达国家的学者们开发了一种综合的方法，即根据个人收入、受教育程度和职业来划分每个人的社会经济地位。这个方法比较适用于发达国家。我国也尝试过使用这个综合指标来划分社会经济地位（表3－2）。

表3－3　中国社会分层结构

划分标准	项目及评分	
教育	研究生　7	初中　3
	本科　6	小学　2
	专科　5	识字很少或不识字　1
	高中　4	
家庭成员平均月收入（元）	4001及以上　7	601～1000　3
	3001～4000　6	201～600　2
	2001～3000　5	200及以下　1
	1001～2000　4	
职业	高层管理/技术人员　7	技术工人　3
	中层管理/技术人员　6	体力劳动工人　2
	一般管理/技术人员　5	临时工/民工/无业　1
	办公室一般工作人员　4	

注：引自李强等，《社会蓝皮书》2002

收入是一个反映消费条件、营养、住房和医疗保健的综合指标，在发展中国家，收入是社会经济地位的重要决定因素。而职业反映着一个个体的社会责任感、体力活动状况和工作相关风险，受教育程度则是一种潜在的能力测量，即每个个体具有多少获取积极的社会、心理和经济资源的能力。

二、社会经济地位与健康的关系

（一）社会经济地位与健康的相互作用

"因病致贫"和"因贫致病"是二者相互作用的重要机制。图3－8表示因病致贫的可能路径。疾病的发生，首先影响到儿童的生长发育，如营养不良、生长迟缓；对于成年人，则造成健康损害，如肺结核病导致青年人虚弱；疾病还是造成家庭不稳定的因素之一。人群患病率的上升，使得某一社区疾病负担增加，机会成本丧失。因此，全社区的劳动能力下降，最终使得该社区的竞争力下降，不可避免地带来经济活力的下降，最终造成贫困。

学者们对因贫致病也提出了一些假说。可能途径是：第一，由于经济原因，患者不去就诊。如我国第三次卫生服务调查表明，由于经济困难未就诊的比例高达38%；第二，贫困者处于相对剥夺状态，如缺乏与卫生服务提供者的沟通能力；第三，贫困者缺少健康的行为，如他们往往吸烟、过量饮酒，不注重饮食健康和营养。

（二）贫困的概念

全球关于贫困的研究，由于反贫困（pro-poor）运动而有着非常丰富的资料。一般我们认为的贫困（poverty）指的是贫穷，即经济资源的匮乏，包括收入和财富绝对量的不足。目前世界银行对贫困的定义是每人每天收入不足1美元。按照这个标准计算，1999年全球贫困人口为11.6亿，我国目前有贫困人口1.62亿人。

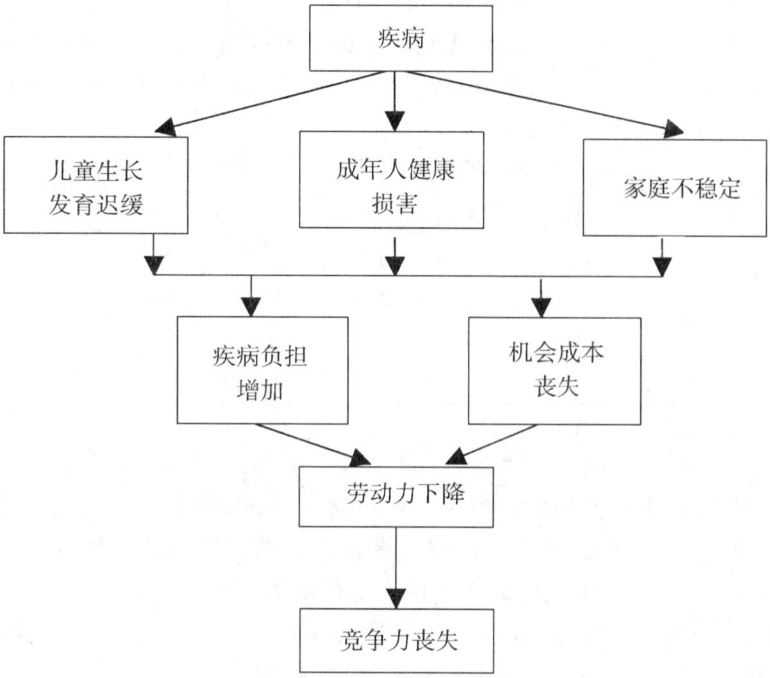

图 3-8　因病致贫路径示意图

贫困人口主要分布在发展中国家，尤其是撒哈拉以南非洲。发达国家试图通过比较健全的社会保障体系，最大限度地降低贫困对人们所造成的影响。然而很多发达国家的研究表明，那些生活在社会下层的人们，健康结果仍然是最低下的。所以，发达国家用相对剥夺（relative deprivation）来形容虽然吃得饱、穿得暖，但是经济状况相对比较差的人群。这个概念强调生存状况。

相对剥夺，指的是获取生活基本要素受到限制。基本生活要素指充足的住房、良好的营养和参与社会生活的机会。例如英美有很多“穷人”靠领取政府的救济过活，一些人住房拥挤、年久失修，一些人常年食用廉价的罐头食品，一些人由于受教育程度低，没有固定的工作，也很难和社会主流的中产阶级一样参与社区自治和选举，他们甚至听不懂、也无法关心电视中人们所讨论的国内外重大话题，对他们身边发生的事情，如学生午餐费用涨价，他们往往也只是被动地接受，而不知道如何表达自己的意见，或者表达的方式难以被决策者接受。

另外一个相似的概念是社会排挤（social exclusion）。比之相对剥夺，这个概念除了强调相对经济贫困外，更多地强调人们被推向社会生活边缘的过程。这个概念隐含着一个个体在其一生中如何逐渐被“边缘化”，也就是被逐渐排挤出社会生活各个层面的过程。这个概念的内涵更加广泛，不仅包括了失业、低收入，还包括了住房条件、受教育程度和机会、健康、歧视、公民权及社会整合（European Social Policy White Paper（1994））。

（三）社会经济地位对健康的影响研究

英国伦敦大学学院流行病学系 M. Marmot 教授于 1969 年开始主持了一项队列研究，因其研究对象是位于英国白厅街（St. Whitehall）的各大部委公务员，故得名“白厅研究”。这项研究最初的想法是，对全体公务员追踪十年，通过定期体检随访其健康状况，测定各种疾病的死亡风险。1969年至1979年的研究为白厅研究第一阶段。除了找出危害公务员健康的一些主要死因外，该研究还提出了一项惊人结论，即在不同级别公务员队伍中，存在着一个与公务员级别成梯度的死亡率分布。也就是说，不论是总死亡率还是疾病别死亡率，都存在着级别越高、死亡率越低的趋势（表3-3）。

表3-3　1969~1979年英国政府公务员死亡率（/千）

死因	高级行政官员	专业/主管人员	普通职员	办事员
全死因	4.73	8.00	11.67	15.64
心脏病	2.16	3.58	4.90	6.59
自杀	0.11	0.14	0.15	0.25
肺癌	0.35	0.73	1.47	2.33

注：引自W.Cockerham，《医学社会学》，华夏出版社，2000

该研究结果一石激起千层浪，立刻在英国和欧洲引发了争论。原因是，如果Marmot的研究结果成立，那就意味着福利学派的观点有问题。福利学派假定，通过保障国民最基本的福利（如养老、失业、医疗），可以使得穷人享有和富人一样的社会平等，从而实现同样的健康结果。英国从1946年英国政府颁布《国民卫生服务法》，正式建立了全民免费医疗制度（NHS，National Health Service），没有人会为医疗费用发愁。难道克服了"看病难、看病贵"两大问题的英国，也会有一些人比另外一些人更加不健康吗？

英国还有一些学者也同时关注着国家卫生服务。著名的《布莱克报告》几乎同时出版，用大量统计资料证明，不同收入、不同文化程度、不同职业的人群死亡率存在着梯度。地位越高，死亡率越低。该报告出版后十年，由Margaret Whitehead撰写的《健康差距》进一步证实，在这十年间，不同社会阶层的健康差距进一步加大了。

英国研究人员并不孤独。美国哈佛大学公共卫生学院教授，《社会流行病学》教科书作者川崎一郎（Ichiro Kawachi）把美国人口分成三个收入组，研究1979年至1989年的心脏病死亡率在不同收入组间的差异。他发现随着人均收入的增加，不论男女，心脏病死亡率都下降。不论在哪个收入组，黑人死亡率总高于白人，但是随着收入增加，其差距变小（表3-4）。

表3-4　美国年龄调整心脏病死亡率（/10万），1979~1989（NCHS，1998）

1980年人均收入（美元）	男性			女性		
	白人	黑人	黑人/白人	白人	黑人	黑人/白人
<$10，000	324.1	390.8	1.21	112.2	184.7	1.65
10，000~14，999	255.4	292.8	1.15	71.3	119.2	1.67
>15，000	136.9	142.2	1.04	43.7	64.8	1.48

来源：L.Berkman and I.Kawachi.Social Epidemiology.Oxford University Press，2000

（四）结论

英国萨塞克斯大学教授Richard W.Wilkinson在其著作《健康的社会决定因素》一书中指出：在发达国家中，决定健康的关键因素是收入不平等而不是平均收入水平。

加州大学伯克莱学院的Leonard Syme教授则一针见血地指出：到目前为止，社会经济地位问题一直是最重要的健康危险因素。

前美国卫生与人类服务部秘书长Theodore Cooper则指出："我们这个领域最重大而发人深省的事实是，现代卫生保健对人群健康的作用可能还不如经济地位、教育、住房、营养和环境卫生重要。然而，我们多年来形成了一种看法，即丰富可及的、高质量的卫生服务能解决个人和社会的所有健康问题。这只是一种幻想和讽刺”。

那么，既如Syme所说，社会经济地位一直很重要，为什么直到现在我们才开始关注这个问题？可以给出的解释是，卫生领域的专家可能无法确定哪些是决定健康的最关键因素，或者尽管他们知道，但是他们对超出他们自己解决能力的这些因素无能为力。于是，他们转向自己所熟悉的领域，即解决卫生保健的问题，并劝告人们改变他们的行为。

第四节　文化与健康

一、文化概述

文化（culture）是一个社会或其亚群成员所特有的物质和精神文明的总和，即特定人群适应社会环境与物质环境的模式传统。它是人类群体或社会的共享成果，包括价值观、语言、知识，还包括物质现象，是一种代代相传的人们整体的生活方式。

文化是一个复合体，包括知识、信念、艺术、习俗、道德、法律和规范等。一些方面显而易见，如教育、生活方式、家庭结构和社会交往；另外一些方面比较潜在，如形成一个群体所具有的价值观、规范和习俗。具体来讲，文化包括四个方面：

符号文化（symbol），是一群人认可的任何能够有意义表达其自身之外事物的东西，如语言；价值（value），是一个社会中人们所共同持有的关于如何区分对错、好坏的观念。是决定社会目标和理想的普遍和抽象的观念；规范（norm）是人们在特定环境下被要求如何行动、如何思考、如何体验的社会期望；而物质文化指的是一个社会普遍存在的物质形态，如机器、工具、书籍、衣服等。

规范是社会学当中一个非常重要的概念。规范的产生与社会结构有关。当人们在一起相处一段时间之后就会自然地产生社会结构（social structure），如等级结构、权威结构、信息传递途径等。如新建楼盘的业主在入住之初只是一个人群集合，互相之间不认识，也不发生任何互动。但是过了一段时间，形成业主委员会之后，就形成了社会群体，人们之间彼此关联，由此出现了社会结构。这就是社会群体（social group）和人群集合（population）之间的区别。规范表现的形式多种多样，有的是习俗，如结婚要举行婚礼，要尊重老人，上课不能交头接耳；有的是禁忌，如不能挖祖坟；有的是宗教教习，如礼拜和祈祷的规定；有的是法律、法规、规定，是社会通过一些罚则规定下来的规范，大到如贪污数额巨大要判处极刑，小到如一些公司上班打卡计时，迟到扣奖金。

一个社会必然有其结构，而人们从出生开始就学习并适应这种社会结构，这个过程被称为社会化过程（socialization），规范就是在这个过程中产生的。如学生上课要坐着，发言要举手。学会了社会规范，就能够较好地适应社会；社会也会把一个自觉运用社会规范的人看作“正常人”。反之，如果一个人不按规范行事，就得承担一些后果。按照违反的后果可以分为三种规范：社会习俗（folkways）或习惯（custom），违反后一般遭到社会谴责，但对个人没有严重后果，如不赡养老人；民德（mores）和禁忌（taboo），违反后难以再回到自己的社会中，如破坏教规和族规；法律（law）和法规（regulation），违反后出现严重后果，如被解雇、被判刑等。

一个成年人时时事事都被种种规范所制约，如上班要努力工作，与同事要和睦相处；回家要充当好父母，教育子女健康成长；出外游玩不能乱扔果皮纸屑；借了银行贷款要及时归还。规范，使得一个社会的运行保持安定和平稳。

我们是否感到自己为规范所累？大多数的时候我们的回答：不是。这是因为内化（internalization）作用已经在我们成长的过程中，通过学习的过程，把这些规范变成了我们自觉的行动，成了种种“下意识”。上课铃声一响，学生全都在座位上坐好；坐着工作的职员，领导一来马上站起来说话，这些行动已经不再需要意识支配。

二、文化对健康的影响

图 3－9 表示了文化诸成分影响健康的机制。文化作为信仰成分，影响到人们的行为，包括生活方式、自我保健和求医行为，最终影响健康结果。下面分别论述这三种行为。

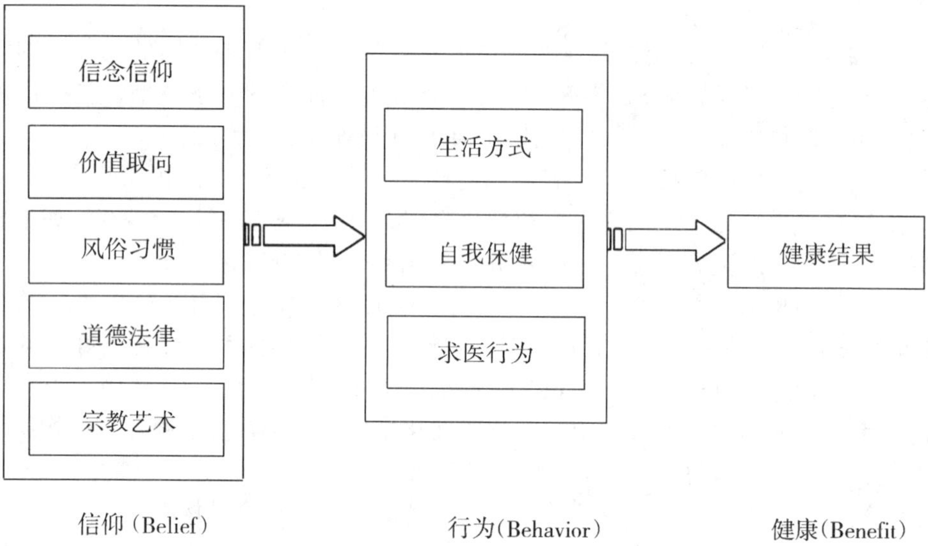

图 3－9　文化影响健康的 3B 模式

（一）生活方式

有关生活方式的理论，韦伯的论述较多为当代研究者所引用。他认为生活方式事实上是一个结果，一个人采取什么样的生活方式，受到两个因素的影响和制约：第一，个人采取某种生活方式的意愿；第二，个人获得特定生活方式的可能性，即生活机会（life chance）。生活机会受到诸如资金、地位、权力、社会关系等各种社会环境因素的影响。举例来说，当一个经常需要坐着工作、不断加班的 IT 产业职员打算每周坚持规律体育锻炼的时候，他就面临着处理时间的权力的制约；当一个疲于应酬的公司经理打算戒酒的时候，就面临着失去地位、职位和商业伙伴的风险。

韦伯认为，个人的生活方式反映了他使用或消费商品和服务的数量和种类，如前一节所述，因为地位群体之间的差别取决于人与消费资料（means of consumption）之间的关系而不是人与生产资料（means of production）之间的关系。也就是说，是特定的生活方式区分了不同的地位群体。

健康生活方式（healthy lifestyle）是指生活机会当中可以选择的集体性健康相关行为。这个概念包括着三层含义，第一层是韦伯对生活意愿的界定，第二层是对生活机会的界定，第三层是个体选择的局限性。

西方普遍认为，健康的生活方式产生于中产阶级，这是他们的生活意愿。1983 年在美国 Alameda 县所进行的研究指出，健康生活方式包括下面这七个方面：夜间睡眠 7～8 小时、每天吃早饭、少吃速冻食品和罐头食品、控制体重、锻炼身体、限制饮酒、不吸烟。中产阶级愿意选择这些行为，他们普遍认为健康是活力和享受，是人生的目的。但是较低社会阶层则认为健康是手段，如实现工作目的。

同时这些行为是中产阶级容易地负担得起、在这个阶层中普遍认可的，即存在于他们的生活机会当中，他们不需要动用额外的资源和社会关系就可以做到。而选择少吃速冻和罐头食品，改食用新鲜食物，在新鲜蔬菜水果普遍短缺的欧洲国家，对社会经济地位较低的阶层来说就是一种奢侈。

健康生活方式强调了个体选择的局限性，指出它是一种集体性的健康相关行为。例如大家都知道分餐制很卫生，但就是无法推广，很重要的原因就是只有少数人倡导，而大多数人由于习俗、习惯或者怕麻烦的心理而不接受。日本公司员工的过劳死作为一种罕见死因引人关注，原因在于这些员工被迫采取一种不健康的行为，即被迫持续进行单调的心理上不愉快的工作，如长时间加班，为表示对公司的忠诚，在工作时间以外与商业伙伴在一起，对休假感到负疚。于是这种行为打乱了正常工作和生活节律，导致体内疲劳和过劳慢性症状的蓄积，伴随原有高血压和动脉硬化，引发心血管疾患发作而死亡。

健康生活方式的存在有其文化动机。例如一些宗教认为完美的身心状态可以促使宗教目标的实现，像新教认为基督再世，众生得到拯救。还有一些社会认为健康体现了国家精神、团队精神，无论是在竞技场还是生意场。另有一些民族强调独立、个性解放和不依赖医生意识，如美国人广泛流传的“一天一个苹果，医生远离我”。

虽然健康生活方式来自于西方中产阶层，它和新教伦理一样，具有超越阶层渗透的能力，不再局限于哪个地位群体。2001 年，在一系列研究基础上，世界卫生组织提出了一个理想化的健康生活方式概念（表 3－5）。

表 3－5　健康（WHO，2001）

精力充沛，能从容不迫地应付工作和日常生活事件
处事乐观，态度积极，勇于承担责任
睡眠良好，休息充分
应变能力强，能良好地适应各种环境变化
体重适当，体形匀称，动作协调
对感冒和传染性疾病有一定抵抗力
视力良好，反应敏捷
牙齿与牙龈无缺损或病变
头发光泽无头屑
皮肤和肌肉有一定弹性，行走轻便

（二）自我保健

自我保健，指的是自发的自我健康或疾病管理。是外行人对自己健康问题的预防、发现和治疗。

2005年夏天在北京进行的一项随机抽样居民入户调查发现，只有30%的居民每年进行健康体检。2005年6月21日的《北京晚报》以“七成高血压得病不知情”为题，惊呼“人们对高血压的知晓率实在是太低了！”专家认为，北京成年人高血压患病率已经达到20.58%，而群众对高血压的知晓率只有30%。另一来自佰众体检中心的统计结果表明，北京市受检已婚男性中有六成体重超标，其原因是一系列不健康的生活方式，如吸烟、饮酒、不规律睡眠、不吃早餐，偶尔或者基本不运动。而且，很多人已经多年没有进行过健康检查了。

如果说其中一些人受制于资金等因素，那么下面这些人的行为则只能解释为一种源于文化的集体性不健康生活方式：《健康报》2005年1月28日以“一份让人惊心的报告”为题，揭示了这样一个事实：前不久，杭州市第三人民医院公布了杭州部分销售额百万元以上企业家的健康体检结果，令人吃惊的是91.7%的企业家患有各种疾病，人均患病3.2种。更令人惊讶的是，有30%左右的企业家表示宁愿要资产而不要健康。持此观点的一位28岁的年轻经理表示：“如果我能够在浙商史上画上浓重一笔，我即使英年早逝也心甘”。这次体检是杭州市第三人民医院向业绩昭然的企业家们免费提供的，然而报名虽踊跃，来者却寥寥。不得已，本来几天就能完成的体检，拖了半个多月。

如何解释人们对自我保健这种不负责任的态度？社会对价值的判断起着决定的作用。似乎我们的社会的成就观，媒体中时时不恰当的宣扬，已经扭曲了人们对待自我保健的态度。单位搞好了，政绩和效益上去了，成了人生的全部。人们不会去考虑善待自己，更不认为善待自己的健康才能取得政绩和效益。拼命三郎成了英雄，知识分子英年早逝却成了正面典型。

城市基层预防保健大夫经常苦恼于无法解决农村流动人口中儿童的计划免疫问题，因为来城市打工的农民不带孩子打预防针；山区基层妇幼保健医生则发愁如何让孕产妇得到基本的围产期保健，因为她们不来卫生院生孩子。

西方有学者，对发展中国家贫困人口进行研究后，对这种现象做出了解释。他们认为，这仍然是健康价值的作用。中上阶层认为健康是享受生活的能力，所以为了保持这种能力，他们更多地利用预防保健服务，注重体检和保持健康的生活方式。而社会下层的人们认为健康是劳作的能力，只有在失去劳动能力的时候才需要保健服务。所以往往怀疑预防服务，因为他们无法直观地看到其作用，不利用口腔服务和孕产妇保健。西方理论在我国也并不完全适用，如对于中上阶层健康价值观的认定，仍然带有浓厚的西方色彩。

尽管存在着不重视预防保健的现象，但人们越来越意识到其重要性。由于疾病模式的转变，人们意识到现代医学治疗疾病的局限性，从重视治疗开始转向重视保健，希望承担对自己健康的责任，更多人关注生活方式对健康的影响。另外一些原因是，人们不愿意到医疗机构去，因为他们不满医疗机构的非人性化（depersonalized）特征；还有另一些人愿意尝试多样化的治疗选择，如除了西医治疗之外，人们还想尝试传统医学的作用。

（三）求医行为

求医行为（health - seeking behavior）指的是感觉不适的人为了确认疾病和寻求解除病痛，而主动采取的行动。从服务提供者的角度反映出来的就是卫生服务的利用。规范、习俗等传统文化都在影响着人们的求医行为。

一项在重庆三峡库区进行的研究表明，山区妇女住院分娩率较低，有的乡镇低至10%。最主要的原因有三个，经济困难、交通不便、传统习俗。实行了“降低孕产妇死亡率、消灭新生儿破伤风”项目（“降消”项目）以后，乡镇卫生院采取一系列措施提高住院分娩率：首先限制正常产的最高收费为200元，其次在村里组织产妇护送队，产妇临产时由护送队送至卫生院，“降消”项目支付劳务费。一段时间后住院分娩率虽然明显上升，但仍没有达到50%。我们在调查时发现，问题就出在了传统习俗上。妇女当中流传着两种看法：一是认为她们祖辈都在家里生孩子，大多数人都平安无恙；二是认为生孩子是妇女的正常功能，不是生病，为什么要到医院去？

归纳有关新的理论，影响卫生服务利用的主要原因有三个方面：经济支付能力、文化贫困（culture of poverty）和系统障碍。关于经济支付能力，在卫生经济中有详尽的研究，本节主要介绍文化贫困假说和系统障碍假说。

文化贫困假说认为，长时间的贫困促成了一种社会心理特征：依赖性强，相信宿命，不能持续地维持满意的生活，健康价值观低下。一项在纽约瑞镇维尔社区进行的调查，把社区居民分成高收入、中等收入和低收入组，让他们在17种主要症状中，判断自己出现了哪些症状就需要就医。高收入组认为90%的症状都应就医，而低收入组认为大多数症状都不需要就医，只有三种出血症状（阴道流血、便血和尿血）才需要就医。最近在北京某城区所进行的一项调查发现，城区离退休（领取退休金）的老人，经常去测量血压和血糖，监测慢性病的发生和发展；流动人口一般只有在发热、受外伤的时候才到医疗机构就诊，他们甚至都不愿意给孩子接种疫苗。

文化贫困假说解释说，贫困人口的态度和社会规范倾向于延迟对服务的利用，他们甚至认为，社会和专业医疗技术还不如生活经验有效。如上例所提到的重庆农村，男性认为生孩子不用去医院，妇女如有恶露，吃“锅底灰炒鸡蛋”就行。他们不愿意承认疾病，不想把疾病看得严重，因为他们必须不断工作来满足生存需要。一项在内蒙古进行的结核病调查结果表明，贫困的结核病患者往往不去就医，害怕一旦被诊断就会失去工作，失去生活来源。

文化贫困假说对贫困人群就诊延迟的解释有一定的说服力，但是该假说过分强调贫困的作用，忽略了社会制度、社会结构、卫生保健的作用和影响，故有其局限性。

另一个假说是系统障碍（system barriers），指卫生服务体系本身的设置对其利用者造成的阻隔。卫生服务体系最主要的代表是医院，而医院作为一个组织，是有其自己存在的目标的。组织要发展、要完善，其发展目标未必与其利用者的期望相吻合。例如，医院的成长意味着更细化的专业分工，仅此一点，就给患者就诊带来了难题：我该看什么科？到什么地方去做医生所开具的一系列检查？

换句话说，现代医院的复杂格局方便了医生，却给病人带来了无穷的不便，这就是人们一致深恶痛绝的非人性化特点。病人希望到了医院马上就找到对路的大夫，解决自己的问题，可是光找诊室和检验室就花去了就诊的大部分时间，而千辛万苦见到的医生，却头也不抬三言两语就把自己打发了。那些受教育水平不高的患者碰壁更多一些，最终使得他们对大医院越发产生了恐惧。

2002年由WHO资助的一项研究发现，虽然人们都知道民营医疗机构水平不高，但是三分之一的人们却都在民营医院和诊所就诊。这个比例远高于民营医疗服务提供者的比例（不足10%）。为什么居民要利用民营医疗服务？事实上只有一点，就是这些诊所和医院，恰好做到了大医院所没有做到的，它们很人性化，有的省去了挂号程序，甚至挂号费，有的态度友好礼貌、尊重人格、关怀患者，还有的能赊账，能讨价还价。这里并非鼓励大医院采用民营机构的经营方略，只是作为系统障碍的一个佐证，说明求医行为受到了卫生服务本身的制约。

当人们的价值观和规范随着社会进步而发生改变的时候，求医行为也会发生变化。我国在多年“医疗行为是否消费行为，是否适用于《中华人民共和国消费者权益保护法》”的争论之后，出台新的《医疗事故处理条例》，其中“举证责任倒置”等保护患者的措施，直接挑战医疗权威地位，标志着消费者权益运动进入了医院和诊所。病人作为消费者，不甘在医患关系中总处于被动地位，导致了传统医患关系的变化。从医患双方的“主动 - 被动模式”向“指导 - 合作模式”、“相互参与模式”发展。同时，知识水平的提高和信息社会的发展，使医患信息鸿沟明显缩小：因特网的发达，使得患者可以获得尽可能多的知识来挑战医生的权威。

文化还会影响人们的健康责任感。基于文化的影响，受过良好教育和收入高的人将更多地采购自己的医疗服务，而社会下层人们更倾向于把健康的责任推向政府和卫生部门，人们呼吁要向贫困人口实施医疗救助，避免他们因为患病，更落入贫困的深渊。这也是政府投资公平的出发点。

第五节　社会关系与健康

一、社会关系概述

人是生活在由一定社会关系结合而成的社会群体之中，包括家庭、邻里、朋友、工作团体等，这些基本社会群体共同构成社会网络。人在社会网络中的相互关系是否协调，是否能相互支持，不仅是影响健康的因素，而且是健康的基本内容。社会支持指一个人从社会网络所获得的情感、物质和生活上帮助。支持是人的基本社会需要，获得社会支持不是被动的，而是一个互动过程。影响社会支持的因素主要有人际关系、社会网络和社会凝聚力。人际关系是人类社会中人与人之间相互联系与作用的过程。人际交往是人类社会发展和人类生存不可缺少的社会环境。融洽的人际关系不仅可以获得情感上的支持而且是获得其它社会支持的基础。社会网络主要涉及一个人社会网络的相互了解和影响的亲疏程度、网络上人数的多少、成员的年龄和社会阶层及信仰等特征的相似程度以及中心人物与网络成员接近的难易程度等。社会网络结构的健全或合理性是人们获取社会支持的基本条件。社会凝聚力是人们思想道德观念、社会责任感及对社会的信心的综合反映。社会凝聚力在社会生活中是社会支持发生与否的重要决定因素。

二、社会支持与健康关系的证据

一项针对医学生的研究采用了症状自评量表（SCL - 90）和社会支持评定量表进行测量，发现医学生的心理问题与所获得的社会支持之间存在反向关系。国内一些研究显示，有10% ~ 30%的大学生存在各种各样的心理问题，如强迫、人际关系、抑郁、焦虑、敌对、恐怖、偏执等。

一定的社会支持将减少个体对压力事件严重性的感知，减少负性情绪，降低压力事件对个体身心健康的危害性，而且社会支持可提供应对压力的策略，减轻压力的危害性。社会支持能保护应激状态下的个体，而且能维持个体良好情绪体验。因此，社会支持对维持人的心理健康有重要作用。

可以通过专有的量表来评定社会支持。如肖水源设计的《社会支持评定量表》中包括如下问题：您有多少关系密切、可以得到支持和帮助的朋友？您与同事和邻居之间关心程度如何？从家庭成员处得到的支持和照顾如何？遇到紧急情况得到谁的支持？遇到烦恼如何处理？参加了什么组织活动？对这些问题的回答包括很多具体的质和量的内容，这些回答综合成反映客观支持、主观支持及社会支持的利用度这三个维度的评分，得分越高，说明得到的社会支持越多。

三、家庭

家庭是以婚姻和血缘关系为基础建立起来的一种社会生活群体，是社会的细胞。家庭是人出生后首先接触的社会，是人们日常活动的主要场所。家庭关系是重要的社会关系，家庭对一个人的成长及身心健康有着深刻的影响。家庭结构、功能和关系处于完好状态有利于增进家庭成员的健康。

（一）家庭类型

常见的家庭类型包括核心家庭和扩大家庭两类。

核心家庭（nuclear family）是由一对夫妇与其未婚子女组成的家庭。这种家庭仅两代人组成，只有一个权利中心，关系较为简单。仅一对夫妇，无子女的家庭、一对夫妇和未婚的领养子女组成的家庭或由父母中某一方与未婚子女组成的家庭也可归入此种家庭。

扩大家庭（extended family）是由两个或更多的住在一起的核心家庭组成。扩大家庭又可以分为主干家庭和联合家庭两种。主干家庭又称直系双偶家庭，是由父母和一个已婚子女共同组成的家庭，是扩大家庭的最典型形式，除有一个主要权利中心外，尚有一个次要中心，关系比核心家庭复杂。联合家庭是由一对夫妇（或一方）与两对及两对以上的已婚子女及其未婚子女所组成的家庭。我国传统的几世同堂家庭就属于这种家庭。这种家庭可能有多个权利中心，关系复杂，结构松散而不稳定。

（二）家庭功能

家庭功能包括满足人们的生理需要和社会需要，主要可归为四种功能：

1. 养育子女：家庭的养育功能不仅包括生养，也包括教育。家庭教育对儿童心理、人格和行为方式的形成有重要的影响作用。

2. 生产和消费：家庭的生产功能是历史性的，将随着社会发展而逐渐缩小并趋向消失，而家庭的消费功能则是永存的。随着社会发展，消费结构有很大改变，从满足生理需要的吃饭、穿衣为主，变为高层次的享受等精神生活为主。家庭的消费直接影响着家庭成员的健康。

3. 赡养：下辈家庭成员有赡养上辈家庭成员的义务。当年老的家庭成员丧失劳动能力后，物质和精神上的需要首先应由家庭承担。但随着社会发展，家庭规模逐渐缩小，家庭虽然负担老人的物质生活，但生活照顾与精神安慰常感不足，家庭赡养功能逐渐变得不完全。

4. 提供休息娱乐的特殊环境：家庭环境作为人们一天工作之后的休息和娱乐环境，是其它任何场所不能代替的。家庭对体力的恢复和精神的调节都有主要作用。

有很多的量表可以反映家庭功能与家庭关系，如家庭环境量表（FES-CV），家庭功能评定（FAD）等。

（三）家庭对健康的影响

家庭支持是社会支持中最基本的形式。一项对晚期家居癌症病人社会支持的调查结果表明，80%的患者认为家庭是度过癌症终末期最舒适的地方，在渴望得到社会关爱的同时，更希望得到亲人，尤其是配偶的关爱。家庭中各种亲情关系的和谐与否直接影响着患者的身心健康 。如果家庭环境不良，则会对健康造成损害。

1. 家庭关系不良

如果家庭关系失调，家庭成员之间的关系不融洽，家庭成员不能从家庭中得到互相帮助和支持，家庭反而成为烦恼的来源，则必然对家庭每个成员的健康产生不利的影响。国内外研究结果均证实，父母的高应激状态对子女的智力和行为都有影响。近年来，家庭暴力对躯体和精神健康的严重影响越来越得到重视。家庭暴力是指家庭内夫妻间或两代人之间采取轻重不同的攻击行为。美国于20世纪80年代初始发现家庭暴力作为影响妇女身心健康的严重问题而震动美国社会。我国同期开始陆续在报刊上公布和发表了有关家庭暴力的事件，引起了社会的关注。家庭暴力会给家庭成员留下难以平复的心理创伤和痛苦的躯体损伤，并发生恶性循环，精神活动因过度紧张而表现异常，严重者可能出现精神疾病。

2. 家庭功能失调

家庭功能失调既影响物质生活，也影响精神生活。在我国，家庭违背了计划生育政策，多生现象给家庭生活带来困难，父母的精力和情感投入不够均会对儿童健康带来不利影响。家庭消费及教育功能失调与营养性疾病、心血管疾病、传染性疾病、精神疾病、甚至青少年犯罪都有明显关系。家庭照顾包括心理支持和生活照料。如果存在持久的家庭不和，或因家庭成员忽略了家庭的作用，使得家庭不能发挥照顾的功能，家庭成员不能得到相互的理解、体谅、关心和照顾，则难以对来自外界的应激源产生缓冲作用，结果使心理紧张加重，发展严重就会发生疾病。

3. 家庭结构的破坏

无论家庭的规模大小，结构不完整都会影响健康。丧偶、离婚是家庭结构的严重破坏，对健康损害最大。婚姻冲突与离婚常严重影响当事人及子女的身心健康，随着婚姻的破裂，不但有安全感和爱的丧失，而且性生活中断、社会家庭支持网破坏、社会角色的改变、经济问题、住房问题、子女的抚养与联系等问题接踵而至，这些连锁反应无疑会对当事人的身心健康产生严重影响。研究表明，离婚和分居者机体的免疫功能下降，而且精神活动也受到严重影响，最常见的精神症状为抑郁和焦虑，其次有自尊心下降、愤怒、敌意和睡眠障碍等。现已公认，离婚对子女的影响大于对离婚者本人。父母离异后，单亲家庭的子女大多都会体验到丧失感、被遗弃感、不安全感和悲哀等。在破裂家庭中，睡眠障碍、摄食障碍、排泄障碍、头痛、哮喘发作、消化道症状是相当多见的。家庭破裂造成的严重精神创伤可导致子女出现行为问题或精神疾病。国内外报道学业成绩差、多动、说谎、偷窃、逃学、攻击和反社会行为、酒和药物滥用、离家出走、过早的随意性行为、青少年犯罪、自杀行为等在破裂家庭中的孩子显著多于完整家庭的孩子。

第六节　心理因素与健康

一、心理因素的概念

2005年9月5日美联社以《新奥尔良警察不堪沉重压力，两人自杀数十人请辞》为题撰写了一篇报道，说明“卡特里娜”飓风重创给美国新奥尔良市警察造成的沉重压力。截至9

月5日，已有两名警察用自己的手枪开枪自杀身亡，数十人交出了自己的警徽提出辞职。有报道说，这次飓风的袭击不亚于“9.11”造成的破坏，新奥尔良市成为泽国，几万人无家可归，而且在半年内没有指望返回家园。估计上万人死亡，城市陷入严重无政府状态，抢劫、强奸、枪击等暴力事件不断发生，传染病开始肆虐。局面失控到了新奥尔良1500名警官所无法控制的程度。援兵迟迟不到，经过了几天的奋战，警察们已经都疲惫不堪，一些人身着T恤衫和牛仔裤，因为警服早就湿透或是脏得没法再穿。除了承担救援和维持秩序的重任之外，他们自己也需要去寻找食物、水以及暂时居住的地点。不少警察也失去了亲人，心底埋藏着深深的痛苦。警察局长里利说：“警察们面临的最大困难就是他们不知道自己的妻子和孩子在哪里，他们也失去了自己的家”。警官凯文·安德森说：“不知道家人的下落令我揪心，也许有一天我们会团聚，但不知道是哪一天”。正是这些骤然而来的压力，造成了两名警察自杀的撼人事件。

2005年6月，亚太精神科学高峰会报告，中国目前已经有抑郁症患者2600万人，中国的自杀者中有40%源于抑郁症。这些患者中九成未获治疗。这是一系列惊人的数字，而在这个数字背后，则深藏着心理因素。2003年国家卫生服务调查结果发现，城市劳动年龄人口当中，失业、下岗、半失业人员所占的比例达到了24.5%；关于“大学毕业就失业”的媒体报道也常常见诸报纸网络。就业的压力向下影响到了升学、上名牌大学的压力，不少成绩优异的高中毕业生因为没有被北大和清华录取就宁肯牺牲一年的青春选择复读，孩子们从幼儿园、小学就开始不惜代价地择校；向上影响到了在职者的职业稳定性，过大规模的失业后备军使得很多就业人员无法争取到自己的合法权利。

前一个例子说明的是一种突发的重大压力和应激，这种压力很大，但往往持续时间较短，一般称为“生活事件”；而后一个例子则显示了社会中长期存在的紧张，这种压力不如前一种那么明显可见，但是持续时间较长，称为“慢性紧张”。这两种压力和紧张都会导致健康问题。

心理因素刺激主要通过中枢神经、内分泌和免疫系统对机体产生作用，从而影响健康。心理因素刺激会引起人的情绪反应，作用于大脑皮层、边缘系统、下丘脑等中枢神经，引起自主神经系统调节紊乱；神经递质（去甲肾上腺素、5－羟色胺）释放，可直接作用于器官、内分泌腺体，导致内分泌紊乱，免疫功能下降。

社会因素是影响心理活动及行为的基本因素；尤其是社会文化、社会关系、社会工作及生活环境等。社会因素作为应激源，引起人的心理活动变化及行为的改变。社会心理因素对健康的影响主要是通过人们日常生活中经常遇到的生活事件对人体产生应激，如果应激状态强烈而持久，超过机体的调节能力就会影响健康，甚至导致精神和躯体疾病。

（一）应激的概念和生理基础

应激（stress）可以定义为个人对刺激产生的一种过强的精神－躯体反应，它可以给个人带来恐惧或焦虑。它一般是当人们面对威胁或压抑的时候产生出来的。

坎农（1932）提出了“反抗或逃避”学说，解释身体是如何应对来自社会情境的紧张。当威胁和压抑出现时，自主神经系统和神经内分泌系统都会被动员起来。自主神经系统的交感神经兴奋，提高心率和血压，抑制胃肠蠕动。同时，神经内分泌系统促进肾上腺分泌肾上腺素和去甲肾上腺素，继续提高血压和心率；促进垂体激素分泌，进一步促进其他激素的分泌。如果应激源持续不消失，身体就会出现激素的耗竭状态，产生“一般性适应综合征”，即身体反应明显衰退，机体功能损害甚而消失，出现病理状态。一些研究表明，应激所引起的机体功能损害，会引起心血管疾病、高血压、消化性溃疡、肌肉痛、强迫性呕吐、哮喘和偏头痛等健康问题。所以这些健康问题，又被称为“心身疾病”。

但是不同的人，在面对同样的应激状态时，他们的心理反应和生理反应却很不相同。麦肯尼克认为，这些不同的反应，取决于每个人应对刺激的主观动机、经验、技巧和能力。也就是说，如果一个人对未来的刺激有所准备，就能够适应这种应激环境，而应激环境对其躯体产生的危害就不会太大；如果一个人对于眼前的威胁曾经有过经验，就能够比较从容地应对。莫斯认为，这种不同还与群体归属感和社会支持有关系，如果一个人感觉到被别人所需要，或者同一个群体中的他人和自己对应激状态的认识一致的话，应激状态对个人的影响就会有所减轻。

应激状态持续时间的长短与其对健康的后果相关，如日本的过劳死。

（二）应激与社会因素

一些社会环境因素可能导致应激，如工作或学习环境、灾害、家庭冲突。工作或学习环境，如工作负担过重、兼职过多形成角色冲突、事业上成就很少、升学竞争、学习负担过重、各种考试压力、人际关系不融洽等：灾害，如水灾、火灾、地震、交通事故、工业噪音、环境污染等：家庭冲突与变故，如父母离异、家庭成员之间关系紧张、家庭重大经济困难、家庭成员死亡等。

（三）应激与健康的关系

应激的有利方面是可动员机体非特异性适应系统，产生对疾病的抵抗，增强体质与适应能力。这可以给人带来激励和振奋，使人心情愉快，精力充沛。应激的不利方面是由于适应机制失效会导致不同程度的心理、行为和躯体障碍，使人产生焦虑、恐怖、抑郁等情绪；情绪不稳、易激惹、易疲劳等会造成注意力分散、记忆力下降、工作效率降低等不良后果。

山东菏泽的一项研究探讨了洪涝灾害后受灾群体的心理应激、社会支持与脑血管病的关系。他们随机抽取遭受特大洪涝灾害受灾最重的两个县部分乡镇进行调查，并设立对照组进行病例对照的随访观察的前瞻性研究。研究调查了受灾对象的受灾情况和经历，让他们填写了生活事件量表、症状自评量表（SCL－90）、脑血管病危险因素病史及灾后急性脑血管病发病情况，结果发现，灾后受灾群体，无论是轻灾组还是重灾组的心理健康水平都有所下降；灾后受灾群体急性脑血管病的发病率明显增高；多元逐步回归分析结果表明，急性脑血管病的发生与多种因素有关，而灾害事件是重要诱发因素之一。而且发现，社会支持能够降低脑血管病的发病。

四川的一项研究探讨了心理社会应激因素对人群健康不同损害程度的作用强度，发现负性生活事件刺激量是危害综合健康的主要因素，与健康的损害程度成剂量－效应关系：社会支持利用是健康的维护因素。

一篇研究孕期应激的文章指出，孕期应激主要为抑制性应激，以焦虑和抑郁最常见，其发生率可达 16.5 %。人类孕期心理应激可引起流产、早产，增加妊娠合并症如妊娠期高血压病，先兆子痫等的发病率，从而使胎儿或新生儿发病率、病死率升高，而且对子代的智力、认知、性格发展和精神心理活动产生负性影响。

二、生活事件与健康

（一）生活事件的概念

生活事件指在童年期家庭教养和境遇、青年期学校教育和社会活动、成年期社会环境和生活环境中受到的各种事件。重大生活事件造成的心情紧张、精神压力，成为应激源，从而对疾病的发生起到直接或间接的作用。紧张性生活事件作为客观精神刺激，有其性质、强度和频率特点，由此引起的心理紧张在一定时间范围内（一般在一年之内）具有叠加作用，即各种紧张性生活事件引起的心理紧张的总和与个体心理和躯体健康状况有一定的联系，不同性质、强度、频度的紧张性生活事件对健康会产生不同的作用。

（二）生活事件的测量

对社会心理应激的测量有很多量表，Holmes 和 Rahe（1967）开创了对生活事件的定量研究方法，随后成为比较权威的方法。他们把生活过程中对人们情绪产生不同影响的事件称为生活事件，并按影响人们情绪的轻重程度划分等级，用生活变化单位（life change unit，LCU）进行定量评定，制定了“社会再适应评定量表”（Social Readjustment Rating Scale，SRRS）。Holmes 等人对 5000 人进行了调查，结果显示，若一年内经历的生活事件为 150LCU，则未来一年基本健康；若得 150～300LCU，则未来一年患病概率为 50%；若得 300LCU 以上，则来年患病的概率为 70%。SRRS 在日本、美国、法国、比利时、瑞士及北欧等国家进行了跨文化研究，相关系数在 0.65～0.98 之间，目前已被广泛应用。Sarason 等（1978）在 Holmes 工作的基础上，编制了“生活经历调查表”（Life Experiences Survey，LES）。与 SRRS 的不同点是评分分成阳性分和阴性分，并由受试者本人评定事件对情绪影响的程度及性质。该评定方法更接近人们生活的实际情况。

我国张明园等（1987）在上海、郑延平（1990）在湖南分别组织了国内协作组，参考国外经验，结合我国文化背景制定了生活事件量表，将生活事件归纳为：学习问题、婚姻恋爱问题、健康问题、家庭问题、工作与经济问题、人际关系问题、环境问题、法律与政治等八类，共 47 项。研究发现我国正常人群中最严重的刺激因素是丧偶和家庭主要人员死亡；最轻微的刺激是生活琐事与人争吵、违章罚款或扣发奖金；该结果与国外研究一致。

表 3－6　正常中国人生活事件心理应激量表

等级	生活事件	LCU	等级	生活事件	LCU
1	丧偶	110	34	性生活障碍	37
2	子女死亡	102	35	家属行政处分	36
3	父母死亡	96	36	名誉受损	36
4	离婚	65	37	中额借贷	36
5	父母离婚	62	38	财产损失	36
6	夫妻感情破裂	60	39	退学	35
7	子女出生	58	40	好友去逝	34
8	开除	57	41	法律纠纷	34
9	刑事处罚	57	42	收入显著增减	34
10	家属亡故	53	43	遗失贵重物品	33
11	家属病重	52	44	留级	32
12	政治性冲击	51	45	夫妻严重争执	32
13	子女行为不端	50	46	搬家	31
14	结婚	50	47	领养子女	31
15	家属刑事处罚	50	48	好友决裂	30

续表

等级	生活事件	LCU	等级	生活事件	LCU
16	失恋	48	49	工作显著增加	30
17	婚外的两性关系	48	50	小量借贷	27
18	大量借贷	48	51	退休	26
19	突出成就荣誉	47	52	工作变动	26
20	恢复政治名誉	45	53	学习困难	25
21	重病外伤	43	54	流产	25
22	严重差错事故	42	55	家庭成员纠纷	25
23	开始恋爱	41	56	和上级冲突	24
24	行政纪律处分	40	57	入学或就业	24
25	复婚	40	58	参军复员	23
26	子女学习困难	40	59	受惊	20
27	子女就业	40	60	业余培训	20
28	怀孕	39	61	家庭成员外迁	19
29	升学就业受挫	39	62	邻居纠纷	18
30	和上级冲突	39	63	同事纠纷	18
31	入党入团	39	64	睡眠重大改变	17
32	子女结婚	38	65	暂去外地	16
33	免去职务	37			

注：选自龚幼龙主编 .《社会医学》. 北京：人民卫生出版社，2000.72

第七节　生活方式与健康

一、生活方式

（一）生活方式的概念

生活方式是人们采取的生活模式或式样，它以经济为基础，以文化为导向。行为是人类为了维持个体的生存和种族的延续，在适应不断变化的复杂环境中做出的反应。人的行为既受外部自然环境和社会环境因素的影响，也受每个人个性心理特征的影响，因此人的行为千差万别，不同的人在同一条件下有各种行为表现，同一个人在不同条件下也有不同的行为表现。有的行为有利于人的健康，甚至促进人的健康；而有的行为却对人的健康产生危害，甚至导致疾病。促进和有利于健康的行为包括保证健康所必需的合理营养、睡眠休息、体育锻炼等基本的健康行为；还包括戒除不良嗜好避免危害健康、调整心理积极应对刺激的行为、合理和正确地应用医疗保健等行为。危害健康的行为是一些偏离个人、他人及社会健康所期望的、有明显健康危害的、较为经常性的行为。

（二）生活方式与健康

近年来随着疾病谱和死因谱的改变，诸如心脑血管疾病、恶性肿瘤等与行为生活方式有关的疾病越来越成为威胁人类健康的主要疾病，人们对行为与健康的关系认识更加深入。1992 年世界卫生组织报告，全球 50% 以上的死亡与不良生活方式和行为有关。随着人们对行为与健康关系认识的深入，逐渐发展起一门新兴的学科——行为医学（behavioral medicine）。它是在行为科学和医学高度发展的基础上，逐步形成和发展起来的一门新学科，是一门将与疾病和健康有关的行为科学技术和生物医学科学技术整合起来，用于疾病的预防、诊断、治疗和康复的边缘学科。危害健康的行为是在后天的生活过程中习得的，目前研究较多的、危害较大的有吸烟、酒滥用、药物滥用、不良性行为等常见的不良行为。

二、健康的生活方式

促进健康的行为是指个体或群体表现出的在客观上促进或有利于健康的一组行为群。判断促进健康行为必须结合个体心理及身体特征。目前，根据人的心理、生理特点及大量观察研究，普遍认为以下几种行为生活方式是有利于促进健康的。

（一）积极的休息与睡眠

人们在从事各种活动后常会发生疲劳，休息有利于消除疲劳，恢复充沛的精力，促进健康。即使在没有明显疲劳的情况下，人体的各个器官也需要一定时间的休息，以促进其互相协调，保持正常功能。

休息有积极的休息和消极的休息。积极休息就是变换活动或工作的方式方法，协调机体各个部位的活动及大脑皮层的兴奋与抑制过程，从而使身体和精神都得到休息。例如，在体力或脑力劳动之间，穿插一些文娱体育活动就是一种积极的休息。闲暇休息也是们精神生活中必不可少的内容。利用工作之余根据个人兴趣爱好开展各种有益活动，如看电影、下棋、聊天、钓鱼等，不但能消除疲劳，而且能使人感到生活充实，精神愉快，同时还能促进人的思维，激发创造力，陶冶情操，消除消极的心理因素，促进身心健康。

睡眠被视为最彻底的休息，同时也是生命活动过程中不可缺少的部分。睡眠与机体的许多活动密切相关，充分的睡眠能恢复机体的疲劳，增加机体对各种紧张刺激的耐受程度，增进食欲，加速排泄，降低对各种疾病的易感性等。

（二）合理营养和平衡膳食

人类能够生存下来的必要条件之一，就是能不断地从外界摄取食物经消化吸收，获得维持生命所需要的热量和营养素。营养状况和人的身心健康密切相关。如果营养不良或摄取过多，都会损害人体健康，成为主要的致病因素之一。如导致贫血、肥胖症、糖尿病、心血管疾病等。平衡膳食是指全面达到合理营养供给量的膳食。这种平衡包括总热量和热量来源（蛋白质、脂肪、碳水化合物）比例的平衡，以及各种营养素与生理需要的平衡。此外，平衡膳食还要根据年龄、性别、生理状况、劳动强度等做相应的调整。

（三）积极的应付方式

积极应付是指人对紧张刺激可能出现结果的一种积极反应，是现实生活中培养起来的对可能出现的健康威胁或挫折在头脑里形成的预兆，针对或为达到预期结果而做出积极反应的一种能力。

（四）体育锻炼

生命在于运动，健康在于锻炼。适度的体育锻炼可以增强体质，防病治病。尤其是随着科学技术的发展，生产、生活日益现代化，许多繁重体力劳动逐渐为机器、仪表、电脑等机械化、自动化设备所代替，人们劳动强度逐渐降低，由于体力活动减少，体内物质代谢的迟缓，肥胖症、心脏病等所谓的“运动缺乏症”便会接踵而至，威胁健康。

经常参加体育锻炼不仅可以预防肥胖症，而且可以提高心脏的储备功能，增加血管弹性；增加肺活量，改善肺功能；提高消化吸收能力；增加运动系统功能；稳定神经系统功能，提高对刺激的耐受性。体育锻炼促进健康的功能已被大量的研究及事实证明。关键是培养经常锻炼的好习惯，制订适宜的锻炼计划。

三、与不健康有关的生活方式

（一）吸烟与健康

吸烟曾被世界卫生组织称为“20 世纪的瘟疫”。根据中国目前吸烟现况，预测进入 2025 年后，中国每年将有 200 万人死于吸烟。目前，世界各国普遍存在着女性寿命高于男性的现象，有研究认为吸烟是导致男女寿命差别的根源。世界各国对吸烟的危害都越来越重视，进行了大量研究。其中对于吸烟与癌症关系的研究最为广泛和深入。吸烟增加人群患多种癌症特别是肺癌的危险性，重度吸烟者患肺癌的危险性比非吸烟者大 3 ~30 倍，吸烟与肺癌亦存在着一定的剂量反应关系。此外，在长期吸烟的人中，卵巢癌、膀胱癌、口腔癌等发病率也很高。吸烟还与慢性支气管炎、肺气肿、支气管扩张、肺功能损害、心血管病等的发生和死亡有关。吸烟不仅危害吸烟者本人的健康，而且还可通过污染环境造成不吸烟者的被动吸烟而危害其健康。美国报道，成年人在充满烟雾的办公室内被动吸烟，与那些 20 多年来每天平均吸 10 支烟的人肺部受损害程度相等。家庭有人吸烟，子女支气管炎患病率比不吸烟家庭高 2 ~3 倍。如果孕妇吸烟还可能影响胎儿的发育。调查表明，妇女在怀孕期间重度吸烟，使早产增加 20% ~50%，自然流产增加 10% ~70%。甚至可使胎儿先天畸形增加，其新生儿体重小于 2500 克的人数亦增加。

烟雾本身及其中的有害物质可能对机体的局部产生强烈刺激作用，烟草中的有害成分，如烟碱、苯并（a）芘、亚硝胺、砷、钋、一氧化碳等可能干扰人的正常生理、生化反应和代谢功能，从而对人体的心血管、胃肠道、神经系统和肝、肾等器官造成不同程度的损害，并引起激素分泌紊乱，免疫功能受损，巨噬细胞功能受限等，并有致突变和致癌作用。

（二）酒滥用与健康

酒滥用、酒依赖和酒中毒是遍及世界各国的重要社会问题之一，早已引起普遍的重视。与酒滥用相关的社会问题有离婚、自杀、意外伤害、暴力和犯罪等。长期反复酗酒会导致躯体和精神两方面明显改变，使社交功能、职业功能和社会适应能力严重损害。过度饮酒所致的躯体、心理、社会等多方面的损害，以内脏和神经系统损害最为明显。酒精是中枢神经系统的抑制剂，酒中毒所致的神经系统损害有末梢神经炎、癫痫、小脑病变、痴呆等；过度饮酒所致的躯体疾病有肝硬化、胃炎、肾硬化、心肌炎、胆囊炎、营养不良、急慢性感染等。过度饮酒者的下一代会发生胎儿酒精综合征，表现为低体重、低智能、生长发育不良。过度饮酒对精神的影响是出现人格改变、焦虑、抑郁、甚至自杀等。

（三）药物滥用与健康

药物滥用是指反复使用某些可以显著影响精神活动的物质从而导致对躯体和心理健康的损害和危险，这类物质主要作用于神经系统，影响神经活动，故又称精神活性物质，包括鸦片类物质、镇静安眠药、麻醉剂、兴奋剂、致幻剂等。由于非医疗需要而非法使用这些成瘾药物称之为吸毒。这类物质的滥用和成瘾，不但严重危害个体的身心健康，而且带来许多家庭和社会问题。从行为医学角度来看，吸毒成瘾主要是人们对精神应激所采取的一种应付方式，是一种社会适应不良行为。

吸毒对健康的直接危害是所有毒品几乎都是作用于人的大脑神经中枢，因此一次过量摄入必然会引起中枢神经的过度兴奋而衰竭或过度抑制而麻痹，严重可导致死亡。而长期使用则可能引起大脑器质性病变，形成器质性精神障碍，包括人格障碍，遗忘综合征和痴呆。中枢神经的受损也会殃及机体的各器官和系统，使患者极度衰弱，丧失工作能力和生活自理能力，成为家庭和社会的负担。并且吸毒可能感染艾滋病等经血液传播的疾病。吸毒对家庭的危害是吸毒行为不仅损害自己的身心健康，同时也对家庭带来危害。首先是经济问题，有害物质的非法交易需花费大量钱财，并且成瘾造成的疾病和职业功能降低会造成经济损失。其次是成瘾后人格改变，不顾家庭及其成员的生活需要，放弃抚养义务，性功能减退，虐待妻儿，给家庭带来极大危害。吸毒对社会的危害是吸毒者因经济问题、人格改变等原因发生抢劫、强奸、卖淫等犯罪行为而危害社会治安。

（四）不良性行为与健康

从广义上来说，所有以达到性满足为目的的行为或任何能够引起性高潮的行为都是性行为，但从严格意义讲的性行为仅指男女两性生殖器之间的接触，即性交。不良性行为是一些有可能危害健康的异常行为，一般多是一些不符合社会道德规范的越轨行为。异常的、过度的性紊乱为社会道德规范所不容，并可能危害健康。不良性行为最主要的危害是人们认识最多的性传播疾病。不良性行为是导致性传播疾病发生的主要途径，并且也是近年严重危害人类健康的艾滋病的重要传播途径。性传播疾病（sexually transmitted disease，STD）系指主要通过性交或类似性行为而传播的疾病，即一般习惯上所说的性病。随着医学的发展和性观念、性态度和性行为的变化，除梅毒、淋病、软下疳和性病淋巴肉芽肿等四种以往所谓经典的性病外，又将生殖器疱疹、尖锐湿疣、非淋菌性尿道炎、传染性软疣、阴道滴虫病、生殖器念球菌病、阴虱、疥疮、乙型肝炎、艾滋病等均纳入广义的 STD 之中。STD 病原体各异，其共同特点是病原体均对外界湿度与温度变化的适应力很低，人类性行为为其提供了适宜的条件与环境，因此也就成为这类疾病传播的最主要方式。STD 的侵害部位首先多发现于泌尿生殖系统各器官，表现出溃疡、疮疣、炎症等。女性病人症状常不明显，因而对本人和他人会有更大的危害，出现各种合并症。而梅毒、淋病在晚期可以累及全身多种脏器，艾滋病则导致机体免疫功能丧失，造成各种难治性感染或恶性肿瘤。

性行为与婚姻、家庭、子女教育等问题之间有着直接的联系，不良性行为，包括卖淫嫖娼、多个性伙伴、婚外性行为等都有可能导致婚姻破裂、家庭解体，进而使夫妻双方身心受到伤害。更严重的是家庭一旦破裂，未成年子女的身心健康将受到严重损害，使青少年犯罪、性放纵等增加。

小　结

影响健康的社会因素多种多样，主要包括人口中的社会属性、物质和精神文明、环境中的社会环境。具体来讲，有人口的性别、民族/种族；收入、教育水平；居住条件、就业状况、营养状况、健康的生活方式、卫生保健体系；政治体制、宏观经济政策、与劳动、土地和住房有关的社会政策、与教育、医疗保健、社会福利有关的社会政策。本章主要介绍了其中的宏观经济发展、社会经济地位、文化、社会关系、心理因素、生活方式等因素与健康的关系。

本章介绍了一些重要的健康影响因素，特别是这些因素影响健康的机制。这些解释主要来自于社会学和心理学的研究成就，最主要的是应激理论对社会因素影响健康的机制解释。

表面上看，社会因素的影响似乎是间接的、潜在的，但仔细观察不同社会、不同文化、不同社会经济地位和获得不同社会支持人群的情况，就可以分析出：社会因素才是影响健康的根本性因素。

为什么流动人口常常是在外伤等病痛无法忍受的时候才到医疗机构就诊；为什么农村的孕妇在炎热的夏天生产以后还要捂着棉被直至中暑；为什么……了解了各种社会因素对健康的影响，相信同学们能够用社会医学的理论分析和解释这些现象。

思考题

1. 社会经济地位是如何影响健康的？（How does Socioeconomic Status affect health?）

2. 试简述韦伯的生活方式理论。试解释我国农村高血压患病率持续增加的社会原因。（Please explain Weber's Lifestyle theory. Please also suggest why the prevalence of hypertension in rural China continuously increase.）

3. 如何理解文化贫困假说？你认为该假说是否可以解释我国贫困地区结核病就诊率低的问题？（What is poverty of culture? Do you think the hypothesis could be used to explain the low visiting rate to the physician among poor rural Chinese TB patients?）

4. 你是否听说过日本的“过劳死”？你认为是什么原因导致了这种现象的发生？（Have you heard about Overwork Death in Japan? What are the reasons for this?）

（张拓红）

第四章 社会医学研究方法

巴甫洛夫指出："科学的跃进往往取决于研究方法上的成就"。研究方法正确，往往小样本的研究就可以收到满意甚至意外的效果，研究方法不正确，大样本的研究也未必能获得理想的结果。英国《新科学家》周刊在 2005 年 8 月 20 日发表了一篇题为"起来，起床"的报道，情节非常动人。

1966 年，得克萨斯大学西南医学院的卡尔莱顿·查普曼作为"达拉斯卧床休息和训练研究"项目负责人与 6 名志愿者签约，其中三名运动员，三名不太运动的学生。由于做这种检测必须在右胳膊的一根静脉和左胳膊的一根动脉中各插入一根针，并从静脉向体内注入绿色颜料，通过其在动脉的被稀释程度研究心搏出量；还要通过在腿静脉留针采血样研究耗氧量，因而有"一名身材魁梧的游泳运动员"中途退出。在严格控制饮食和严格禁止运动三个星期后，人们将受试者搬到轮椅上推进了一个体育实验室，又将最初的那些检测重复了一遍，结果令人吃惊。查普曼的研究组发现，仅仅三个星期的完全不活动使志愿者们的最大耗氧量降低了 28%，每搏输出量减少了 25%，每天的减少量超过 1%。总体来讲，他们的心脏缩小了 11%。当他们再次重新踏上脚踏车的时候，两名不是运动员的志愿者甚至晕了过去。

消息传出以后，医院的医生们开始尽快让那些接受了外科手术的病人们离开病床，心血管医生开始推荐心脏病人多参加锻炼而不是卧床休息。

在接下来的 55 天中，他们接受了高强度的训练，结果两名运动员志愿者完全恢复到了试验前的状态，而那三名不是运动员的志愿者的状态甚至比试验前更好。

30 年后，也就是 1996 年，这 5 名志愿者接到了一个电话，问是否愿意参加后续研究。这次无需插针，也不需要卧床休息。得克萨斯大学的研究人员想研究年龄对心血管系统健康的影响。几个月后，先前的 5 名志愿者又都重新回到了脚踏车上参与艰苦的训练。此次研究报告于 2001 年发表，结果与前一次一样引人瞩目。首先，研究者发现，30 年的时间对志愿者们的伤害要小于那 21 天的卧床休息。虽然志愿者们的体形已不再健美，但 30 年中他们的最大耗氧量损失只及 21 天卧床休息的一半。更有趣的是在每周接受 3～5 个小时的训练后所发生的事情。经过 6 个月的训练后，志愿者的最大耗氧量恢复到了 1966 年那项研究结束时的水平。其中的一位名叫格雷格·希尔的原运动员志愿者说："6 个月的训练使我们抹去了 30 年的时间痕迹"。

以上是成功研究的典型案例，其成功之处在于立意明确，方法得当，数据可信且有效，结果令人信服。

本章的目的就在于探索有效可信的社会医学研究方法。

第一节 概述

一、社会医学研究的特点

（一）社会医学研究的科学性

社会医学研究是科学研究。科学体系中的实证性、理论性、经验性和客观性同样适用于社会医学研究。社会医学研究社会因素与健康之间的关系及其相互作用规律，探讨提高人群健康水平的社会医学手段，其研究过程包括对问题的定义、阐述、测量和数据的收集、整理、分析和解释，以及最终的理论提升和概括，所有这些都要求用科学客观的态度和手段进行研究，而不得掺杂个人主观因素。由于社会医学研究的复杂性和人性化本质，牵涉到多种的利益群体，因此，保持社会医学研究的科学性是非常重要的。

（二）社会医学研究的跨学科性

人群的健康受到生物心理社会因素的综合影响。由于没有任何一个独立的学科的理论框架能够囊括这一研究的各个方面，而社会医学却能运用生物医学、心理和社会等其他学科的知识来研究这些因素对健康的影响，阐述生物心理社会因素对健康作用的范围、特点和持续程度，揭示健康的三维构架。社会医学的跨学科性还体现在学习社会医学的同时需要了解社会学、流行病学、管理学、卫生法学、卫生经济学、卫生统计学、计算机应用等多种相关学科知识，融会贯通这些学科的概念性框架、理论和方法，从而丰富社会医学研究的手段。

（三）社会医学研究的群体性

社会医学研究侧重于群体而不是个人。在医学科学研究上，临床研究主要集中在对单个病人提供的预防、诊断和治疗性服务所产生的功效；生物医学研究则侧重于考虑亚个体水平上疾病与健康的状况、发展进程和机制；环境卫生研究主要集中于那些通过干预环境因素来提高人群而不是某一个人健康水平的服务；而流行病学则与社会医学一样，侧重于群体研究。社会医学研究社会健康状况，目的就在于揭示人群的健康水平，其研究的指标体系都是群体的，都可以进行比较。

（四）社会医学研究的社会实践性

社会医学研究是应用性的，它源于社会，又应用于社会。虽然社会医学也研究一些前瞻性的课题，以揭示学科的发展趋势，显得有些“脱离实际”。但是，社会医学研究常常受到其应用性和以解决问题为出发点的特性的限制，在受发展理论需要影响的同时，也受到社会实际需要、个人爱好和兴趣等多种因素的影响。由现实社会和决策者所确认的社会医学问题常常促使人们开展社会医学研究。因此，社会医学领域内的研究不是出于猎奇，而是服务于现实，以提高人群健康水平为目的，为制定正确的卫生政策提供科学依据。

二、社会医学研究的目的与内容

社会医学对社会状况（包括政治、经济、文化、阶层等）、卫生服务和人群健康状况等进行研究，目的在于发现影响人群健康的问题或潜在的问题和原因，为提高人群健康水平编制卫生规划、制定卫生策略、采取卫生措施提供科学依据。其过程犹如医生看病，为人群健康状况做出“社会诊断”，为解决影响人群健康的社会问题开列“社会处方”，为观察社会处方的效果做出“社会评价”，最终达到防治疾病、改进卫生服务水平、提高人群健康状况的目标。

社会医学研究的内容包括：

1. 社会状况，包括社会经济、政治、文化、人口状况等。

2. 卫生服务状况，包括社会可提供的卫生资源，人群对卫生服务的需求与需要、卫生服务利用及其影响因素，卫生服务的效果、效用与效益等。

3. 社会健康状况，包括某一特定群体的健康状况、人群健康、国民健康以及国民健康的国际比较等。

4. 影响健康的社会因素，尤其是心理、社会、行为与生活方式等。

三、社会医学研究过程

过程（process）是指获得最终结果或产出的一系列行动。科学知识具有可验证的特征。如果一项研究在人群不同样本中重复进行，研究结果的进一步论证称为重复（repetition），后者可以进一步支持研究结果。为使论证（demonstration）成为可能，研究者应当以可接受的方式设计其研究并清楚地表达整个研究过程。在科学研究中，研究产品本身就是知识。科学研究永远不会有尽头，相反，它会不断地改进以适应新的形势。我们总是尝试性地接受研究结论，因为在将来它有可能被证明是错的。2005 年 10 月 3 日获得诺贝尔生理或医学奖的两位澳大利亚人罗宾·沃伦和巴里·马歇尔，就是这样在 1982 年推翻了胃溃疡是精神压力所致的传统理论，他们发现造成胃溃疡的主要原因是幽门螺杆菌，从而使这种慢性病变成可以通过服用抗生素等药物治愈的疾病。

社会医学研究过程一般包括：

（一）选择课题，陈述假设

这一阶段要求研究人员把握研究的总体目标，确定具体的研究主体，明确与主题相关的理论和文献，阐明研究变量和概念的含义，并最终提出总体假设或研究议题。比如，你想研究更年期妇女的生命质量，首先你必须了解这一主题的研究状况，从中把握你想研究的领域。其次，你必须明确什么叫更年期妇女，你要确定符合这一称谓的标准，比如，你可以确定研究对象必须具备绝经 2 年以上、拥有完整的子宫、半年内未接受过激素替代疗法、无影响研究的精神性疾病以及具有可以自填问卷的文化程度等条件。第三，就是要确定研究的变量，明确更年期妇女生命质量的指标体系及其准确的含义。

（二）确定总体研究策略

在研究者明确相关数据来源、制定研究计划或构想（以获得研究经费），并做好研究实施的组织和管理方面的准备之后，研究人员就应该为其所做的特定研究选择具体研究方法（即研究策略）。有许多研究方法可供研究者选择。例如，定性分析（包括个案研究）、实验调查研究（包括纵向研究）、二手资料的分析、研究评价（包括 meta 分析）和评价性研究等。每种研究方法都有各自的优缺点，因而适应于研究不同的问题。通常来说，最好的策略是几种方法共同使用。

（三）研究设计

这是指研究人员为确定的主题制定一个全面的计划或框架。包括研究方法的选择、分析单位、要测定的变量、数据的收集、整理及分析策略。缜密的研究设计可以防止重大失误，减少严重错误。当然，由于并不是所有问题都具有可预见性，因此，在研究过程中，有必要因应问题的变化而进行研究计划的调整。

（四）样本抽样

在这一阶段，研究人员必须明确要用什么样本来描述所要研究的整体，并明确样本的含量、决定抽样方法和抽样程序。

（五）测量

在这一阶段研究者需要设计一些方法把特定的定义转化为根据以往经验可观察的事件或变量，并且要保证测量的信度和效度。由于在社会医学调查研究中常常会用到，因此研究人员在设计调查表时要掌握这方面的方法和具体技术。

（六）数据收集

数据收集主要指收集观察性数据。不同的研究方法常常影响对测量方式的选择。最常用的数据收集方法是访谈（电话访谈或面谈）和调查表调查。在选择测量方法时应该考虑到各种测量方式的优缺点。

（七）数据分析

一般来说，原始数据无法被直接用于分析和解释问题。只有通过加工成为可分析的形式，才能进行分析。数据分析就是运用统计学方法来处理加工过的数据，以得到研究假设或研究议题所反映的结论。研究人员通晓常用统计学知识，可有效提高研究设计和测量水平。

（八）应用

完成数据分析之后，就是解释和运用研究的结果。通过报告、发表论文或专著等形式将研究结果公之于众，可以让学术界共享自己的贡献。在这一过程中，研究人员还应该对研究主题的未来提供一些建议，并指出在未来研究中应该克服哪些缺点与不足。

四、社会医学研究中的伦理学问题

在日常生活中，道德与伦理是群体成员的共识。不同群体有不同的道德标准，韦氏辞典对伦理（ethics）的定义是“与特定职业或群体相一致的行为标准”。在社会医学研究中，应十分重视伦理学问题，尽可能避免违背群体共识，违背普遍流行的伦理准则。

（一）自愿参与

社会医学的研究项目经常要介入他人生活或询问隐私问题，如更年期妇女生命质量研究要询问到性生活问题，包括频率、感受及受更年期症状的困扰程度等。在许多研究中，不管是调查员上门还是邮寄问卷调查，都意味着在受访者没有提出要求的情况下，一项让他费时费力的活动就要开始了。我们曾经在1990年进行一项关于口腔科医技人员需求量预测的研究，其中部分现场研究是抽样调查人群口腔疾病的现患情况，结果是每逢中午和晚上就到调查对象家中，要求他们暂停吃饭，打开口腔进行牙齿健康状况的调查。那个时候的确没考虑他们愿不愿意，而是尽力劝说他们接受调查，以便完成项目。

医学研究伦理的主要信条是参与实验者一定是自愿的。同样的规范也适用于社会医学研究。任何人都不应被迫参与。我们在2001年承担的联合国/世界卫生组织－中国政府联合项目“民营医疗机构的作用与范围”的研究中，就十分注意自愿原则，尤其是深入访谈和小组焦点访谈，全部内容要求录音，在征得研究对象的同意下，还是如期完成了任务。若背着受访者偷偷录音，虽然结局是一样的，但却违背了伦理准则。

（二）不伤害研究对象

社会医学研究绝对不能伤害研究对象，不管他们是否自愿参与。最明显的实例就是，披露研究细节会使研究对象感到尴尬，或会危及家庭生活、朋友关系、工作等。

在研究的过程中，研究对象可能会受到心理伤害，因此，研究者应找出并防备这类最细微的危险。例如，在研究贫困人群的医疗保障问题，研究对象会被要求回答有关低收入、领取社会救济等贬低身份的个人特质。透露这些资料多少会让研究对象感觉到不舒服。研究项目有时会迫使研究对象面对平常不太可能考虑或不愿意再次提及的问题，如为了制定一份预防意外伤害、提高人群健康水平的计划，会对已受过意外伤害的人进行回顾分析，以求明了意外伤害的主要影响因素，逐步深入的访谈，会挑起研究对象回顾往事，某些可能不正义、不道德或者是痛苦的经历会浮现眼前，勾起对过去发生过的伤感事件的回忆，重现痛苦的感触。

自愿参与和不伤害参与者，已经越来越正式化，形成了“知情同意”的共识。于是，医学实验中的受试者会在讨论中被告知实验的内容，以及可能遭遇的危险。实验执行者会要求他们签署一份声明，表示他们已了解其中的危险，但仍选择参加。新的医疗事故处理条例的出台，要求医院和医生重视“知情同意”的问题，以免事后导致不必要的纠纷。

（三）匿名与保密

保护研究对象的权益首要的是保护他们的身份，特别是在进行调查研究的时候。如果披露研究对象被调查时的反应必定会伤害到他们，因此，坚守这项准则显得十分重要。在问卷调查中，如果在问卷上事先有了编号，就会降低大约8%的回收率，因为部分被调查者认为你是为了掌握他们的情况才事先编号的。如果要他们填写姓名、地址或电话号码，则回收率会再次减低。为了保证为被调查者保密，同时增加调查对象的反应水平，就应充分使用匿名（anonymity）和保密（secrecy）这两种技巧。

当研究人员无法辨认哪种反应属哪个特定研究时，这个研究对象就可以说是匿名的。因为在现场研究时，研究对象是可知的，但资料统一收集之后，已无法判断来自于谁，就可称得上是匿名的。此外，以邮寄方式进行问卷调查，而问卷回收之前并没有可辨别的编号，这个研究就是匿名的研究。

博里奇和塞希尔（Robert Boruch & Joc Cecil，1979）曾深入研究有关保密的议题，并且提供了好几个可以确保研究对象身份永远不会被公开的技巧。最基本的方法就是当可辨别的资料不再有需要时，就立即删除。例如，很多问卷的设计，就把有辨别身份的资料放在首页，在不需要知道研究对象身份之后，就可以把首页撕掉。

（四）建立伦理审议制度

在美国，有关人的研究的伦理问题已受到联邦法律的管制。任何机关团体，如果想要获得联邦的支持，就必须成立学术研究委员会（Institutional Research Board，IRB），负责审议组织内所有以人类为对象的研究计划，以确保人权和个人利益。美国民意研究协会（the American Association for Public Opinion Research，AAPOR）制定的行为规范就明确提供工作行为的职业实务原则是：①谨慎收集和处理资料，采取所有合理的步骤来假设结果的准确性；②谨慎进行研究设计和资料分析；③在所有研究报告中，应该准确、详尽地叙述研究发现和研究方法。对研究对象，他们遵循的原则是：①不应欺瞒研究对象或使用虐待、强迫或羞辱研究对象的策略与方法；②应该保障每一位研究对象的匿名权，除非对象为了特殊目的放弃匿名保护。除此之外，对所有足以辨别研究对象身份的资料应该严加保密。

第二节　定量研究

社会医学定量研究无所不在。定量研究的准确性取决于研究者。在社会医学定量研究中，不少人可能会认为其准确性无懈可击，但是，实际上定量研究可能会比大多数人预想的还要脆弱，还要容易出差错。定量研究需要仔细、深思和技巧。

一、定量研究的误差问题

定量研究可在下面几个方面产生误差，必须引以注意，否则，研究结果就会产生偏倚，研究结论就会不准确。

（一）测量工具产生的误差　测量工具误差（instrument errors）来源于问题提得不妥或应用不当。包括：

1. 一题两问　在问卷设计中，比较容易出现的失误之一是一题两问（double-barreled question）。比如，“你自觉生活幸福快乐吗?”这是一题两问。一个人可能感到自己的生活既幸福又快乐，也可能感到幸福但不快乐，或快乐但不幸福。因为幸福与快乐不是同一个概念。为了避免这种错误的发生，设计者应该经常扮演被调查者的角色，领悟问题的含义，并考虑各种不同的观点。

2. 隐含否定　隐含否定（implicit negatives）在测量中出现超出字面意义且混淆测量的“限定性”字眼。典型的例子包括使用“应该容许”的字眼和“应该禁止”的字眼。这些表达带有不同的含义，容易对测量的准确性产生干扰。

3. 误解　问题设计者必须预料到受调查者对某些字眼可能产生的误解而予以避免，如电话调查中避免使用容易产生误解的发音相近的字眼。广东人讲话往往“黄”“王”不分，应该问清楚是“草头黄，还是三横王”。

4. 最少选项　在电话调查中，应注意选项保持在最少。例如，你在电话中问了一大串问题，然后再问：“对这些问题你的态度是非常同意、同意、比较同意、无所谓、不太同意、不同意、非常不同意”？过多的选项会使受访者感到难以应对。因此，重要的原则是，要使问题及其答案简单到足以完成研究任务即可。

（二）应用误差　应用误差是指在实施研究过程中因管理失当导致的误差，如没有按计划分配测量工具，未提供简明易懂的指导书给参与者等。

（三）抽样误差　抽样误差有两种，一种是不正确抽样引起的误差，如未给予总体中所有个体同样被抽中的机会；另一种是不可避免的随机误差。抽样误差的详细介绍可参见统计学专著。

二、定量研究的层次

定量研究的层次可分成四层：定类测量研究、定序测量研究、定距测量研究和定比测量研究。

（一）定类测量研究　定类测量研究（nominal measures）是一种粗略的测量。定类研究与命名和分类有关。例如，我们要研究民族与健康的关系，需要了解每个调查对象的民族属性，包括汉族、苗族、藏族等，可以用1、2、3等数字予以代表，以便于统计分析。同类研究还有性别（男性与女性）、职业（工人、农民、教师、军人……）、婚姻（未婚、已婚、离婚、单身……）、宗教（佛教、道教、天主教……不信教）等。定类测量得到的数据一般只能做计数资料的统计分析，包括频率指标、卡方检验等。

（二）定序测量研究　定序测量研究（ordinal measures）是指将回答进行分类的同时将它们以某种方式分级或排序。定序测量研究的取值可以按照某种逻辑顺序将研究对象排列出高低或大小，确定其等级及次序。也可以将某特征或标准区分为强度、程度或等级序列。例如，测量被调查者的文化程度，可以将他们分为未入学、文盲、半文盲、小学、初中、高中及中专、大专、大学及以上等。又如，就诊医疗机构可为个体诊所、社区卫生服务机构、街道医院、区级医院、市级医院、省部级医院等。在社会医学研究中，研究者可以用定序测量来对人们的社会地位、生活水平、住房条件、工作能力等特征进行类似的等级排列。

定序测量研究不仅能够像定类测量研究一样，将不同事物区分为不同类别，而且还能够反映事物或现象在高低、先后、强弱、大小等序列上的差异，其数量特征比定类测量研究高一个层次，因此，得到的信息也多于定类测量研究。在实际研究中，常常给序列赋值，以便于研究者进行统计学分析。

（三）定距测量研究　定距测量研究（interval measurement）不仅将变量排序，也测量等级之间的距离和数量差别。比如，测量人的智商和体温就是典型的定距测量研究。定距测量研究比定序测量研究又高一个层次。因为，定距测量不仅可以回答哪一类别的等级较高，还可以说明高出多少个计量单位。例如，某位现任总统的智商为135，另一位总统候选人的智商为95，那么，不仅能说现任总统智商高于候选总统，还可以说现任总统的智商比候选总统的智商高出40。同样地，两个发热的病人，甲为38.5℃，乙为40℃，乙发热的程度比甲严重，因为体温高出甲1.5℃。

定距测量研究可以较详尽地描述现象，比如，我们在测量被调查者的岁数时，有些设计者喜欢问，“你的年龄：A儿童（9岁以下）、B少年（9~18岁）、C青年（19~44岁）、D中年（45~59岁）、E老年（60岁以上）”，由被调查者选择，这是一种定序测量研究，这样问便于统计分析，但漏掉了很多信息。这个问题若改为“你的出生时间：____年____月”，则是一种定距测量研究，它获得的信息更准确全面。同属于中年，定距测量研究可以直接比较两两之间的年龄差距。

定距测量可以取值为零，但这个零不是数学意义中的零。比如，冬天气温的零度，绝对不是没有温度，而是指气温研究达到冰点温度。

（四）定比测量研究　定比测量研究（ratio measurement）除了具备以上三种研究的全部特性之外，还具有一个具有实际意义的绝对零点。因此，其测量所得的数据不仅可以进行加减运算，还可以进行乘除运算。例如，反映人群健康状况的指标如出生率、死亡率、发病率等，都是定比测量研究的测量。我们说北方人群高血压患病率（12%）是南方人群（8%）的1.5倍，表明高血压罹患情况以北方为严重。这种测量，有一个绝对的零点（如高血压患病率最低为零），这个零点是具有实际意义的，也是定比测量与定距测量的重要区别。

以上四种不同的定量研究具有从低到高的层次特征。高层次的定量研究具有低层次研究的所有功能，因此，高层次测量既可以测量低层次测量的内容，也可以测量低层次无法测量的内容。高层次测量可以进行高层次测量处理，也可以当成低层次测量处理，它具有“向下兼容性”。在社会医学研究中，要紧紧记住这样一个原则，能够进行高层次测量的研究，绝对不要做低层次测量，否则，会丢失许多可贵的信息，导致研究结论的局限性。

三、指数与量表研究

在社会医学研究中，有时需要研究人们的态度、看法、意见、性格等主观性很强的内容，这些内容用单一指标进行测量往往不能说明问题，因此，需要用到以指数形式或量表形式出现的复合测量。后者不仅可以有效缩减资料数量，还可以区分出人们在这些态度或概念上的程度差别。

（一）指数与量表的概念

指数（index）是指由多个不同回答所构成的一个简单累加的分数，它是由一组有关事物的态度或看法的陈述构成，回答者分别对这些陈述发表同意或不同意的意见，然后按某种标准将回答者在全部陈述上的得分加起来，就得到了该回答者对这一事物的量化结果。在指数中，每一个具体的陈述（条目）在对概念的测量中都具有同等的地位，占有同等的比重，彼此间也不存在特定的顺序结构。如表 4－1 就是一个指数的例子。

表 4－1　贝利生育意愿指数①

	同意	不同意
1. 结婚的主要原因之一是要生孩子	1	0
2. 只生一个孩子是错误的，因为独生子女是在孤独中成长，且由于无兄弟姐妹而忧郁	1	0
3. 生育孩子是一个妇女所能具有的最深刻的经历之一	1	0
4. 有男有女比仅有一个孩子好	1	0
5. 没有孩子的妇女决不会感到完全满足	1	0
6. 男人只有当上父亲才算是“真正的男人”	1	0
7.（由于生育控制、绝育或年纪因素）不能导致怀孕的性生活是不道德的	1	0
8. 未婚的、或者结了婚而没有孩子的男人可能是同性恋者	1	0
9. 妇女的首要职责是做母亲，只有在不影响其母亲职责时，才谈得上她的事业	1	0
10. 没有孩子的夫妇实在可怜	1	0

①见 Kenneth D. Beily，Methods of Social Research，Third Edition，Free Press，1987，p344

以上指数测量的是人们对生育子女的态度，同意的记 1 分，不同意的记 0 分。最高得分为 10 分，表明回答者对生育子女的强烈义务感；最低得分为 0 分，表明回答者感到没有义务生孩子。表中每个陈述所表达的态度方向与记分方向一致。

上述指数有一个潜在的假设，即每一个态度陈述都具有同等的效果，是“等值的”，只有这样，我们才能说总得分为“8”的回答者比总得分为“2”的回答者在生育子女的义务感方面有强烈的区别，前者义务感强，后者弱。

1990 年联合国首次应用人类发展指数（Human Development Index，HDI）来评价各国的发展。HDI 不仅考虑了国民生产总值（GNP）和人均 GNP 购买力，还增加了识字率和期望寿命维度。用 HDI 评价比单独使用某个指标来得全面。比如，在 1995 年，科威特由于石油收入和高购买力使之在 GNP 和人均 GNP 购买力单项排名中位居全球第 18 位和第 3 位，但是，由于科威特未能将这些优势转化为良好的教育和国民健康水平的提高，因此，其人类发展指数落在了全球的第 31 位。相反，加拿大在 GNP 单项排名只在第 14 位，人均 GNP 购买力单项位于第 10 位，由于加拿大有良好的国民教育和健康水平，其 HDI 位居全球首位。

由此可见，指数具有综合的效应，能更全面地反映事物的本质。

量表（scale）是一种具有结构强度顺序的复合测量，即全部陈述或条目都是按一定的结构顺序来安排，以反映出所测量的概念或态度具有的各种不同程度。下表是国际全科医生组织推荐的一个简化的生命质量量表，这个量表已经在全世界 50 多个国家试用，认为既全面，又简单易操作，特别适用于慢性病患者（表 4－2）。

表 4－2　COOP/WONCA 量表

(1) 生理适应性：你最多能做何种运动量的活动并至少持续 2 分钟？
1. 运动量很大　2. 大　3. 中等　4. 轻　5. 很轻
(2) 情感：你被焦虑、抑郁、烦躁或消沉和悲哀等情绪问题困扰到什么程度？
1. 完全没有　2. 有一点　3. 中等　4. 严重　5. 很严重
(3) 日常活动：当你在家里和外边从事日常活动或工作时，你的身心健康问题给你造成多大困难？
1. 完全没困难　2. 很少有困难　3. 有一些　4. 有困难　5. 极其困难
(4) 社会活动：你的身心健康问题限制了你和家庭、亲友、邻居或同事的社会交往吗？
1. 完全没有　2. 轻微　3. 中等　4. 相当程度　5. 极其严重
(5) 健康变化：和两周前相比，你现在的整体健康状况有何变化？
1. 有很大进步　2. 有一些好转　3. 差不多一样　4. 差一些　5. 很差
(6) 整体健康：你怎样形容自己的整体健康状况？
1. 好极了　2. 很好　3. 好　4. 还行　5. 差
(7) 疼痛：过去 4 周内，一般来说你感到身体上疼痛的厉害程度是？
1. 没有疼痛　2. 很轻微的疼痛　3. 轻微　4. 中等　5. 很痛

从以上量表看，总得分为 7～35 分，得分越低，表明受身心健康限制的程度越少，得分越高，健康状况越差。

（二）李克特量表

李克特量表（Likert Scaling）是指数的一种特定形式，它由美国社会心理学家李克特（R.A.Likert）于 1932 年在原有的指数形式的基础上改进而成。李克特量表与指数相比的最大特点是回答不再是“是”或“否”，“同意”或“不同意”，而是被分成“非常同意、同意、不知道、不同意、非常不同意”五类。李克特量表在社会研究中应用很广泛，社会医学研究也越来越关注这种量表。表 4－3 是一个例子。

表 4－3　李克特量表

请你对下列看法发表意见，并在每一行选一个方框内打√

	非常同意	同意	无所谓	不同意	很不同意
1. 中国的卫生改革总体来看是不成功的	□	□	□	□	□
2. 中国推行社区卫生服务很成功	□	□	□	□	□
3. 中国农村合作医疗发展形势很好	□	□	□	□	□
4. 中国农村卫生改革进展太慢	□	□	□	□	□

从表 4－3 中可看出，这四条描述所代表的倾向是不同的，对于描述 1 和 4，可从“非常同意”到“很不同意”按 5、4、3、2、1 赋值；对于描述 2 和 3，可从“非常同意”到“很不同意”按 1、2、3、4、5 赋值。这样，每个回答者的得分就可以相加，其得分越高，表明对中国卫生改革持“不成功”的看法越浓厚。

李克特不仅改进了指数的形式，还提出了帮助研究者从量表中消除有问题条目（描述）的方法。这种方法成为研究者设计量表时确定量表条目的主要依据。其基本程序包括：

1. 围绕要测量的主题，以赞成或反对的方式写出与之相关的若干条目（一般为 25～30

条)，对每一条目都赋予 5 个答案：非常同意、同意、无所谓、不同意、很不同意，并根据赞成或反对的方向分别赋以 1、2、3、4、5 分。

2. 在所要测量的总体中，选择部分对象（一般在 30 人左右）进行试测。

3. 统计每位受测者在每个条目上的得分以及每人在全部陈述上的总分。

4. 计算每个条目的区分度，删除区分度低的条目，保留区分度高的条目，形成正式量表。区分度的计算方法是：先根据受测对象全体的总分排序；然后取出总分最高的 25%和总分最低的 25%的人，并计算这两部分人在每个条目上的平均分；将这两个平均分相减，所得出的就是这个条目的区分度系数。区分度系数绝对值越大，说明这一条目的区分度越高。

5. 删除没有区分度或者区分度过低的条目。

第三节　定性研究

一、概述

定性研究是一种试图从个人自身角度出发，了解事物对个人所具有意义的一种系统化研究。多年来，有关定性研究和定量研究谁优谁劣的争论，一直未停止过。在社会医学研究中，这两种方法都很重要。懂得这两种方法的灵活、恰当的应用，比单纯盲目遵从一种研究方法要好得多。

定性这一概念，有时被滥用于指称所有非定量的研究，这是不恰当的。例如，使用焦点小组法进行一种比较独特的医疗市场研究，常常被贴上“定性”的标签。在这种方法中，研究对象应邀被安排在某一研究基地，由主持人领他们参观某一新的医疗产品，要求他们就主持人感兴趣的问题提出自己的看法和意见。研究者透过这种“单面镜”，对人为构建的群体进行观察、录音或录像，这是对市场驱动下有关的经营方式问题做出回答的一种有趣的方法，有时很有用，但它并不是真正意义上的定性研究。原因是：①该研究的环境不是自然环境；②讨论和评价的对象对营销者有重要意义，但对这个人为构建的团体本身可能意义不大；③这种研究对我们了解人类行为没有多大的促进作用。

第二种错贴标签的情况发生在定量研究中。研究人员在制定一份结构问卷之前对受访者进行一些开放式访谈，或者在结构性问卷中加入一个开放式问题，以便获取研究者难以预见的一些答案，这常常被误认为是在进行定性研究。

以上两种方式都改进了定量研究的质量，但它们不属于定性研究。

（一）定性研究的特性

定性研究基于一种假设，即人类行为是由人类对外界的刺激而产生的有思想、有意义的反应所构成的。事物对人们的意义不同则反应不同。意义不是静止的，而是动态的。正因为这样，世界才充满活力，丰富多彩。不过，在人们的行为中，也不难发现规律与模式，将世界规律化和模式化是人类与生俱来的天性。也正因为这样，真理被视为是相对的、特定的，今天被认为是真实可靠的事物，也许在明天就不再是真实的了。对于一种环境的某一群人来说是真的事物（如相信上帝是存在的），对不同环境的另一群人来说也许不再是真的。

定性研究者认为：意义既是个人的，又是共享的，意义产生于个人与他人之间的互动，意义视环境而定。

定性研究最大特征之一是尽可能在自然环境中研究和发现意义。例如，听音乐的意义因人而异，随着听音乐的环境不同其意义也不同，定性研究者希望研究这些不同的意义，并从中找出一些共性的东西。同样是一首乐曲，在音乐厅里欣赏和医院里播放意义是不同的。相同环境欣赏同一首曲子，有些人可能欣赏它的旋律，有些人可能欣赏它的意境，有些人可能会与某种情景联系在一块来欣赏。对于定性研究者来说，像“您昨天晚上听音乐了吗？请在‘是’或‘非’上打钩”之类简单的二选一问题，是无法显现个体的、不同情景中的听者、不同欣赏行为之间的细微差别的。

许多中学生喜欢看青春偶像演的电视剧，这种收视行为常见于公共场所（如在食堂），学生们在这里谈论演员和情节。显然，集体收看与在自己房间里单独收看，情形是不一样的。

因此，为了了解事物在不同环境中的意义，定性研究者在自然场所进行研究，比如家中、休息室、俱乐部沙龙、办公室、酒吧、图书馆、剧院、医院、街头等。简而言之，即在所研究的行为自然发生的任何场所进行研究。

定性研究的第二个特征是从被研究者的角度来观察世界和事物。定性研究者相信，他们自身对世界所持的特殊看法可能与他们要研究的某一群体相去甚远。为此，定性研究者必须暂时搁置他们对事物意义的看法，将注意力集中在对研究对象的不断观察、访问和交谈上。在研究过程中，他们通常把被研究者视为参与者，只有通过对参与者来说是自然状态的观察和资料收集，才能真正了解到参与者心目中的世界，而格式化的问卷和评分式的量表是研究者眼中的世界。定性研究不需要像定量研究那样收集可验证的硬数据，而主要是收集一些语言和视觉资料，这些资料是“有效、真实、丰富和厚重的”。当然，定性研究并不是排斥定量研究，也不反对数字、计算及统计。只是这丰富多彩的世界里，往往不是由统计分析所构成。

定性研究者不是依赖统计分析，而是以人类的洞察力去发现他们所收集资料中呈现出的规律与模式。研究者的解释是否正确，检验方法之一是将它们提交给研究参与者，看他们是否同意这些看法。

（二）定性研究与定量研究的比较

定性研究侧重和依赖于对事物的含义、特征、隐喻、象征的描述和理解；定量研究侧重于对事物的测量与计算。为此，可以说定性研究是用文字，而不是用数字和度量来描述现象；而定量研究则与此相反，是用数字和度量而不是用文字来描述现象。

从研究的范式看，定性研究从属于自然主义（人文主义）范式，其研究要求在自然的环境和条件中进行，研究结果和意义也只适用于这种特定的环境和条件。其方法的核心是整体地理解和解释自然情景。定量研究从属于实证主义，其研究范式接近于科学范式。

从研究逻辑基础分析，定性研究属于归纳分析，它以描述性分析为基础，在特殊情景中归纳出一般的结论；定量研究则相反，它从一般原理推广到特殊情景，因此，它属于演绎分析。

从理论上分析，定性研究通常与理论建构的目标相伴随，它不强调在研究开始时对所研究的问题有一种明确的理论基础，而是在研究过程中逐渐发现和形成理论。随着研究的不断深入，理论不断被选择、被修正，甚至被放弃。定量研究则常常被用于理论检验，它从一开始就倾向于以理论为基础。

在分析方法上，定性研究倚重于文字描述；定量研究偏向于统计分析。在研究方法上，定性研究以实地研究为主；定量研究以实验研究和调查研究为主，在资料收集方法上，定性研究主要通过观察、访谈来获取信息；定量研究则可通过量表、问卷调查和结构观察等获取信息。从研究特征上，定性研究以主观为主，定量研究以客观为主，见表4-4。

总而言之，定性研究和定量研究是社会医学研究方法学的两个方面和主要途径，它们可为我们提供两幅不同的图画。孰优孰劣，不可妄下定论。在现实工作中，两者并不对立，而是互相补充，相得益彰。作为一个社会医学研究者，如能熟练掌握二者，必定比只掌握其一者更能游刃有余地开展科学研究。

表4-4　定性研究与定量研究的比较

比较内容	定性研究	定量研究
哲学基础	自然主义	实证主义
研究模式	自然模式	科学模式
逻辑基础	归纳推理	演绎推理
理论基础	构建理论	检验理论
资料收集	观察、访谈等	量表、问卷调查等
资料分析	文字描述	统计分析
研究方式	实地研究	实验研究、调查研究
研究特性	主观研究	客观研究

二、定性研究方法

定性研究有各种各样的方法。定性研究者努力像研究对象一样去了解世界，最常用的方法包括观察法、访谈和文献分析。

（一）观察法

1. 观察的概念及其类型

社会医学研究和对自然现象的研究一样，离不开观察。观察法是最纯粹的定性研究方法，也是一切科学研究的基本方法之一。与日常生活中人们对各种事物的观察不同，社会医学研究者是带着明确的目的、用自己的感官和辅助工具去直接地、有针对性地、亲临其境地了解、体察正在发生发展和变化着的事物和现象，最终对所观察到的事实做出实质性和规律性的解释。

按照观察法研究中研究者所处的位置和充当的角色，可以将观察分为局外观察和参与观察。按观察地点的不同可将观察区分为实验观察和实地观察。还可以根据观察方式的结构程度将观察分为结构式观察和无结构观察。

（1）参与观察与局外观察

参与观察（participant observation）是指研究者进入研究现场，通过观察、交谈和与研究参与者一起活动，试图像研究参与者一样理解世界的观察。参与观察法始于人类学家的研究。人类学家为了科学研究，他们告别家人，长途跋涉到一些遥远的岛屿上，花几年时间研究土著文化。这是最经典的参与观察。不过，也可以在所限定和更方便的基础上，对团体行为进行参与观察。例如，你想研究医院门诊服务中的病人在等待上要花多少时间，可以选择门诊病人群体，观察他们在整个诊疗过程中的时间分配。可记下他们进入门诊部的时刻，记下排队挂号的时间，等待医生看病的时间以及排队等待计费、排队等待取药、排队等待检查等的时间消耗。与此同时，你可以观察门诊病人之间的互动，并记下他们对整个诊疗过程的评价，尤其是对排队等候时间的评价。你可能还要访问许多参与者，并连续观察好几个星期，以确保所观察到的是具有代表性的行为，一直进行观察直到不再需要观察为止（即已达到信息饱和，似乎没有什么新鲜事情会出现）。你的第一个观察阶段可能会持续 1 到 2 个小时，这会提示你以什么形式的观察以及收集什么类型的资料会有用。参与观察很花时间，而且常常不太方便，但是，如果你真心想了解某一现象的全部形态与构成，它的优点胜过任何缺点。参与观察法的研究者通常不是从对研究主题的先验印象和一整套测量工具开始，而是经常在收集资料的过程中形成他们的概括、归纳与方法论。他们依靠的是研究对象对其“文化”的阐释。研究者开始是带着问题到实地去，寻求资料和“理论性的解答”。

局外观察也称为非参与观察（non-participant observation），即观察者处在被观察群体或被观察现象之外，完全不参与其活动，尽可能地不对群体或环境产生影响。形象地说，局外观察就是“袖手旁观”，就是“坐山观虎斗”。最理想的局外观察是观察者隐蔽起来观察，使被观察者一点也意识不到有研究者在场。这种方法常用来研究儿童的行为，或用于研究公共场所及公众闲暇活动中人们的行为。在一项研究的最初阶段，人们有时也采用这种观察方法去了解最基本的情况，以帮助形成问题的焦点或研究的假设。

（2）实地观察与实验室观察

实地观察（field observation）是指在现实生活场景中进行的观察。它是一种直接的，不借助其他工具或仪器的观察。在卫生决策前，如对农民卫生服务的决策之前，决策者往往要分头到各个有代表性的农村地区进行调研，其中深入农村，直接考察农民群众的生活环境、工作环境、健康状况及卫生服务的需求与供给情况等，就是一种实地观察。通过实地观察，往往可以获得宝贵详实的第一手资料，对决策者的决策思考有很重要的帮助。

实验室观察（laboratory observation）是指在配备有各种观察设施的实验室内对研究对象进行的观察。这种观察方法在心理学研究中经常使用，也常用于社会学及其他学科的研究。在这种实验室中，研究者一般是借助一种单面镜来进行观察。镜子里面的人看到的是一块不透明的黑板，而镜子外面的人看到的是一块普通的透明玻璃，里面的人看不到外面，而外面的人却可以看到里面。此外，实验室各个不同的方向都装有隐蔽的摄像镜头，研究者可以根据需要摄下室内的各种活动内容。由于实验室观察需要一定的条件，观察研究的范围和对象也受到一定的限制。因此，这种方法的应用较少。

（3）结构观察与无结构观察

结构观察（constructed observation）指按照一定的程序、采用明确的观察提纲或观察记录表格对观察对象或现象进行的观察，通常结构观察多采取局外观察的方式进行，其观察的内容是固定的，观察记录表类似于结构式问卷。观察者根据统一要求，对每一个观察对象进行统一的观察和记录。

无结构观察（non-constructed observation）指的是没有统一的、固定不变的观察内容和表格，完全依据现象发生、发展和变化的过程进行的自然观察。无结构观察多采用参与观察的方式进行。

2. 参与观察中观察者的角色

在参与观察中观察者可以采取两种不同的角色，一种是“作为观察者的参与者”，这种角色是指研究者的身份对于所研究的群体来说是公开的，群体也接受了研究者，允许他参与他们的活动，使他能够进行观察和研究。这种角色的最大优点是，研究者能够相当公开地进行观察和询问他所关心的问题，受到的限制较少，其主要缺点是，由于被观察的人们十分现实地感到他们正在被观察，所以，他们的行为和活动往往受到影响，表现出不正常的情况。

另一种角色是“完全的参与者”，或隐蔽观察者，即研究者将自己的真实身份隐蔽起来，而以所观察的社区或群体中一个真实成员的身份去参与其中并进行观察。这是一种虚伪角色的形式。这种角色的最大优点是，研究者既能生活在被研究对象的生活环境之中，又能隐蔽地进行观察和了解被研究对象的行为表现，因此，所观察到的人们及其表现都比较真实且自然。它的主要缺点是涉及伦理道德问题，人们会认为研究者为了研究目的而欺骗了研究对象，剥夺了他们的“知情同意”权。

3. 参与观察法的特点及其应用

（1）参与观察的优点是明显的，在研究过程中，研究者不会把自己的看法和现实强加于他试图了解的那个世界；这种方法没有“先入为主”；它获得的现实与图像最真实；这种方法最有利于研究者“设身处地”地理解被观察者。

（2）参与观察方法也常常受批评，认为缺点明显：这种方法得到的资料往往缺乏信度；作为一种研究方法，它的程序是不明确的，它的观察是无系统的，它的资料是不能量化分析的，其结果是不能重复的。另外，参与观察法在很大程度上依赖于观察者的敏感性、领悟能力和解释技巧。观察结果受主观因素的影响大。观察法还存在一种危险：一旦观察者陷得太深，可能会失去观察的超然性和敏锐化，并变得过于想当然。

（3）参与观察法作为定性研究的方法之一，有其自身的特点与不足。参与观察法通常不是为了验证某种理论或假设，它的目的是对现象发生的过程进行直接的观察，搜集详细的资料，从而对观察的事物有个比较深入的理解。为此，参与观察不需事先假设，研究过程不受特定限制，在观察过程中还常常会发现原先始料未及的资料，得到意外的收获。但是，由于参与观察可能会产生信度不足、观察偏差及推论局限等问题，因此，在应用上应注意观察的时间，应用相对长些的时间来观察，以便尽可能全面了解观察的现象或群体。

（4）参与观察能否成功主要取决于研究者能否真正参与，能否被研究群体所接受。为此，应尽最大可能，做必要的解释，尽最大限度取信于被研究群体。

（5）参与观察的研究者应处理好角色转换问题。在研究时需要“融进去”，在资料收集、分析及归纳总结时，又要能“跳出来”，做到“当局者清”，自始至终保持研究者所应具有的那种客观、中立的观点。

综上所述，根据参与观察的特点，在运用该方法时应做到：一是尽快“融入”被观察群体，与他们“打成一片”；二是不带偏见，永远保持研究者所应有的客观、公正的科学态度；三是善于发现问题，分析问题，由表及里、由浅入深，不被当局所迷；四是坚持参与观察原则，保证有足够的时间和样本量，使观察结果可信可靠，推论确切无误。

（二）访谈

当参与观察太费时间或经费、通过协商仍然无法进入研究场地、或者研究对象的行为不适合进行观察时，研究人员可采用与研究对象进行深度访谈（in-depth interviews）的方法来收集资料。

深度访谈又称为无结构访谈（unstructured interview），它与结构访谈相反，并不依据事先设计的问卷和固定的程序，而是只有一个访谈的主题或范围，由访谈员与被访者围绕这个主题或范围进行比较自由的交谈，直到信息量饱和为止。深度访谈适合于、并主要应用于实地研究。它的主要作用在于通过深入细致的访谈，获得丰富生动的定性资料，并通过研究者主观地、洞察性地分析，从中归纳和概括出某种结论。

根据访谈的性质，可以将深度访谈细分为正式访谈与非正式访谈两种。正式访谈是指研究者事先有计划、有准备、有安排、有预约的访谈。我们于 2001 年承担联合国/WHO—中国政府联合项目“中国民营医疗机构的作用与范围”的研究，其深度访谈的性质就属于正式访谈。整个项目在广东、山西、四川三省进行，访谈的内容是统一的，访谈的对象也相一致，访谈的几个问题是事先由 WHO 专家和我国专家共同敲定的。访谈对象从省卫生厅官员，到市、县卫生局领导、公立/私立医院院长、公立/私立医院医生、公立/私立医疗机构的服务对象，均通过事先约定访谈的地点和时间。非正式访谈指的是研究者在实地参与研究对象社会生活的过程中，随时碰上的，无事先准备的、更接近于一般闲聊的交谈。记者采访大会代表就属于这种类型。

根据被访谈对象的数量，无结构访谈又可分为个别访谈和集体访谈两种。个别访谈是由一个访谈员同一个被访者进行单独交谈；而集体访谈则是指若干个研究对象集中在一起进行的访谈。

1. 进行深度访谈的要点

（1）访谈前，要对访谈的主要目标和需要了解的主要内容有一个明确的认识。只有在访谈前做到心中有数，才能在访谈中主动地掌握和引导好整个访谈的进程。一种有效的方法是备好访谈提纲，针对访谈提纲的内容进行预试验，把握进度和表达方式。尤其对小组焦点访谈，更要进行培训，主持人（访谈员）要善于组织、引导受访者回答问题，但又不能诱导他们回答问题，不要掺入个人观点。访谈提纲应写在笔记本上，或有专门的访谈卡，以便随时对照，以免错误。

（2）访谈前最好对被访者的背景情况有个大体的了解，以便访谈员能“针对什么人讲什么话”，尽快缩小访谈员与被访者之间的心理距离，尽快进入角色，增加共同语言，建立融洽氛围。

（3）以方便被访者，尽可能减少不必要的麻烦为原则。深度访谈会占用被访者的时间和精力，尤其是焦点小组访谈，让一组人（8～15 人）等待访谈者，或长途跋涉来接受访谈是不合适的。因此，实际操作中，访谈的时间和地点应以方便被访者为原则。访谈员在访谈之前应做自我介绍，并讲明访谈的目的和意义，表示打搅被访谈者的歉意，访谈结束后应感谢被访者，可能的情况下应赠送小礼物或纪念品。

（4）以饱满的热情，专心的态度完成整个访谈。访谈是一种艺术，访谈员专心致志的投入、认真的工作态度和谦逊的精神可以打动被访者，他们会乐于配合。在访谈的过程中，应当注重原始记录的完整性。因此，最好是在征得被访者同意的情况下，进行录音，同时也要做笔记，尤其是小组访谈，不做笔记光靠录音还不够。因为录音整理时，你已分不清这些声音来自于哪一位。若有笔记记下被访者的姓名或特征，记下录音带的位置，访谈结束后录音整理就可以对上号。

（5）保持资料的原始性和完整性。所有访谈过程用过的资料、记录、录音等，均要保存完好，其他资料如图片、相片、收集到的相关材料均需一并保存。录音材料的听写要求一字不漏、原汁原味，录音整理不要加入任何个人的说明、解释或语言修饰，以体现资料的原始性和客观性。

2. 控制访谈的方法

访谈控制是访谈过程中最重要、最难掌握的工作任务，也是整个访谈中最关键的环节之一。一般而言，应从如下几方面做好访谈控制工作。

（1）提问控制。包括：①对内容转换的控制。当访谈的内容从一个方面（或一个主题）转到另一个方面（主题）时，访谈员有责任、也要有意识协助被访者进行这种转变，应该在语言上有个过渡，或就被访者谈过的问题来一个简要的小结，接着再提醒进入下一个访谈内容，不要在被访者没有任何思想准备的前提下突然转变谈话主题。②对问题的重述和追问。当感到被访者对问题含义不理解、不清楚或有误解时，可通过重复问题来帮他们理解；当访谈者对被访者的回答有疑问时，也可通过重述其回答和追问来确证；当感到被访者回答不全时，可通过停顿不语或追问来引导被访者继续谈下去。③掌握好发问和插话的时机。通过适时插话和提问来巧妙地掌握和控制访谈的进程和时间分配。不同的访谈对象对相同问题的理解是不同的，表达的方式、能力、条理也会不同。在“民营”项目的访谈中，有一组医生接受访谈，当问及他们对民营医疗机构在卫生系统中的作用时，一位女医生就马上想到了个体医生，谈到了个体医生的投入产出与自己的差别，思路一下子回到了刻苦读书的时代，由此又谈到了“文化大革命”，结果讲了一连串不切主题的话，还回不到访谈题目上。为此，我们不经意地打断了一下她的思路，对她开始的这段话进行了一个巧妙的小结，并马上引她回到主题上来，这时，她才知道自己跑了题，尽快回到主题，谈完她的话。

（2）表情与动作。访谈员通过自己的各种表情和动作可以表达一定的思想和感情，从而达到对访谈的控制。这里有几个方面是重要的：①用心听讲，表示您非常珍惜被访者的每一句话，每个字眼，表示您很虚心，这种表情特别能鼓励访谈者踊跃发言；②表现出礼貌、谦逊、诚恳和耐心的表情；③表情要跟随发言者的变化而变化，与发言者的喜怒哀乐同步；④用关注的眼神看着被访者，表示你对他的言谈很重视；⑤用动作中断被访者的谈话，如通过送水、或者一些看似不经意的动作，打断被访者扯远的话题。

（3）访谈员自身的素质。访谈员自身的素质高低，直接关系到访谈的成败。如果访谈员是一个很有声望的学者，很受被访谈者的尊重，他的学识渊博，语言精练、幽默，能打动人，那么，访谈成功的可能性就很大，访谈的进程就很容易控制。相反，若访谈者是一个在校生，让他主持对主治以上医生的访谈，谈到深层次的业务时不知如何应对，那么，他就很难取得被访者的信任，就不容易控制访谈的进程。

（三）文献分析

文献分析（document analysis）是定性研究者试图了解事物对其他人意义的另一种方法。它使研究者能够知晓过去事物被诠释或被理解的方式。私人日记、报告、手稿、备忘记录、报纸、契约、录音、信件、电影、多媒体等，都是重要的文献分析对象。

1. 内容分析

内容分析（content analysis）是20世纪才开始兴起的一种新的文献研究方法。它通过考察人们所写的文章，书籍、日记、信件、所拍的电影、电视及照片、所创作的歌曲、图画等，来了解人们的行为，态度和特征，进而了解和说明事物的结构和情景的变化。它产生的基础是信息的急剧扩大。社会医学研究医学模式的转变，就需要对过去的疾病记录和死因登记进行内容分析。

2. 二次分析

二次分析（secondary analysis）也称第二手分析，指的是对那些由他人原先为别的目的收集和分析过的资料所进行的新的分析。这种新的分析主要有两种类型，分别为两种不同的研究目的服务。一种是从别人为研究某一问题而收集的资料中，分析与该问题所不同的新问题，即把同一种资料（已有的、别人的研究所收集的资料）用于对不同问题的分析和研究。另一种类型则是用新的方法和技术去分析别人的资料，以对别人的研究结果进行检验，即用不同的分析方法处理同一种资料，看看能否得出相同的结论。

二次分析的优点是：①省时、省钱、省力；②特别适合于比较研究和趋势研究。主要的缺点是：①所用资料的准确性或适用性不足；②二次分析研究者所需资料可能在现有资料中找不到。

三、定性研究资料分析

并非所有的资料分析都需要计算机。有时对于资料进行定性评价，反而是最恰当的。

首先，定性研究开始时就得检验可能服从于某一一般假设的资料。譬如，你想检验某一医疗单位领导集体的权威，可以采取检验会议记录的办法，看看谁可以一提出动议马上就获得通过。结果，初步检验的情况可能会告诉你，有权威者的提议最容易通过。

分析的第二个阶段是要试图从资料中找出与初始假设相矛盾的案例。

最后，必须再考察这些矛盾的案例，然后做出决断：放弃初始假设，或是修改假设。

巴比在矛盾案例分析中发现，每一个并不富有的利益集团领导者都具有高学历（硕士学位）；而无法成为领导者的富人则只有一般教育程度。这与初始假设“富人容易成为领导”有矛盾，那么，可以修改假设，将教育及财富视为成为利益集团领导者的两项条件。也许，分析又会发现一些成为领导者的途径，如白领阶层、高收入者以及大学学历等。除此之外。那些最有钱或者教育程度最高的人，都是最活跃的领导者。

这种过程，就是分析归纳法。由于它一开始便进行观察，所以具有归纳的性质。再者，因为它不仅描述，而且试图找出模式以及变量间的关系，因此具有分析的性质。

显然，像其他分析方法一样，这种分析方法也存在有危险性。最主要的危险就是将观察结果分错类别，以致产生意外的假设。例如，研究者可能会错误地认为没有大学学历就不能成为领导者，或认为工厂领班也算是白领阶层等。

避免这些错误的技巧是:①如果有足够的案例,那么应该从每种类别中随机地进行选择,以免只挑选那些最支持假设的案例;②对于每提出的一种主张,至少举出三个案例;③让非研究者来检查研究者的分析陈述，看看他们能否同意；④报告所有与研究发现相矛盾的案例，诚实地对待现实。

四、撰写定性研究报告

定性研究报告的撰写没有单一形式，因其内容的丰富而深入，厚重。许多定性研究并非以期刊论文形式公之于世，而是以书本形式为成果。不管形式如何，定性研究者都有责任做到：①说明研究如何进行，用于组织资料的概念是如何发展的；②用足够的观察和论述来解释这些概念；③说明这个报告与其他研究之间的联系，或者说明他们没有联系。报告的目的是说明各个概念之间的关系，而不是提交一份有关每一项发现的详细清单。

定性研究报告还以不同方式进行文献探讨。有些人喜欢使用标准报告格式进行论述，即在报告一开始，就通过文献评述阐明重要性并提供背景；有些人更喜欢将文献资料穿插在自己的分析中，以显示自己的发现与其他研究有所关联。另一些研究者在完成自己的研究报告之前不喜欢回顾文献，因为了解了他人的概念，可能会影响自己对某一特定情况下发生的事件的独特敏感性。

第四节　问卷设计

一、问卷的结构

问卷（questionnaire）是社会医学研究中广泛使用的一种根本性手段，适用于诸如实验研究、实地调查和其他资料收集活动。尽管不同研究所使用的问卷不同，但一般来说，问卷都包含了下述几个方面的内容。

（一）封面信

封面信是指在问卷的卷面呈现给被调查者的一封短信，主要陈述几个问题。

1. Who：阐明我是谁。对被调查者进行自我介绍。

2. What：调查什么。概述调查的主要内容。

3. Why：为什么要调查。阐明调查的目的意义。

4. When：什么时候完成。告知被调查者交卷时间。

5. 结尾——热诚感谢语。

下面是美国华盛顿州立大学一封社会调查问卷的封面信。

华盛顿州关于国家和本州面临危机问题的全体民意调查

为了更好地了解华盛顿州居民对当前面临的广泛或重大问题的感受，我们已经做了几项调查，本调查是其中之一。请回答本卷提出的所有问题。如果您希望对某些问题提出建议或进一步陈述您的答案，可在页边空白处书写。我们将认真考虑您的建议。

谢谢您的帮助！

华盛顿州立大学农村社会学系，华盛顿州普尔曼，99163

（二）指导语

指导语指用来指导被调查者填答问卷的解释和说明。首先，指导语要告诉被调查者如何正确填答问卷。其次，要对某些问题的含义进行必要的解释。最后，对某些复杂或特殊问题作填答的举例说明。

（三）问题与答案

这是问卷的主题部分，也是问卷设计的主要内容。从问题的形式上看，问题可分为开放式问题与封闭式问题。开放式问题（open-ended question）指那种只提出问题，不给应答者具体答案，应答者根据自己情况自由填答的问题。比如，“你对中国医疗体制改革的看法如何?”这就是一个开放式问题。所谓封闭式问题（closed-ended question）是指在提出问题的同时，给出若干个答案，要求应答者从中依情况选择。例如：

最近有人提出中国的卫生改革基本上是不成功的，你同意这样的看法吗?

（1）同意　（2）基本同意　（3）说不准　（4）不同意

开放式问题的好处在于允许应答者充分发表自己的见解，得到丰富多彩的资料。不足之处在于资料无法进行编码和统计分析，作答水平受应答者的文化程度与阅历的影响，可能产生一些无用的信息，而且填答花费的时间较多。封闭式问题的好处是填答简便、快捷，资料易于编码和统计分析。但不足之处在于无法让应答者尽情发挥，表述其深层次的看法。比如上述问题，可以统计出同意与不同意的比例，但无法知晓同意与不同意的理由，掌握不到应答者的内心世界。根据开放式和封闭式问题的特点，研究者既可以结合使用，也可以分别对待，灵活应用于不同的研究或调查中。

从问题的类型上看，可包括：

（1）特征问题：是对基本情况的了解，如年龄、职业、性别、文化程度等。

（2）行为问题：调查过去或现在的某些行为和事件。

（3）态度问题：包括意见（暂时看法）如建议、信仰、情感、动机等和态度（持久认识）如价值观、道德观等。

（四）资料编码与登记

首先，问卷应有其名称；其次，为了使被调查者的回答转换成可在计算机输入处理并做统计分析的数字，必须对每一项答案的各种可能的应答进行编号。编码可以在问卷设计的同时就设计好（预编码），也可以等待调查完毕之后进行（后编码）。最后，有的问卷根据需要还可以在封面上印制问卷编号、被调查者的姓名、住址；在问卷末尾印制调查员编号、审核者编号、调查日期、审核日期等内容。

（五）问卷封底

根据需要可在问卷封底留下一定空间，让有兴趣的被调查者留言。下面是华盛顿州立大学调查实例的做法：

您若能告诉我们你最喜欢居住的社区是什么，以及让我们在今后能更好地理解华盛顿居民想从他们的社区中得到什么，那么请您在以下空白处告诉我们。您也可以通过信件的方式与我们联系。

对您所做的一切，我们表示深深的谢意！如果您想知道本次研究的概况，可以在回寄的信封上写下您的地址和姓名，我们乐于奉告。

二、问卷设计的原则

对于社会健康状况的调查问卷，在设计上应遵循如下几项原则：

1. 问卷不仅能测量生理功能而且可以测量情感功能和社会机能。
2. 问卷的项目必须真正反映对被调查者来说是重要的功能范围。
3. 问卷项目的赋值应该符合统计学要求。
4. 问卷在相同的被调查者中重复测量必须得到相同的结果。
5. 问卷必须具备敏感性。
6. 问卷必须具备有效性。
7. 问卷必须简明扼要。

三、问卷设计的步骤

（一）明确研究目的

问卷设计必须紧扣研究主题，所涉及的内容应能满足项目的需要，比如，研究更年期妇女生命质量，根据这一群体的实际特点，问卷就应包含生理状态、心理状态、社会生活状态等内容。

（二）建立问题库

要组织有关方面人员，积极收集相关资料和信息，然后采用头脑风暴法列出大量问题，形成问题库。也可以根据研究项目，选择已被证明是有效度和信度的成熟问卷，再根据研究目的和需要进行删改。有时也可以整合多个成熟问卷的若干条目，形成一个新的问卷。但是，不管问卷条目是如何组成的，最终均需进行效度和信度的检验。

（三）设计问卷初稿

根据研究内容，把问题库的项目按类别进行组合、排序，就可形成问卷初稿。例如，我们在与加拿大多伦多大学的联合研究中，最终形成的关于更年期妇女生命质量研究的问卷初稿就包括了一般情况、生育史与绝经史、生活习惯、对健康的态度、身体健康水平、心理和社会健康水平、工作、性生活以及对生活质量的总体看法等 9 方面问题共 139 个条目。

（四）问卷的预试与修改

实践是检验真理的唯一标准。设计好一份问卷初稿，不等于这份问卷就已万无一失，可以进行调查了。在问卷进入实质研究阶段之前，必须对问卷进行预试（也称预调查），以检验问卷的准确性和完整性。然后根据预试的结果进行初步分析，对不足条目进行修改。一般来说，预试可以在调查对象中抽取一个小样本（如 30 例）进行。我们在对某一市区进行城市初级卫生保健的基线调查时，一个简短的问卷调查，在预试时就发现有几个错失，并做了及时更正。其中一个是，在对全部家庭成员调查教育程度时，原问卷只是按文盲、小学、初中、高中或中专、大学设置条目，导致那些学龄前儿童没有选择的条目，结果及时补充了“未入学”条目。另一个是，在问及居民因病首先选择到哪里看病时，我们设置了街道卫生院、区级医院、市级医院、省部级医院等选项，但是，在预试时发现有些退休工人是到原来工作的工厂医院（诊所）看病，有些是看个体医生，有的则到部队医院看病。通过预试，可以检验问卷初稿的完整性和逻辑性，对发现的问题予以及时纠正。

四、问卷的信度与效度

社会医学研究的目标之一是内在效度（internal validity）。所谓内在效度是指研究者对欲测量事物的测量程度。例如，如果研究者声称医疗费用居高不下是医院引起的，那么，我们需要证据来证明这种高医疗收费是由医院所致，而不是药品和医疗器械在流通领域导致的价格虚高。我们需要这种内在效度。

社会医学研究的另一个目标是外在效度（external validity）。当研究结果无法推及整体时，则称这种结果缺乏外在效度。我们说某一样本具有外在效度，是指它能够代表它源出的总体。中国这么大，用一个村庄的研究来推断整个国家的卫生服务公平性，其外在效度肯定不足。

社会医学研究的第三个目标是信度（reliability）。信度是指对某一事物进行重复测量能够得到相同结果的程度。如果研究结果是内在有效的，那么也会是可信的；但是，可信的测量不一定说明研究结果是有效的。我们知道，用一把刻度不准的尺子重复测量一个人的高度，得到的高度可以是一致的，但是，这个测量结果是无效的。

（一）信度

1. 信度的定义

信度指重复测量时产生同样结果的程度。信度的定义隐含两个重要问题，一个是如果再测量某一变量，结果会大致相同吗？也即是变量是否具有可靠性、稳定性和可预测性。另一个是什么是测量的正确性？它与“真正”的测量有多接近。当然，测量仅有一致性是不够的，它与“真正”测量的接近程度无法得知，但我们可以通过样本将其估算出来；如果样本是随机的，还可以通过它推论总体。

2. 信度的测量

在实践中，通常可用相关系数方法来测量信度。相关系数愈大，变量之间的相关关系愈强。

(1) 检验 - 再检验信度

信度的相关性检验采用检验 - 再检验方法。其原理是：如果测量某一样本得到的平均值与测量另一个样本的平均值相似，如此重复测量，你会开始相信你检测的反应是一致的，因此，你会信赖这个测量工具。你还可以用相关系数来检验信度。相关关系愈接近 +1 或 -1，则愈有理由信赖这个测量工具。

(2) 折半信度

折半信度是指测量其中一半数与另一半数的相关程度。如果信度高，那么其中一半的数值应与另一半的数值大致相同，因此其相关系数也应该高。

(3) 克龙巴赫信度

另一个广泛应用的测量是克龙巴赫的 α 系数（Cronbach's alpha）——一种项目之间的相关汇总统计，用以估算一组量表的总体方差及每一项目单独方差的贡献。克龙巴赫的 α 系数对建立某一指数或一组测量的信度非常有用。

（二）效度

效度是指测量工具或测量手段能够准确测出所要测量的变量的程度。就是你是否测量到你想要测量的东西？假如你想测量 X，你真的测量到它了吗？或者测量的是 X + Y，或者无意中把 Z 也测量进来了。例如，你想研究老年高血压患者的生命质量，你所使用的问卷是否真正测量到了他们的生命质量？

统计检验、指数以及信度测量，如果没有效度便会显得毫无用处。通常，效度的测量是通过使用外在标准甚至是二手标准进行的。效度的种类很多，但主要从以下几个方面进行评价。

1. 表面效度（face validity）：如果某事物表面看起来就明白，可以说它具有表面效度。如果受访者说他一天要工作 24 小时，只睡 3 ~ 4 个小时，我们会对此表示怀疑，因为一天只有 24 小时。这个测量就缺乏表面效度。

2. 预测效度（predictive validity）：预测效度有时也称标准关联效度（criterion-related validity）。我们要求受访者描述他们看书的时间是经常、中等、还是很少，然后通过一周的阅读时间来评价其阅读频度，可称为预测效度。标准化入学考试，如美国大学测验（ACT）和学业能力倾向测验（SAT）就较具有预测效度。教育管理者用 ACT/SAT 分数作为预测学生入学后能否成功的指标。比如，对某一大学的新生来说，SAT 与 ACT 的相关系数为 0.30 左右，显示标准化测验所反映出的成功只有小部分转化为大学里的成功。无疑还有一些重要变量在起作用，包括成熟、动机、同学团体、个人经济等。不过，在同一大学的样本中，ACT 分数与 SAT 分数的相关系数达到 0.82，表明在同一种标准化测验中得高分的人，可能在另一种标准化测验中也表现不凡。

3. 建构效度（construct validity）：建构效度是指一个假设性建构（可能是一组概念）是否为外部数据所支持。用两个相关的可以互相取代的测量尺度对同一概念交互测量，如能取得同样结果，可认为有建构效度。

4. 内容效度（content validity）：内容效度是指一个测量涵盖某概念意义范围的程度。内容效度与表面效度同属于主观指标，一般由专家根据自己的经验，判断问卷表面与内容的完整性。

（三）信度和效度的关系

1. 不可信的测量，一定无效。

2. 可信的测量，可能有效，也可能无效。

3. 无效的测量，可能可信，也可能不可信。

4. 有效的测量，一定可信。

五、常用问卷调查方法的比较

（一）电话调查

电话调查适合于相对来说不太复杂而且要求短时间内完成的研究。但不太适合于要求隐匿性与机密性的调查问题。电话调查的时间最好不要超过 10 分钟，尽管有耐心的受访者可维持长达 30～40 分钟之久。电话调查的问卷应该非常简短，调查的主题既不能太复杂，也不可面面俱到。电话调查通常只涉及简单的问题和简单的问答。有经验的访问员每小时可完成 5～7 个电话访问。

为此，电话调查具有简便快捷、开始的速度快、问卷回收速度快、单位时间访问完成的数目多和知道结果的时间早等优点。

但是，电话调查也有其缺点，包括不能调查隐匿性和保密性程度高的问卷、受时间限制不能调查复杂的问卷、容易出现访问员偏差（访问员忽视调查说明、厌烦、临时拼凑题目等）和虚假访问（访问员将电话打给亲朋代替真正的访问）的危险。此外，电话调查还有容易招致受访者的不满和引起争吵，无法接触到受访者，受访者的性别、职业和其他特征无法随机分布等限制。

（二）信访调查

信访调查特别适用于那些可能对研究及结果感兴趣的小规模专门群体做研究。信访调查相对于电话调查来说有如下优点：

1. 信访问卷可以同时接触一大群人。

2. 复杂的主题能够通过书面文字说明，受访者有时间阅读和思考。

3. 信访问卷调查的样本范围不受地域甚至国界限制。

4. 信访调查不需冗杂的事务工作，不需雇用和培训调查员，可节省时间和经费。

5. 受访者可以匿名。

6. 问卷可以让受访者在自己认为适当的时间、速度和地点完成。

信访调查的缺点包括：

1. 邮寄问卷的回收率可能不高，一般在 30%或 40%左右，60%可视为良好。回收率不理想会使研究者面临无法确定受访者与未受访者是否不同的问题，也面临着受访者是否与总体不同的问题。

2. 研究者对是谁填写问卷以及问卷是何时完成的问题失去控制，即面临受访者是否认真对待问卷的问题。

3. 存在着受访者对某些问题无法充分理解的危险。

（三）面访

面访又称入户调查，是最费时间和费用的调查，一般只用于有特殊目的或有特别资助的项目。

面访的优点：

1. 调查员可以观察受访者，估计其对问题的理解、跟进访问，必要时进行解释，获得的不只是回答，而且是精确的回答。

2. 面访可以调查属于敏感的问题。在面访中，访问员在场显示信任和理解而不是尴尬，受访者可能比较容易将个人情况告诉对方。

面访的缺点：

1. 面访调查需要购买意外保险。比如，访问员意外打碎了受访者家中一件珍贵的物品，那么你需要赔偿；调查员在面访途中也有意外伤害的可能，因此，最好先买定保险。

2. 调查员的安全问题。比如遇到袭击、治安问题等，在面访调查前不得不预先考虑。

（四）电脑辅助调查

自 1970 年代以来，电脑化引发了调查访问的几项创新，电脑辅助电话调查（computer-assisted telephone investigation，CATI）等专有名词应运而生。现在，可以要求受访者坐在电脑终端机前，直接输入答案。一些研究者要求用电脑磁盘或电子邮件信访调查。更普遍的是，访问员坐在终端机前输入受访者的电话回答。每一种方法都淘汰了纸质问卷，省去了随后的劳作，同时，也加快了分析的速度。目前，虽然还没有一个软件包在调查研究中占据主导地位，但是，电脑辅助调查的时代确实已经来临。

六、问卷调查的回收率问题

在问卷调查中，有一个经常问起的问题，就是回收率（response rate）要多少为好。假如我们所作的调查是要进行统计推论的，那么，理论上讲，所有发出去的问卷都应该回收。如若不可能，就要考虑偏倚的问题了。比起低回收率来说，较高回收率的偏倚较小。较低回收率是一项危险的信号，因为未应答的受访者与已应答的受访者可能代表两种截然不同的属性，而不仅仅是个参与与否的问题。例如，伯尔斯坦（Richard Bolstein，1991）发现在选举前民意测验中没有表示意见的，不去参加投票的可能性比较大。这样，根据应答者的数据统计来估计投票率，就会高于实际。

但是回收率多高才好？各种文献的答案五花八门，各有各的看法。我们比较赞同当代著名社会学家艾尔·巴比（Earl Babbie，1998）的观点，他认为要进行分析和撰写报告，问卷回收率至少要有 50%才是足够的（adequate）；要至少达到 60%的回收率才是好的（good）；而达到 70%就非常好（very good）。但要记住，以上数据都只是概略的指标，并没有统计上的基础。事实上，一个经过验证且没有偏倚的回收问卷要比有偏倚的高回收率重要得多。

迪尔曼（Don Dillman，1978）强调，对于一项只有 50%回收率的调查，拒绝回答者的极端分布可以影响观察结果的分布高达 50 个百分点。例如，在某项只有 50%回收率的调查中，应答者表示“赞成”的比重为 75%，表示“反对”的比重为 25%。那么，假如剩余 50%的人全部参加作答，他们回答的结果有两种极端可能，一是全部表示“反对”，一是全部表示

"赞成"。如果全部表示反对，则原先的"赞成"率应从75%改写为37.5%，"反对"率则从25%改写为62.5%；如果全部表示赞成，那么，则原先的"赞成"率应从75%改写为87.5%，反对率则从25%改写为12.5%。在这个例子中，最高赞成率（87.5%）和最低赞成率（37.5%）之差高达50个百分点，反对率也然。由此可见，拒绝应答的情况不可低估。好在现实生活中这种极端分布很少发生。但从科学研究的角度出发，还是应该争取较高的回收率。

小　结

由于社会医学是一门医学与社会学的交叉学科，因此，其研究方法受社会学研究方法的影响较为明显。随着本学科的深入发展和学科之间的相互渗透，社会医学研究方法越来越灵活多样，充分显现出这门年轻学科的青春与活力。社会医学应用定性研究方法，通过深度焦点访谈、焦点小组访谈等手段可以深入揭示、剖析医学发展尤其是人类健康发展的深层次社会问题。社会医学的定量研究则注重研究指标的量化与赋值，重视量表在研究中的应用，通过量的标准揭示社会医学现象的数学规律。当然，不同研究方法有各自的优缺点，我们不但不要顾此失彼，还要特别强调定性研究和定量研究的同等重要性，要学会兼收并蓄，为我所用，充分发挥这两种研究的长处，使之优势互补，只有这样，社会医学研究才能渐入佳境，达到科学、可信、全面、深入、发展、升华的境界。

思考题

1. 社会医学研究有什么特点？（Are there any special characteristics with social medicine research）

2. 社会医学研究有哪些过程？（Please explain the process of social medicine research）

3. 什么叫定量研究？它与定性研究有什么不同？（What is quantitative study ? Why it is different from qualitative study ）

4. 什么叫量表？李克特量表有什么特点？（What is a scale? Please explain the features of Likert Scaling）

5. 什么叫定性研究，定性研究的主要形式有哪些，它们的主要作用是什么？（What is qualitative study and what are the main types? Please explain their function）

6. 问卷设计应注意什么问题？（What a researcher needs to pay attention to the questionnaire design)?

（陈少贤）

第五章　健康状况评价

健康状况，指的是一个社会的人群健康水平、分布及其影响因素。评价一个社会的健康状况，就是了解一个社会的健康指标及健康相关指标，开展综合评价。

2005 年 6 月 10 日《北京晚报》在《健康快车》专栏刊登了题为《北京走向人人健康的首善之区》，认为“北京，越来越健康”：截至 2004 年底，北京人均期望寿命 79.8 岁，男 78.24 岁，女 81.51 岁，已经和英、美、法等发达国家比肩而立。孕产妇死亡率为 15.19/10 万，婴儿死亡率从 2000 年的 5.32‰，下降到 2004 年的 4.61‰，下降了 14%。综合反映市民健康的主要指标接近了国际先进水平。上面提到的期望寿命、孕产妇死亡率和婴儿死亡率指标，就是本章中将要重点介绍的健康状况评价指标的一部分。

这篇报告还提到了很多其他的数据，如孕产妇住院分娩率达到 99% 以上，1～4 岁儿童四种基础免疫疫苗接种率均高于 90%，农村自来水普及率达到 97.6%，农民新型合作医疗参加率为 75.2%。这些指标反映了卫生保健及其相关工作的好坏。卫生保健及其相关工作，如居民的健康保障、城乡的水改粪管、扶贫帮困等措施，直接地影响人群的健康。所以，本章中也将介绍这些相关指标，特别是反映社会发展、经济环境、自然状况、人口变化的指标，因为健康状况与这些指标密不可分。

2000 年的世界卫生报告中，用新开发出来的一个健康综合指标——伤残调整期望寿命（DALE，Disability Adjusted Life Expectancy，后调整为健康期望寿命，HALE，Health Life Expectancy）这个指标，把全世界 191 个世界卫生组织成员国的居民健康状况排了队。这个指标的平均值反映了健康状况的水平，标准差反映了健康水平在该国人群中的分布。我国在这 191 个国家中排第 81 位。从 2000 年之后，就有很多国家和地区使用 DALE 指标来评价人群的健康状况。这个指标虽然有着资料搜集方面的难度，但它的优点也同样突出：期望寿命、婴儿死亡率指标只反映了死亡这个生活数量维度，没有反映生活质量的特点，这在非传染性疾病逐渐占据主要地位、生活质量成为重要健康指标的时代，已经无法充分反映一个社会健康的水平。而 DALE 既考虑了死亡，也考虑了由于慢性病给人带来的健康损害。迄今为止，这是一个相对全面的健康指标。本章将重点介绍这个指标，同时介绍该指标之前的一些从寿命表发展出来的指标，如 DALY，LEFD。

本章还将介绍如何获得以上所提到的资料。在网络发达的今天，资料的获取已经是举手之劳。重要的是，在浩如烟海的资料面前，我们应该相信哪些，不应该相信哪些；如何使用这些资料，对一个地区的人群健康进行正确的评价。

第一节　健康状况评价概述

人群的健康水平以个体的健康状况为基础。所以，首先需要了解每个个体的健康状况，通过统计学和流行病学方法将它们汇总、综合，形成指标，才能用于群体的健康状况评价。其中就涉及“什么是健康”的概念问题。

第四章中介绍的问卷调查方法，即是一种可以用于个体健康状况测定的方法。本章将进一步介绍如何根据现有的资料，获得健康状况指标，用于健康状况评价。

一、健康概念的界定和操作化

按照世界卫生组织提出的健康概念，个体的健康状况应当是包括有躯体、心理和社会三个维度的健康，是一个多维的概念。但是，健康状况不同于病理状况，健康状况是一个积极的概念，正如我们在第一章中所阐述的那样，它所表示的是一个连续统，健康状况是连续统当中的一个积极概念，表示的是健康状况的全貌，包括健康、亚健康、亚临床状态和病理状态，而病理状态则是连续统当中的一个消极状态，其范围要比健康状况狭窄得多。如图 5-1 所示。

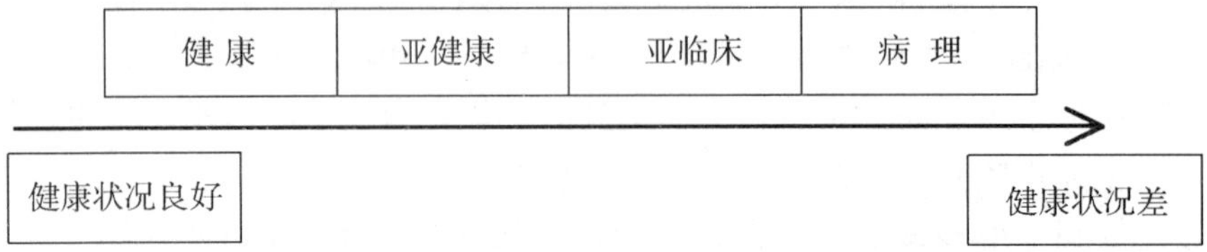

图 5-1　健康状况的连续统

如何测量健康，多年以来存在着各种争论。世界卫生组织一直在努力寻找一种基本公认的健康操作化方法。2000 年，世界卫生组织在全球范畴内推荐了一种方法。它包括了三个范畴，其内容几乎涵盖了世界卫生组织所提出健康概念的所有外延。同时考虑了测量的便利性方面、文化适应性和使用的灵活性。如图 5-2 所示。

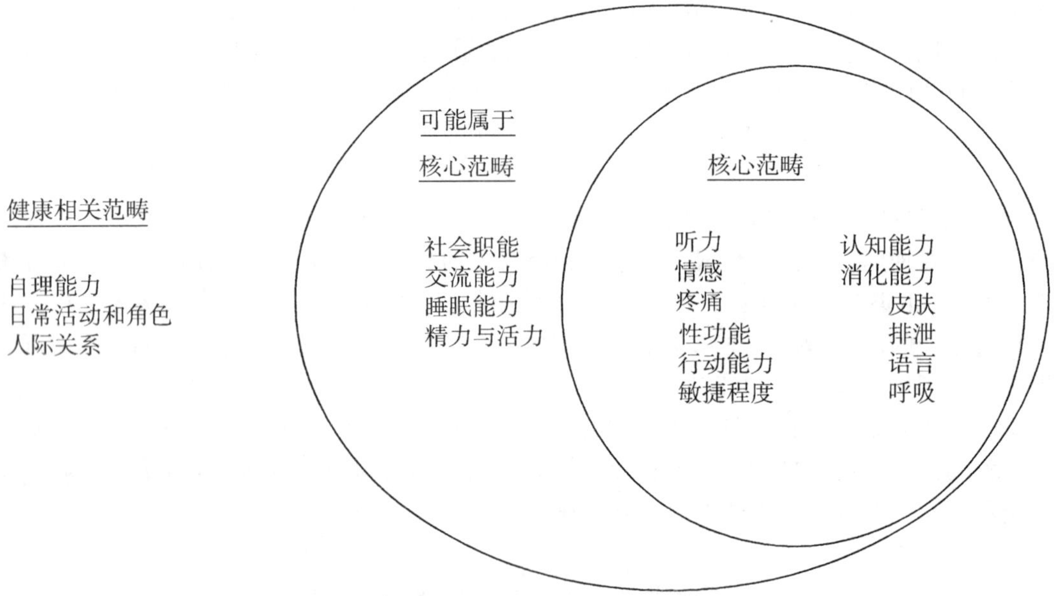

图 5-2　个体健康概念的操作化

二、健康状况评价步骤

首先，要确定健康状况的概念。如上节所述，健康包括躯体、心理和社会三个层面。但在临床工作中以及日常工作报告中，往往较多地测定躯体健康状况。如在本章开始所介绍的北京市健康报告中，只运用了期望寿命和两个死亡率的指标。另外还要明确我们所界定的健康概念是否包括了健康的影响因素，如社会经济、环境等因素。

第二，要把我们所选择的健康概念具体化，或称操作化。前面我们提到，躯体的健康可以用死亡来描述，也可以用世界卫生组织推荐的操作化方法来描述。

第三，根据所确定的范畴，寻找适宜的、有针对性的指标。指标应当是具备了有效、可靠、灵敏和特异这四个特征。有效，指的是指标能够真实地反映所研究的内容；可靠，指的是测量的可重复性好；灵敏，指的是随着健康状况的微小变化，指标发生改变、反映该变化的程度高；而特异则说明指标有针对性。

第四，根据所选定的指标，制定收集有关资料的计划，开展收集资料的工作。资料可以来自于调查，也可以来自于现有资料（文献）。

第五，分析指标，归纳结果。把来自调查和文献法的资料加以整理，形成指标，把指标归类，形成结果，得出评价的结论。

三、健康状况评价的用途

通过评价个体或群体的健康水平，能够发现主要的社会卫生问题，发现重点保护的人群及重点防治的对象。如 DALY（残疾调整生命年）指标问世后，人们就成功地应用该指标进行了全球和各个地区的疾病负担（GBD）分析，发现各个地区由于疾病所造成的生命损害的大小。

健康状况评价还用于评价疾病干预措施的效果，以及选择最佳疾病控制方案。

对于卫生服务的提供者，只有充分地认识人群健康状况和社会因素对人群健康的影响，才能找出主要的社会卫生问题、发现重点保护的人群及重点防治的对象。其次，对于卫生决策和管理者，了解人群的健康现状、问题和差距，了解社会经济环境的现状，了解卫生服务和卫生资源的提供，有助于科学地制订改善社会卫生的措施，动员有限的卫生资源，最大限度地促进人群的健康。再次，对于外部资助者、干预措施的实施者等，社会卫生状况评价的结果本身就是重要的卫生信息，可以用来有针对性地配置卫生资源，实施干预措施；也可以有效地评价某一个局部地区社会卫生的需要和需求，评估卫生系统的绩效，促进卫生系统自身的改革和发展。

四、健康指标的发展

传统的健康评价方法，描述人群健康问题的指标是“5D”指标，即死亡（death）、发病（disease）、伤残（disability）、不适（discomfort）和不满意（dissatisfaction）。所评价的是负向的健康，而不是健康。

最常用的经典指标，其观察终点是死亡，而死亡是不健康的一种极端状态。人均期望寿命、孕产妇死亡率、婴儿死亡率都是传统健康评价的经典指标。死亡的测量是最准确的，如果信息系统足够健全，没有漏报，这些指标充分满足前面所提到的有效、可靠的标准，没有歧义，资料容易搜集，可以用于国家和地区之间的比较。

传统健康评价方法后来得到了发展，把观察重点从死亡提前到了患病、残疾和活动受限。疾病的发病率、患病率和严重程度作为健康指标，在健康测量的连续统中得以进一步扩展，躯体健康对生活质量的影响也越来越受到重视，例如在运动性和独立性的测量方面，发展了日常生活活动能力（ADL）指标，用以反映个体完成生存活动的能力，工具使用的日常生活活动能力（IADL）指标，用以反映个体独立完成日常生活的能力。但是，由于人们对患病、残疾和活动受限认识的不一致，这个方法的资料搜集难度和复杂性增加，难于在国家和地区间进行比较。

现代健康评价方法把观察终点进一步从患病提前到了健康。健康状况评价的核心从以疾病为中心，转向以健康为核心，测量的内容扩大了，生长发育、营养状况的测量也加入到躯体健康测量的范畴中。

现代健康评价方法的范畴从生理方面扩大到心理、社会方面，心理健康主要反映是否能够在社会当中扮演正常的角色，社会健康主要反映个人的社会关系网络和人际关系，以及个人的行为和生活方式。同时，健康测量的深度也增加了，关注疾病对于个体或者群体在结构、功能方面的影响，疾病给个体或群体的日常生活活动能力所带来的影响和后果，关注生活质量的改变。另外，对疾病的测量也从疾病的客观测量扩大到主观测量，例如症状功能测量的敏感性，如疼痛、心理压抑、精神痛苦等结合疾病的客观测量能够更全面地反映出疾病对人健康的危害。

但是不论是传统的方法还是现代的方法，所使用的都是单一健康指标，都只能反映健康状况的某一个侧面。如前所述，健康是一个复杂的生物学现象，受到社会因素的影响，仅从死亡、残疾等某一个侧面来衡量，是远远不够的。而且，在各国政府制定卫生政策、对卫生资源进行合理配置的时候，需要知道所有健康问题的相对重要性，即需要一个能够综合衡量多维健康的指标。哈佛大学公共卫生学院和世界卫生组织的专家会同全球100多位学者，花费了5年多的时间，开发出了伤残调整生命年（DALY，Disability Adjusted Life Year），并成功用于全球疾病负担分析。世界银行在具有广泛影响的《1993年世界发展报告－投资于健康》中广泛使用了全球疾病负担分析。

为了使伤残调整生命年指标更容易理解，世界卫生组织的学者们进一步开发了DALE指标。

第二节　健康状况评价资料来源

一、文献资料

1. 生命统计资料

是一种重要的和基本的资料来源。包括出生、死亡、结婚等。我国可以从户籍登记机构（公安局）中获得相应地区的人口出生死亡统计资料，在设立死因监测点与疾病监测点的地区内的医院保健科负责对居民死因的调查核实。但在使用这类资料时要了解漏报率，如果漏报率太高，则资料将失去可靠性。

2. 人口普查资料

人口普查资料是社会、经济和人口统计情报的重要来源。如我们在前面提到的人口死亡率、出生率、人口自然增长率、15岁及以上的人口识字率和平均期望寿命等指标都可以从人口普查资料当中获得。最为重要的是通过人口普查数据，我们可以获得所研究地区的性别、年龄别人口数。人口普查常规为每10年进行一次，在此期间有1次5%或10%的抽样调查，以适应数据更新的要求。

3. 卫生服务常规登记

有关人群健康状况的指标，如疾病别的发病率、患病率和死亡率，儿童生长发育指标和卫生服务提供指标，可以通过查阅卫生服务常规登记资料获得。例如在我国，婴儿死亡率、孕产妇死亡率、儿童系统管理率等指标可以从妇幼保健所（院）的日常登记资料；有关卫生防疫、学校卫生、环境卫生、地方病防治、健康教育、食品卫生监督、职业卫生、儿童计划免疫等指标可以来自卫生防疫站的相关工作记录；医疗机构提供的门诊、急诊、住院服务的工作量可以从医院的常规登记资料当中获得；卫生经费的收入与支出情况、卫生设备和设施的情况可以从卫生局的常规登记资料当中获得。

卫生服务常规登记资料的好处是资料易于获得，费用低，信息量大，客观和易于分析；资料具有连续性，可以用来进行纵向分析。

卫生服务常规登记资料的缺点主要包括第二手资料所具有的缺点，以及资料的完整性和准确性的问题。第二手资料的缺点是在搜集资料时没有针对要解决的具体问题或要完成的任务，在实际使用当中常常会感到它不能满足需要，如项目不全、深度不够等。另外，由于填报资料的人员没有受过培训，或者责任心不强，造成了资料质量问题。在应用这些资料时必须首先考核资料的完整性和可靠性，对资料的情况做到心中有数，并设法改善这种资料的可利用性，例如婴儿死亡率、孕产妇死亡率和法定传染病的发病率都存在漏报情况，必须在调查了漏报率的基础上才能够使用这些资料。

4. 疾病登记

疾病登记常常可以提供某个系统或某种疾病的发病、死亡、治疗和其他情报。例如一些专科医院对某些具有特殊意义的疾病如肿瘤、高血压病、地方病或传染病以及罕见的疾病的发病和死亡情况制定专门的表格进行登记。

疾病登记工作需要所有卫生服务机构密切合作，以避免漏报。疾病登记工作以医院为主，搜集到的资料常常是医院的数据多于社区卫生设施的数据。

5. 卫生相关部门的资料

指的是卫生部门以外相关部门的资料，或者是非卫生专业人员协助搜集的资料。如与健康有关的自然环境情况，可以来自气象、环保等部门；社会经济情况，可以来自统计局、工农业生产部门、计划、民政、教育等部门。

此外，在国家和地区水平，有很多现成的资料可以供我们使用。表 5-1 列出了这些相关的资料和网址。

二、调查和监测资料

1. 调查资料

有些资料无法从常规登记资料当中获得，需要组织专题现场调查。例如对居民医疗服务需要和利用的了解（两周病伤率、慢性病患病率、就诊率、住院率等），就要通过卫生服务调查来获得；对居民亚健康状况的了解（功能减退和机能缺乏），就要通过症状功能评价来评价；对居民生活质量的评估，也要通过专门的家庭询问调查来完成。

常用的现场调查方法有三种：家庭调查、机构调查和典型调查。这部分内容已经在前面的章节中进行了详细的介绍。

2. 监测资料

有一些传染病和慢性非传染性疾病，如结核、高血压、肿瘤等疾病的控制是一个社会或者一个社区防治工作的重点，要获得这些疾病的发病和患病的资料，就必须建立疾病监测点，及时获得有关这些疾病的发生、流行情况，制定有效的措施防治疾病的发生和发展。疾病和死亡的监测给各国制定卫生政策提供了重要的信息，计算机技术的发展和网络的应用，将会更加完善疾病监测系统的发展。

表 5-1　国际和中国卫生状况资料

资料名称	出版机构	主要参考内容	网址
The World Health Report	世界卫生组织	各成员国社会卫生状况指标	www.who.int
The State of the World' s Children	联合国儿童基金会	世界各国儿童状况指标	www.unicef.org
Demographic Yearbook	联合国	人口状况指标	www.un.org
World Health Statistics Annual	世界卫生组织	各国、各地区生命统计资料	www.who.int
World Health Statistics Quarterly	世界卫生组织		www.who.int
The State of World Population	联合国人口基金		www.unfpa.org
World Development Report	世界银行	有关健康投入的指标	www.worldbank.org
World Population Data Sheet	美国人口普查局		www.census.gov
ESCAP Population Data Sheet	亚太经合组织社会人口处		www.apecsec.org.sg
中国统计年鉴	国家统计局	有关医疗卫生的指标	www.stats.gov.cn
中国卫生年鉴	卫生部	主要社会卫生状况指标	www.moh.gov.cn
中国人口年鉴	中国社会科学院人口研究所	人口现状与发展	www.cass.net.cn
中国环境年鉴	国家环境保护总局		www.zhb.gov.cn
中国人口数据表	中国人口情报中心		www.gjjsw.gov.cn

第三节　健康状况评价指标

一、人群健康状况评价指标

1. 健康状况评价的单一指标

单一指标，指仅测量健康某一个方面的指标。表 5-2 列出了一部分单一指标的名称、计算方法和意义。其中常用于衡量一个国家（人群）社会卫生状况的指标是婴儿死亡率和平均期望寿命。

婴儿死亡率指标之所以重要，有以下几个方面的原因。第一，婴儿死亡率在绝大多数国家相对其他各年龄别死亡率而言是最高的，各国各地区之间相差悬殊；第二，婴儿死亡率对平均期望寿命和人口增长影响很大，假如一个地区平均寿命为 70 岁，多死一个婴儿，就相当于损失 70 人年的寿命；同时婴儿死亡率高，婴儿的生存概率就小，必须以高出生率来弥补人口增长的不足，带来了人口出生率高的问题；第三，婴儿死亡率的分母是当年出生活产数，不受人口构成的影响，具有可比性；第四，婴幼儿时期，对社会经济、环境和卫生条件的变化比较敏感，而且在婴幼儿的各个时期死亡率有明显的差异，通常出生一天之内死亡率最高，因而它是反映社会经济、文化教育、卫生保健事业发展和评价妇幼卫生工作的综合和敏感的指标之一。同类的指标还有 5 岁以下儿童死亡概率、1～4 岁儿童死亡率、新生儿死亡率等。

表 5-2　主要人群健康状况评价的单一指标

指标名称	计算方法	指标含义
出生率（‰）	本年出生人口数 / 年平均人口数（或年中人口数）	在一定时期内，出生人口数与年平均人口数（或年中人口数）之比。
死亡率（‰）	本年死亡人口数 / 年平均人口数（或年中人口数）	在一定时期内，死亡人口数与年平均人口数（或年中人口数）之比
婴儿死亡率（‰）	年内婴儿死亡总人数 / 年内活产数	某地某年未满周岁的婴儿死亡人数与同年活产数的比值。常用于衡量一个国家或地区（人群）社会卫生状况
5 岁以下儿童死亡率（‰）	年内 5 岁以下儿童死亡总人数 / 年内活产数	儿童从出生（活产）到不满 5 周岁，因各种原因死亡的概率。活产指胎儿脱离母体时（孕期满 28 周），有过呼吸或其他任何一种生命现象（心跳、脐带搏动或者随意肌收缩）
5 岁以下儿童死亡率比例（%）	5 岁以下儿童死亡率比例 / 年内全人口死亡总数	年内死亡的总人数中，5 岁以下儿童死亡所占的比例。宏观反映社会卫生状况，微观反映儿童保健工作
新生儿死亡率（‰）	年内新生儿死亡总人数 / 年内活产数	出生后（活产）到不满 28 天因各种原因死亡的概率
孕产妇死亡率（1/10 万）	年内孕产妇死亡总人数 / 年内活产数	年内孕产妇死亡人数与同期活产数之比。孕产妇死亡指妇女在怀孕期或分娩后 42 天内的死亡，不论怀孕的时间和部位，不论是由于与怀孕有关或因怀孕而加重的疾病或治疗上的原因，但是意外原因不计入
发病率（%，‰，1/万，1/10 万）	观察期内新发生某病的例数 / 同期内平均人口数	在观察期间内，可能发生某种疾病的一定人群中新发该病的频率
患病率（%，‰，1/万，1/10 万）	某时点（期间）的新旧病例数 / 同期内（平均）人口数	某特定时间内一定人群中某病新旧病例所占的比值。包括时点（期间）患病率
病死率（%，‰）	观察期内因某病死亡人数 / 同期某病患者数	在规定的观察期间内，某病患者中因该病而死亡的频率
新生儿出生体重达到 2500 克及以上的%	新生儿出生体重达到 2500 克及以上的人数/同期活产婴儿总数	新生儿出生体重达到 2500 克及以上的人数占同期出生活产婴儿总数的百分比
6 岁以下儿童体重低于年龄体重标准的%	6 岁以下儿童体重低于同年龄儿童体重标准的人数/同年龄儿童总数	常用临界值为平均值减 2 个标准差
平均期望寿命（岁）	根据寿命表计算	根据一个国家或地区的一般死亡率估计该年龄的人能够存活的平均年数。常用于衡量一个国家或地区人群社会经济条件和卫生、营养状况

2. 健康状况评价的复合指标

指由两个或以上的指标组成的指标（指数）。由于单一指标只能孤立地测量健康状况的一个侧面，如只能反映死亡或伤残（死亡率、患病率、残疾率）；或者只能反映生存情况或生活质量。所以，在 DALY 之前，就发展了不少寿命表评价方法，考虑了早死、残疾、疾病状况对健康的影响，利用现有的疾病和死亡资料（或指标）对传统的疾病和死亡指标加以改进或发展，以弥补传统寿命表的不足。

最常用的复合指标有减寿人年数（PYLL，Potential Years of Life Lost）、无残疾期望寿命（LEFD，Life Expectancy Free of Disability）、伤残调整生命年（DALY，Disability Adjusted Life

Years）、残疾调整期望寿命（DALE，Disability Adjusted Life Expectancy）。下面按照发展的时间顺序分别介绍。

（1）减寿人年数（PYLL，Potential Years of Life Lost）

指某一人群在一定时期内（通常为一年）在目标生存年龄（通常为70岁或出生期望寿命）以内死亡所造成的寿命减少的总人年数。该指标基于这样一种观点：同是死亡，但死亡年龄不同所反映的社会卫生问题也不同。小年龄的人的死亡（早死）是“不合理”的死亡，在用死亡状况来反映健康水平时，应给“早死”以较大的权重，这样提高了危害低年龄组健康和生命的疾病在所有疾病中的重要性，突出了过早死亡的危害。

减寿人年数的计算公式为

减寿人年数（PYLL） $= \sum a_i \times d_i$

式中：$a_i = L-(x_i+0.5)$，L是目标生存年龄（可根据不同地区的平均期望寿命来确定，或直接用70岁）；x_i 是i年龄组的平均年龄（如1～4岁组的 $x=(1+4)\div 2=2.5$）；d_i 是目标生存年龄内各年龄组死亡人数。

减寿人年数就是早死了的全体死者共损失的人年数。标准化减寿人年数可以用于国际比较。减寿人年数是衡量居民健康状况的重要指标，而且可以根据各死因损失寿命年数的大小顺位来判断导致不该发生死亡年龄的死者“早死”的原因。

（2）无残疾期望寿命（Life Expectancy Free of Disability，LEFD或Disability Free Life Expectancy，DFLE）

无残疾期望寿命是沙利文（Sullivan）在20世纪70年代提出的概念，所以无残疾期望寿命的计算方法又称沙利文法。这一期望寿命是以有无残疾作为观察终点。它运用现实寿命表的计算原理，通过扣除处于残疾状态下所消耗的平均寿命，从而得到无残疾状态下的预期平均生存年数。

残疾分类：

世界卫生组织根据残疾对生理和社会功能的影响把残疾分为三个层次：

- 功能、形态残疾（Impairment），为残疾的第一级，一般为病伤后遗症，使人体结构或功能发生缺陷或异常。
- 日常生活能力残疾（disability），指人体的结构缺陷和功能障碍使残疾人丧失他应具备的能力（与残疾人的性别、年龄、文化程度和职业等相应的能力）。
- 社会功能残疾（Handicap），人体的结构缺陷和功能障碍影响残疾人参加社会活动，或虽具备参加社会活动能力，因受到歧视而被迫脱离社会的残疾。如脊髓损伤后的截瘫，严重烧伤造成的面容丑陋等。每一层次的残疾分为精神残疾和躯体残疾。

活动受限分类：

- 日常生活活动能力（ability of life，ADL）包括饮食，穿衣，修饰，洗澡，上厕所等。当以上活动需要帮助和完全依赖帮助时称活动受限（limitation of activity）。双目失明、瘫痪、痴呆等称为永久性活动受限，可治愈或能康复的病伤所造成的活动受限称为暂时性活动受限。
- 工具使用的日常生活活动能力（instrumental ability of life，ADL）是一种社会适应能力，失去后影响正常社会生活。包括购物、处理金钱、做饭、做家务和旅游。
- 躯体综合功能（general physical function，GPF）衡量社会参与和生活自理能力，包括屈蹲、手举到头上、手指拿东西、抬举20斤重物、行走半里路。

残疾和活动受限情况可以通过专项调查获得（如中国残疾人抽样调查）。

无残疾期望寿命计算：

计算无残疾期望寿命时需要用到简略寿命表的生存人数，生存人年数，总平均寿命三个指标，并把残疾和活动受限（包括住入疗养机构和在家中生活的残疾和活动受限）所导致的寿命损失扣除。计算方法为

ADL 活动受限的人年数（nLxd）：

nLxd = nLx × ADL 受限率

nLx 为普通寿命表生存人年数

活动受限的期望寿命 e_{xd} 为：

e_{xd} = Txd / Lx

Txd 为活动受限总人年数

Lx 为普通寿命表生存人数

无残疾期望寿命 $e_{x.HEL}$：

$e_{x.HEL} = e_x - e_{xd}$

女性的平均期望寿命较男性长，但无残疾期望寿命两性基本无差别。加拿大的数据表明，老年人的平均期望寿命在增长，但其中残疾平均期望寿命占了 70% ~ 80%，其增长速度远较无残疾期望寿命快。无残疾平均期望寿命增长慢，且无性别差异，是无残疾寿命增长的基本特征。

我国有学者曾经利用第二次国家卫生服务调查资料，计算无残疾期望寿命。我国的研究发展了残疾和活动受限的概念，把无残疾寿命表中的残疾和活动受限，扩展为院内病伤残、院外病伤、院外活动受限以及院外残疾四个范畴。利用居民住院天数，因病伤活动受限的周数和两周病伤持续的天数等与时间有关的病伤残信息。该研究的主要结论是，比起男性，女性的平均期望寿命和无残疾预期寿命都长一些；然而老年女性延长的寿命中，有很大一部分是预期病伤残寿命。两性的健康寿命占期望寿命的比重随增龄而下降。60 岁以后降低到 60% 以下。说明人到 60 岁后约有一半的时间是处于不健康的状态。

无残疾期望寿命以残疾作为观察终点，代替普通寿命表中的死亡。它运用现实寿命表的计算原理，通过扣除处于残疾状态下所消耗的平均寿命，从而得到无残疾状态下的预期平均生存年数。

（3）伤残调整生命年（Disability Adjusted Life Year，DALY）

基本概念：

如前所述，DALY 是一个综合了生命数量和生命质量的指标。它结合了因疾病死亡损失的健康生命年与疾病伤残（残疾）损失的健康生命年，是衡量健康生命损失情况的指标，单位用年数表示。

这里所指的“伤残”，是由于疾病所导致的残疾、暂时性和永久性的活动受限，不同于我们以往狭义的残疾概念，事实上指的是“病、伤、残”。如腹泻、严重咽喉疼痛、骨折、心绞痛等，都纳入了这个“伤残”概念。所以 DALY 理想的译法，应该是“病伤残调整生命年”。

伤残调整生命年所考虑的死亡是“早死”，即减寿人年数。这里的“早死”定义为低于工业发达国家模型寿命表的理想潜在寿命，日本是全球平均期望寿命最高的国家，其平均期望寿命女性为 82.5 岁，男性为 80 岁。实际死亡年龄与工业发达国家模型寿命表的理想潜在

寿命的差额，来表示一例死亡所带来的寿命年损失。其中也隐含着一个健康的社会价值观，即人类“应该”活多少岁？这里减寿人年数的计算与我们前面介绍的方法略有不同，采用的是标准寿命表减寿年数（SEYLL，Standard Expected Years of Life Lost），即对每例死亡计算死亡年龄与标准寿命表该死亡年龄组段的期望寿命计算之差，再取总和：

$$SEYLL=\sum_{x=0}^{i} d_x e_x^3$$

伤残调整生命年所考虑的残疾与无残疾期望寿命的原理相同，代表着因病伤而在未来将失去的健康寿命。但在 DALY 计算中，残疾不再被简单地分为有或无（1 或 0），而是进行调查，根据社会上大多数人的态度，把残疾分为七个等级，用残疾严重程度等级权数表示。该权数取值在 0 和 1 之间，0 代表健康，1 代表死亡。表 5－3 说明了各种残疾的等级权数。需要说明的是，研究者发现，尽管不同文化、不同社会的人们，对于不同疾病所导致的伤残以及伤残的后果会有不同的看法，但对于伤残严重程度的评价却非常接近。如大多数人认为失明比耳聋严重、精神分裂比抑郁症严重。目前研究已经获得了 107 种疾病的 483 种伤残后果的等级权数。

表 5－3　伤残等级分类及 22 个指示症状

伤残等级	等级权数	指示症状
第一级	0.00～0.02	脸部瘢痕，体重/身高比小于 2 个 SD
第二级	0.02～0.12	腹泻，严重咽喉疼痛，严重贫血
第三级	0.12～0.24	胫骨骨折，不育，阴茎勃起障碍，风湿性关节炎，心绞痛
第四级	0.24～0.36	膝下截肢，耳聋
第五级	0.36～0.50	直肠阴道瘘，轻度智力迟钝，先天愚型
第六级	0.50～0.70	抑郁症，失明，半身不遂
第七级	0.70～1.00	精神分裂症，痴呆，严重心绞痛，四肢瘫痪

注：引自夏毅等．疾病负担的测量指标－DALY．中国卫生统计 1998 年 15 卷第 3－5 期

DALY 还考虑了生命年的年龄相对值和时间相对值，分别用年龄权数和年龄贴现率表示。① 年龄权数，即生命年的年龄相对值。指各年龄组的人，健康地存活一年的价值。年龄权数从出生时的 0 开始，随着年龄增加急剧上升，在 25 岁时达到最高峰，然后随年龄增加而下降。② 年龄贴现率，即生命年的时间相对值。指现有伤病对健康的毁损过程长达数年或数十年，因而需要决定如何为相对于现在的未来健康定值。这两个概念隐含着社会的健康价值观，第一，不同年龄者的生命价值是否不同？如儿童和成年人的一个健康寿命年是否相等；第二，对社会来说，健康生命年的现值是否较未来值更高？十年后的一个健康生命年，是否与今年的一个健康生命年相等？

DALY 的主要研究者 Murray 和 Lopez 采用了美国兰德公司的修正 Delphi 方法来确定年龄权数，并构造了年龄权数的连续性数学函数。一般认为，青年人的生命价值大于老年和儿童。各年龄每一生命年的相对价值，用指数函数模型来表示。

$$RV = Ka\ exp\ (-Ba)$$

式中 RV 为生命年的相对价值，a 为年龄，B＝0.04，K 为选用的常数。该函数由出生时的零上升至 25 岁时的最大值，然后又逐渐降至零。

对年龄的贴现率，采用“时间偏好”方法研究，由于存在着两种截然不同的观点，DALY 中就采用了一种较为主流的看法，即每年的贴现率为 3%。较高的贴现率降减轻总的疾

病负担，因为由于健康损失而带来的未来健康危害将因贴现有所下降，而且较高的贴现率还能改变各种疾病的相对重要性。这是由于死亡所带来的生命年损失，一般说来大于残疾带来的损失，与死亡相比，较高的贴现率提高了残疾的重要性，降低了儿童死亡的重要性。

DALY 的计算：

“早死”所导致的健康生命年损失为 YLLs（years of life lost），残疾所导致的健康生命年损失为 YLDs（years lived with disability）。把两者结合起来，就形成 DALY。

DALY = YLLs + YLDs

YLL 和 YLD 计算都用下面的公式：

$$-\left[\frac{DCe^{-Bx}}{(B+r)^2}\left[e^{(-(B+r)L)}\ [1+\ (B+r)\ (L+a)]\ -\ (1+\ (B+r)\ a)\right]\right]$$

上式中：D 为残疾权数（对死亡取值 1），r 为贴现率，取值 0.03，C 为年龄权数调节因子，取值 0.1658，B 为年龄函数参数，取值 0.04，a 为死亡或残疾发生的年龄，L 为在残疾状态下的生存时间，或者死亡的损失时间。

DALY 的用途：

1）发现重点健康问题：Murray 和 Lopez 成功地把 DALY 用于 1990 年全球疾病负担分析（GBD）。即找出某地区严重危害健康的疾病和主要的卫生问题，通过对不同地区、不同对象（性别、年龄、职业等）、不同疾病进行 DALY 分析，可以确定高发地区、重点人群及重要疾病。

从表 5－4 中我们可以读到这样一些数据：

最后一行表示的是每千人 DALY 损失人年数，即全世界每年每千人因病损失 259 个健康人年。中国该数值为 178 人年，高于已经建立市场经济国家（发达国家），略高于欧洲前社会主义国家，但比其他国家和地区低，也低于全球平均水平，远低于撒哈拉以南非洲，也大大低于印度。这说明疾病负担最低的是发达国家和欧洲前社会主义国家，我国疾病负担相对较轻。

第二行至第四行，分别表示 DALY 在感染性疾病（包括传染病、妇科及围产期疾病）、非传染性疾病、外伤三大类病伤方面的构成比。这个构成说明了什么是一个地区的主要健康问题。可以看出，疾病负担越大（DALY 值越高），感染性疾病的构成比越高，说明在 1990 年，疾病负担大的地区，主要的健康问题是感染性疾病，而疾病负担低的地区，主要健康问题是非传染性疾病。

表 5－4　1990 年世界各地区 DALY 损失分布

原因	全世界	撒哈拉以南非洲	印度	中国	亚洲其他地区和岛屿	拉丁美洲加勒比地区	中东伊斯兰教地区	欧洲前社会主义国家	已建立市场经济国家
感染性疾病（%）	4518	7113	5015	2513	4815	4212	5110	816	917
非传染病（%）	4212	1914	4014	5810	4011	4218	3610	7418	7814
外伤（%）	1119	913	911	1617	1113	1510	1310	1616	1119
DALY（百万）	1362	293	292	201	177	103	144	58	94
每千人 DALY	259	575	344	178	260	233	286	168	117

2）找出最具成本效果的干预措施：

政府永远面临有限资源和无限健康需求之间的矛盾。而这种矛盾，已经有了一个相对合理的办法来解决。世界银行在1993年对一些疾病进行多种干预的成本效果研究，其成本效果用每挽回一个DALY损失所需美元表示。结果发现，通过疾病负担分析发现的很多重点疾病，其实有着成本效果很好的干预措施。表5-5列出了一些这样的干预措施。

一个国家应该防治的重点疾病，应该满足两个条件：一，疾病负担大，即造成较高DALY损失；二，干预成本效果好，即用较低投入获得较好健康结果。只有满足了这两个条件，才能使有限的卫生资源发挥最大疾病控制作用。目前，这也是世界银行贷款以及众多海外资金资助的重要依据。如世界银行、英国政府国际发展部等的资金，在我国的资助重点是在西部地区和结核病控制，因为西部地区的主要健康问题是传染病，而且其干预的效果非常好。

表5-5　若干种已采取干预措施疾病的成本效果分析

成本效果	疾病名称
低成本（低于100美元）	传染病，围产期疾病，营养不良，缺碘，贫血，维生素A缺乏症，白内障，肺癌，肝癌
中成本（250至999美元）	神经性精神病，抑郁症，糖尿病，局部缺血性心脏病，慢性阻塞性肺病，肝硬化，成年人车祸
高成本（1000美元以上）	脑血管疾病，胃癌

（4）健康期望寿命（Healthy Life Expectancy，HALE（曾于2000年世界卫生报告中被称为伤残调整期望寿命，Disability Adjusted Life Expectancy，DALE））

DALE是继DALY之后，世界卫生组织在2000年推出的一个新近开发出来的综合评价健康的指标。和DALY相同的是，这个指标既考虑了死亡，也考虑了病伤残，考虑了生命数量的同时也考虑了生命质量。和DALY不同的是，DALY是每千人口中损失的健康人年数，对非专业人员存在理解困难，而DALE是一个期望寿命，它可以理解为”完全健康（full health）期望寿命”，指扣除了死亡和伤残影响之后的平均期望寿命；它的计算采用前面所介绍的无残疾期望寿命的沙利文（Sullivan）方法，采用现实寿命表，结合抽样调查的方法，获得人群伤残状况（如完全健康、轻微残疾、中度残疾、重度残疾、极重度残疾）的现患率，就可以计算该指标，相对比较容易。需要注意的是，伤残现患率部分地来自自我评价的健康，当应用于国家间和地区间比较的时候应当进行校正。

DALE的计算：

表5-6说明了如何通过现实寿命表计算DALE的过程。

表中的（1）～（4）列是普通寿命表单纯根据死亡率根据计算平均期望寿命的步骤。在这个基础上，利用某个地区男性或女性人群各年龄段在某个时间点上的伤残现患率，经过伤残等级权数（表5-3）调整后，获得第（5）列数据Dx。

$Dx = Prev_x \times W_x$

式中$Prev_x$就是人群中年龄在X到X+5之间的伤残现患率，而W_x指人群中年龄在X到X+5之间的伤残等级权数。

在DALE计算中，最关键的两个指标就是$Prev_x$和W_x。表5-3所提供的伤残等级权数就是W_x。所以这里要解决如何获得$Prev_x$的问题。它的来源有两个

1）机构登记资料：Murray和Lopez在进行1990年全球疾病负担分析（GBD）的时候，收集了1400万张死亡医学证明书，根据ICD-9分类，研究了107种疾病、损伤的483种伤残后果，同时得到了几乎所有疾病的死亡率、病伤残现患率和持续时间。他们就是运用了这

一数据计算了 DALE。

2）卫生服务调查：利用调查问卷收集人群健康状况信息，可以综合地反映主观感受和客观机能状况。研究表明，这种自我评价的健康数据与客观健康关联性很强，用其评分作为伤残现患率的数据来源，比起上一方法有较大优势。第一，方法简便；第二，去除了机构数据报告偏倚，可靠性强；第三，从人而不是从单一疾病研究，直观而容易理解。

第（6）列数据是第（3）列与第（5）列数据的乘积，即

$YD_x = L_x \times D_x$

而第（7）列数据实际上是第（3）列和第（6）列的差值，或

$YWD_x = L_x \times (1 - D_x)$

第（9）列相当于完全健康状态下的期望寿命（DALE）

$DALEx = (\sum_{i=x}^{w} YWD_x) / l_x$

第 8 列相当于死亡状态而损失的期望寿命（DLE）

$DLEx = (\sum_{i=x}^{w} YD_x) / l_x = e_x - DALE_x$

表 5-6　沙利文法计算 DALE 示例

年龄组	普通寿命表 尚存人数	普通寿命表 生存人年数	普通寿命表 期望寿命	权重调整后伤残现患率	因伤残损失的人年数	完全健康状态下度过的人年数	DLE	DALE
（1）	（2）	（3）	（4）	（5）	（6）	（7）	（8）	（9）
X	lx	L_x	e_x	D_x	YD_x	YWD_x		
0-	100000	496210	74.98	4.5	22130	474080	16.60	58.38
5-	99134	495425	70.63	9.6	47506	447919	16.52	54.11
10-	99045	495018	65.69	8.6	42568	452450	16.05	49.64
.	.	.	.	.	.	.	.	.
.	.	.	.	.	.	.	.	.
.	.	.	.	.	.	.	.	.
75-	59796	259645	9.45	59.6	154714	104931	6.51	2.94
80-	43550	173081	7.02	73.2	126672	46409	5.39	1.63
85 及以上	25802	132424	5.13	81.5	107916	24508	4.18	0.95

DALE 的用途：

DALE 是评价人群健康状况的正向指标，它扣除了死亡、残疾和疾病对于健康的影响，衡量的是完全健康的期望寿命。DALE 的开发，使得在充分考虑失能的基础上，进行人群间的比较成为可能。该指标还用于评价卫生体系的运行效果，这一应用已经充分表述在 2000 年《世界卫生报告》当中。下面举例说明 DALE 的用途。

1）评价卫生系统的绩效：2000 年，世界卫生组织把 DALE 作为衡量健康结果的唯一指标，把 191 个成员国排序。日本的 DALE 值为 74.5 年，排世界第一位，非洲国家塞拉利昂最低，只有 25.9 年。中国为 62.3 年，位于第 81 位。191 个成员国中有 24 个国家 DALE 超过 70 年，有 32 个国家低于 40 年。

2）确定重点人群和重点防治的疾病：健康寿命在不同特征，如年龄、性别、社会经济

地位不同的人群中的分布有可能不同。利用这一分析，可以确定健康脆弱人群。另外，根据不同人群病伤残现患率的不同，可以找出影响健康最大的疾病。如60岁以上人群患有不同程度伤残的比率，发达国家为20%，非洲国家为50%。所以全球重点防治伤残的人群应该是非洲。这一用途和DALY的作用相同。

二、健康相关指标

健康的相关指标很多，第一类主要包括人口、自然环境和社会环境指标（表5－7），第二类是卫生保健指标（表5－9）。

表5－7 主要健康影响因素指标

指标名称	计算方法	指标含义
人口学指标		
人口自然增长率（‰）	$\frac{\text{本年出生人口数}-\text{本年死亡人口数}}{\text{年平均人口数（年中人口数）}}$	在一定时期内人口的自然增加数与年平均人口数（或年中人口数）之比
人口负担系数（%）	$\frac{\text{0～14岁人口数}+\geqslant\text{65岁（或}\geqslant\text{60岁）人口数}}{\text{15至64岁（或15至59岁）人口数}}$	人口中非劳动年龄人口数与劳动年龄人口数之比，又称抚养比或抚养系数，说明人口年龄构成对社会经济状况的影响
老少比	$\frac{\text{60岁及以上人口数}}{\text{0～14岁人口数}}$	又称为老龄化指数，是指60岁及以上人口与0至14岁人口数之比
人口系数（%）	老年人口系数＝老年人口数/总人口数 少年人口系数＝少年人口数/总人口数	分老年人口系数和少年人口系数。老年人口（60岁及以上或65岁及以上）在总人口中所占的比例为老年人口系数，少年人口（14岁以下）在总人口中所占的比例为少年人口系数
年龄中位数（岁）	用寿命表计算	将人群分成数量相等的两部分，这个分界年龄就是年龄中位数
自然环境指标		
人均居住面积（m^2/人）	$\frac{\text{实际的居住面积（}m^2\text{）}}{\text{同期常住人口数（人）}}$	指专供人居住的房屋面积，不包括辅助设施的面积（厨房、卫生间、浴室、过道等）
人均占有公共绿地面积（m^2/人）	$\frac{\text{城区绿地总面积（}m^2\text{）}}{\text{同期人口总数（人）}}$	城区绿地面积包括园林绿地面积和道路绿化覆盖面积两部分。园林绿地面积包括公共绿地、专用绿地、生产绿地、防护绿地、风景名胜区的总面积。道路绿化覆盖面积包括所有道路的隔车绿带、中心绿岛、林荫道绿地及行道树的覆盖面积
自来水普及率（%）	$\frac{\text{饮用自来水户数（户）}}{\text{当地总户数（户）}}$	
卫生厕所普及率	$\frac{\text{拥有卫生厕所户数（户）}}{\text{当地总户数（户）}}$	指厕所有墙、有顶，厕坑及贮粪池无渗漏，厕内清洁，无蚊蝇，粪便定期清除并进行无害化处理
年空气污染天数比例	$\frac{\text{三级及以上污染天数（天）}}{365}$	在一年当中空气污染超过三级的天数所占的比例
社会环境指标		
15岁以上人口识字率	$\frac{\text{15岁及以上人口中识字人数}}{\text{当地15岁及以上人口总数（人）}}$	15岁及以上人口中识字500以上的人数占15岁以上总人口的比例，又称成人识字率
人均国内生产总值（GDP，元）		
人均国民收入（GNI，元）	税前国民国内收入	
劳动人口就业率（%）		
食品支出占总支出的比例（恩格尔系数）（%）		

人口类型：根据表 5－7 中介绍的一些人口指标，国际上建议将人口划分为年轻型、成年型和老年型（表 5－8）。

表 5－8　国际标准人口类型

指标	年轻型	成年型	老年型
少年人口系数（%）	>40	30～40	<30
老年人口系数（65 岁及以上）（%）	>4	4～7	<7
老少比（%）	>15	15～30	<30
年龄中位数（岁）	>20	20～30	<30

表 5－9 中列出了一部分卫生保健指标，包括卫生保健服务和卫生保健资源两大类。医疗服务需要指人们因疾病影响健康，引起人体正常活动的障碍，需要接受各种卫生服务（如治疗、预防保健、康复）。医疗服务需要指标是根据人们患病的频率和患病的严重程度提出对医疗需求的综合指标。医疗服务利用反映卫生系统的工作，是评价卫生服务社会效益和经济效益的手段。服务利用指标直接反映卫生系统向居民提供服务的数量，间接反映卫生系统通过提供卫生服务队居民健康状况的影响。卫生资源指卫生人力、卫生费用、卫生设施和设备、卫生技术和卫生信息。卫生资源指标反映在一定的社会经济条件下，国家、集体、个人对卫生保健综合投入的客观指标。

表 5－9　常用的卫生保健指标

卫生保健服务指标		
医疗服务需要指标	卫生服务利用指标	预防保健服务指标
两周每千人患病人数（两周患病率）	两周每千人就诊次数（两周就诊率）	一岁以内儿童计划免疫率
两周每千人患病日数	一年内每千人住院次数（住院率）	孕产妇系统管理率
慢性病患病率	一年内每千人住院日数	儿童系统管理率
两周每千人因病伤卧床天数	每人每年就诊次数	孕产妇住院分娩率
活动受限率	每人每年住院日数	
残疾率		
卫生保健资源指标		
人力资源	物质资源	财政投入
每万人口医师数	每万人口病床数	卫生费用占国内生产总值的百分比
每万人口护士数	每万人口医疗机构数	人均卫生费用
每万人口药剂师数		

三、常用综合指标

为综合衡量一个国家或地区的发展，一些机构制定了若干综合指标。下面简介两个指标：生活质量指数和美国社会健康学会指标。

1. 生活质量指数（Physical Quality of Life Index，PQLI）

用于衡量一个国家或地区人民的营养、卫生保健和国民教育水平的综合指标。是美国 Overseas Development Council 于 1975 年编制的。

PQLI =［（识字率指数）+（婴儿死亡率指数）+（一岁平均寿命指数）］/3

识字率指数：全国 15 岁及以上人口中识字人数的百分比

婴儿死亡指数：（229 - 婴儿死亡率）/2.22

229/1000 是 1950 年加蓬的婴儿死亡率，是当时最高的。瑞典的婴儿死亡率预计为 7/1000，（229 - 7）/2.22 恰为 100，是婴儿死亡的最佳水平。

一岁平均寿命指数：（一岁平均寿命 - 38）/0.39

38 是 1950 年越南一岁儿童的平均寿命，而瑞典到 2000 年预计可达到 77 岁，上式也恰为 100。

PQLI 生活质量指数的评价标准为

PQLI > 80 为高素质人口；

PQLI < 60 为低素质人口；

世界平均值为 65；

发达地区平均值为 92；

发展中地区平均值为 55。

2. 美国社会健康学会指标（American Social Health Association，ASHA）

用来衡量发展中国家执行满足基本需要发展战略的成果。

ASHA =（就业率 × 识字率 × 平均寿命/70 × GNP 增长率）/总出生率 × 婴儿死亡率

该组织对指标值做了具体规定。当就业率为 850/1000，识字率 85%，平均寿命为 70 岁，GNP 增长率为 3.5%时，总出生率为 25/1000，婴儿死亡率为 50/1000 时，ASHA 指标值为 20.23。

小　结

健康状况是指一个社会的人群健康水平、分布及其影响因素。评价一个社会的健康状况，就是要了解一个社会的健康指标及健康相关指标，开展综合评价。健康状况评价的指标主要包括婴儿死亡率、孕产妇死亡率、平均期望寿命、伤残调整生命年、残疾调整期望寿命等，通常我们通过户籍登记资料、人口普查资料、生命统计资料、卫生服务常规登记、统计年鉴、卫生年鉴等资料获得健康状况评价所需要的资料。

健康状况评价的意义在于，通过研究人群的健康现状、健康需要以及卫生资源的提供情况，找出主要的社会卫生问题、发现重点保护的人群及重点防治的对象，同时为决策者提供参考，以便于科学地配置卫生资源，最大限度地促进人群的健康。

思考题

1. 试列举健康状况评价指标并解释（Please try to list the indicators of health status and explain their function）。

2. 简述健康状况评价步骤（What will exactly do when you measure health status for a population）。

3. DALY 和 DALE 指标的不同在哪里？（What are the differences between DALY and DALE?）

（张拓红）

第六章　生命质量评价

莎士比亚在其所著的《哈姆雷特》中写道："猛药对于重病来说，要么能治好它，要么毫无起色"。不知道这位伟大的英国戏剧家在写下这些词句时是否考虑到癌症，但毫无疑问癌症符合"重病"，而且目前的诊疗手段经常是通过"猛药"来治愈或者"毫无起色"。

癌症的影响可以从多方面来考察。从国家水平来说，据估计大多数经济发达国家的人们在其一生中大约三分之一会得癌，四分之一会死于癌症。生命损失以及照料者生产率的下降加上治疗照料的成本会对一个国家的经济产生很大的影响。然而，对患者个体及家庭的影响远远超出了经济学所测量的范畴。健康损失所造成的躯体功能、良好适应感觉和社会交往功能的缺陷以及伴随的躯体、情感和精神痛苦，都影响着生命的质量。尽管对于某些癌症来说，医学技术的发展使生存率有了改善，然而对于癌症的高度恐惧，除了来自疾病的痛苦以外，还有治疗带来的痛苦。

外科手术时代以前，虽然各种无效的医术和药物手段也同样会有副作用，影响生命质量的主要因素是疾病本身。外科手术以及随后放射治疗、化学药物以及现代生物治疗在临床实践的运用，使患者不得不面临各种诊疗手段所带来的毒副作用。尽管现在包括骨盆、外生殖器、直肠下段和肛门的半体切除术已很少开展，但头颈部、乳腺、四肢部位的根治术仍很常见。化学治疗的副作用如恶心呕吐、脱发、疲劳、神经病变和感染等成为很大的问题并可能导致遵从医嘱的困难。放射治疗副作用的严重度取决于照射部位和照射剂量，有些副作用是长期的，如呼吸困难、脊髓病变和纤维化等。免疫治疗的毒性也比预先估计得要多。干扰素治疗引起的脱发和疲劳，白介素和 LAK 细胞的副作用都给接受治疗的患者带来额外的负担。即便治疗的目的不是治愈疾病，而是缓解症状，毒性依然存在。就连用来缓解恶心呕吐、疼痛的止吐药和止痛药也会产生令人虚弱的副作用。

癌症患者的治疗很大一部分花在改善治疗本身所带来的毒副作用上。某种程度上，这种努力取得了成功。手术趋向于保留器官，放射治疗得以更有效地实施，化学治疗和生物治疗的许多副作用得以控制。此外，在经济发达国家，癌症的心理社会影响正在被识别，提供建议、康复、姑息治疗和家庭支持正变得越来越普遍。

——（摘自 David Osoba《癌症对生命质量的影响》）

第一节　生命质量的概念和内容

一、生命质量研究的历史及现状

生命质量（QOL，quality of life），又称为生活质量、生存质量，最初是社会学概念，由美国经济学家 Calbraith JK 在 20 世纪 50 年代末提出。社会学意义上的 QOL 可分为宏观、微观两个层次。宏观层次研究人口群体的生活质量，如世界、国家和地区人口的生活质量；微观层次研究个体和家庭的生活质量。70 年代末医学领域广泛开展了生命质量的研究工作，探索疾病及治疗对生命质量的影响，形成了健康相关生命质量（HRQOL，health related quality of life）。HRQOL的提出，与疾病谱的转变和对健康观念的重新认识有关。随着疾病谱的改变，肿瘤和心脑血管疾病等慢性病成为威胁人类生存的主要疾病。这些疾病很难治愈，治疗手段对延长生命的效果并不十分肯定，而治疗本身对患者却常常存在副作用。如何评价治疗的利弊？作为一种新的医学评价技术，HRQOL全面评价疾病及治疗对病人造成的生理、心理和社会生活等方面的影响。它不仅关心病人的存活时间，而且关心病人的存活质量；它不仅考虑客观的生理指标，而且强调病人的主观感受和机能状况；它不仅用于指导临床治疗，而且还用于指导病人的康复和卫生决策。

我们正在进入一个新的时代，来自患者功能状态、良好适应和其他重要卫生保健信息将被常规收集以弥合现有信息不足所造成的裂痕。希望能最佳使用卫生投入的管理者、希望给予患者最佳健康结局的医生以及评价新的治疗方案和技术的临床研究者都试图利用这些信息比较不同卫生服务的成本和效益。HRQOL评价的发展，是多因素作用的结果，包括卫生保健消费者地位的提升，要求医疗结局资料包括患者提供的信息；以及公共政策部门、卫生服务提供者和研究者对于卫生费用上涨的趋势、医疗技术发展超越改善生存时间的需要以及健康结局多角度测量等的兴趣。

1948年Karnofsky和Burchenal用机能状况量表测量癌症化疗病人的身体机能状况。1976年Priestman等人用线性模拟自我评估量表（LASA，linear analogue self-assessment）对乳腺癌病人化疗前后的健康感觉、情绪、活动水平、疼痛、恶心、食欲、家庭事务能力、社会活动和焦虑水平进行测定。HRQOL的研究发展至1977年，IM（index medicus）第一次用“quality of life”作为医学主题词取代“philosophy”，收入MeSH（medical subject headings）。美国药品与食品管理局（FDA）也于1985年开始在接受新药时要求同时递交药物对病人生存质量和生存时间影响的资料。1992年，出版了专门的生命质量研究杂志（Quality of Life Research），1994年，成立了国际生命质量研究协会（ISOQOL，International Society for Quality of Life Research）。

二、生命质量的概念、构成及发展

（一）生命质量的概念

多年来，不少学者对生命质量的概念进行了探讨，但往往从各自的专业出发加以理解，从而导致了生命质量的多义性和复杂化。目前，对HRQOL还没有一个公认的定义。如Levi认为：生命质量是对个人或群体所感受到的躯体、心理、社会各方面良好适应状态的一种综合测量，而测得的结果是用幸福感、满意感或满足感来表示的。Cella认为：生命质量是病人对现在的功能状态与其预期或认为可达到的功能状态相比时产生的赞同感和满足感。Katz认为：生命质量是完成日常工作、参与社会活动和追求个人爱好的能力，是病人对生活环境的满意程度和对生活的全面评价，包括认知、情感和行为方面。

WHO将生命质量定义为：不同的文化和价值体系中的个体对与他们的生活目标、期望、标准，以及所关心事情有关的生活状态的体验。这一概念包含了个体的生理健康、心理状态、独立能力、社会关系、个人信仰和与周围环境的关系。

研究者普遍认为，疾病给病人的日常生活带来生理、心理和社会生活诸方面的损害，这种损害会影响个体对生活的满意度。HRQOL体现了个体对疾病损害的反应，包括生理状态，也包括各种良好适应的感觉，基本的满意度和总的自我价值感。HRQOL的概念抽象、复杂，包含的领域多样化，但最终指向个体满意度和自尊。HRQOL是在疾病、意外损伤及医疗干预的影响下，测定与个人生活事件相联系的主观健康状态和个体满意度。HRQOL是主观的评价指标，应由被测者自己评价。HRQOL 建立在一定的文化价值体系下，故具有文化依赖性。

（二）生命质量的构成

生命质量测定的内容应由什么项目构成？对于生命质量的不同理解导致了生命质量构成的不同。如 Aaronson MK 认为 HRQOL 是一个多维的概念，主要包括机能状态（functional status）、心理和社会的良好状况（psychological and social well-being）、健康意识（health perception）和疾病治疗的相关症状（disease and treatment related symptoms）。其中机能状态包括生理、心理、个人角色的机能，良好的心理健康状况涉及精神健康、情绪积极，有活力。Morales AJ 认为 HRQOL 主要由下述 4 个方面组成：生理和职业功能（physical and occupational function）、心理状态（psychological state）、社会互动状况（social interaction ）、经济状况或因素（economic status or factors）。Ferrell BR 提出一个生命质量四维模式结构，即身体健康状况、心理健康状况，社会健康状况和精神健康状况。世界卫生组织的生命质量测定包括生理状况、心理状况、独立性、社会关系、环境、宗教信仰与精神寄托 6 个领域，每个领域包括一些小方面，共 24 个小方面。Hollen PJ 等认为 HRQOL 的研究范围大致如下表：

生理（physical）	功能（functional）	心理（psychological）	社会（social）	精神（spiritual）
疾病症状	活动水平	情绪良好	社会关系	生活意义
治疗副作用	认知状态	情绪压抑	工作角色	宗教问题
压抑表现	角色状态		业余休闲	
	性功能		财政状况	

尽管目前对生命质量的构成尚未形成共识，但绝大多数研究者认同 HRQOL 的测定包括：生理问题（症状、疼痛）、功能（活动）、家庭良好适应、精神、治疗满意度、对未来的取向、性及亲密行为、社会功能和职业功能。在实际应用过程中，生命质量的测定逐渐形成两种方法：一是统一界定生命质量的各个方面，发展一个代表不同人群共性的多维量表，根据需要附加一个较短的特异问卷来评价特定人群的生命质量，使得研究结果既有可比性又有针对性。另一种方法是限定只测量某一层次的生命质量，这样可在较少的工作量下解决实际问题，而且相同限定条件下，不同群体间研究也具有可比性。

（三）生命质量的动态性

HRQOL 是被个体的主观概念和期望所过滤的健康状态。有这么一种现象，老年人随着生理功能的退化，会逐渐降低对于功能状态的期望或调整功能状态的评价标准。慢性病患者发病前后，不仅对生命质量的领域，而且对这些领域的相对重要性的评价都发生了变化。如截瘫的新发病人，客观的健康状态和主观的生命质量评价都会很低，而老截瘫病人，虽然客观健康状态可能更差，但主观生命质量的评价却相当不错。慢性病的这种适应过程，或称为 HRQOL 测评的“反应转移”现象（response shift），被认为是对生命质量测评效度的一种挑战。患者似乎设法用某种方式弥补缺陷，有时比健康者的 HRQOL 评价更高，而健康者往往因为有较高的生活期望而给出低于预期的自我评价。研究认为，这一现象可能来源于患者针对变化了的环境调整期望值，调整时间长短因个体和疾病类型及疾病严重度而异。另外，研究发现个体的近期健康状态会影响他对其它不同健康状态的评价，而较远的既往病史对个体的评价标准则没有什么影响。近期健康自评低的个体对更差健康状态的评价较高，而个体康复一段时间后，评价标准重新恢复到病前（健康者）水平。健康者因其评价标准较高，对其他有缺陷的健康状态的评价往往较低。生命质量的动态性让我们思考这样一些问题：不同人群存在不同的评价标准，那么对于政策制定者来说，谁的评价应给予较高权重？如果按照生命质量的主观特征采用患者的标准，那么客观的疾病严重度可能会被低估；而如果采用健康者的评价标准，那么功能障碍的严重性可能会被高估。其次，同一个体因病史距离现时的远近会有不同的健康评价，那么采用何时的评价？对这些问题的回答正在成为生命质量研究领域新的热点。

第二节　生命质量的评价内容与方法

一、生命质量的评价内容

根据 HRQOL 的基本概念和构成，生命质量评价是指具有一定生命数量的人在一定时点上的生命质量表现。健康或疾病是一个连续变动且不能截然区分的状态，生命质量随时间推移显示出平衡、改善和下降三种状态（图 6－1）。

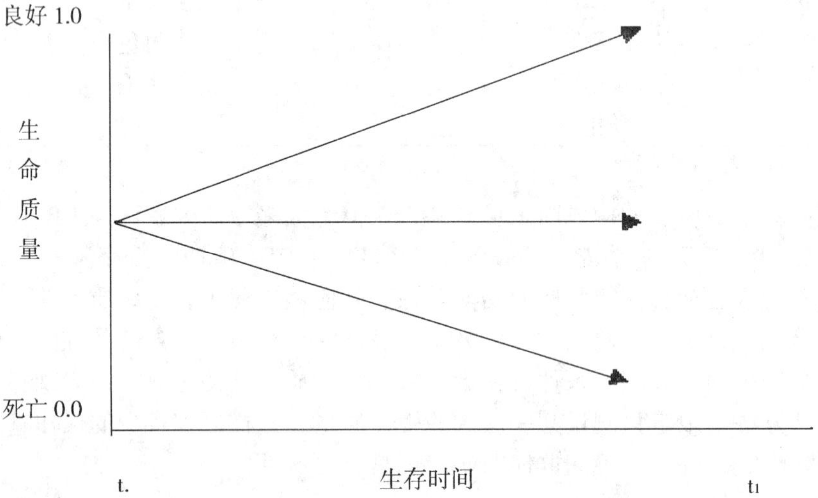

图 6－1　生存时间与生命质量二者关系

健康相关生命质量通常包括生理状态、心理状态、社会功能状态、主观判断与满意度，此外疾病特异量表还包括疾病症状等内容（表 6－1）。生理、心理和社会功能状态是生命质量的重要内容。任何一种疾病或损伤，都会导致这三方面功能的改变；反之，这三方面功能的改变，能够大体地反映个体的生命质量状况。主观判断和满意度评价，反映了个人对健康状态的自我评判以及需求，或期望得到满足时所产生的主观认可程度，是生命质量的综合指标。

（一）生理状态

反映个人体能和活动能力的状态，通常包括活动受限、角色受限和体力适度等三方面的内容。

表 6－1　生命质量评价的基本内容

概念/分类	定义/指征
满意度与幸福感	健康需求满足程度的判断及综合感觉
对健康总的感受	自我判定健康、感到健康或担忧健康
社会状态	
社会交往	与人们、亲人和朋友交往的频率
社会融合	以成员身份参与社会组织活动
社会接触	与亲友交往，参加集体活动
亲密关系	获得亲密感和支持感
机会	因健康而达成机会平等
社会资源	社会关系、网络的数量和质量
心理状态	
情绪反应	对事物的体验，包括压抑、忧虑、痛苦和恐惧
认知功能	意识、机智、定向、推理及记忆力
生理状态	
活动受限	在躯体活动、移动和自我照顾方面受限
体力适度	进行一般的体力活动无疲劳感和虚弱感
角色受限	如工作、学习和家务等通常角色活动受限
疾病	
主诉	病人自述生理和心理症状、感觉、疼痛或其他不能直接观察的感受
体征	体检发现的缺陷与异常表现
自我报告疾病	病人自述有病或损伤
生理测定	生理测定读数及临床解释，如脉搏、血压等
组织改变	病理学证据
诊断	临床判断的证据
失能	因健康问题带来的工作能力丧失
死亡	死亡率、生存率

1. 活动受限　活动受限是指日常生活活动能力因为健康问题而受到的限制，包括三个层次：躯体活动受限，如屈体、弯腰、行走困难等；迁移受限，如卧床、不能驱车、不能利用交通工具等；自我照顾能力下降，如不能自行梳洗、穿衣和进食等。通常所说的基本日常生活活动能力（BADL）是指穿衣、进食、洗澡、上厕所、室内走动等五项指标，这是康复评价最常用的指标。

2. 社会角色受限　人的社会角色表现为担当一定的社会身份、承担相应的社会义务、执行相应的社会功能。健康问题常引起角色功能受限，包括主要角色活动的种类和数量受限、角色紧张和角色冲突等。角色功能反映了躯体健康状况和对通常角色活动的需求，因此不仅反映病人的生理状态，而且还受心理状态和社会生活状态的影响，是反映病人生命质量的一个综合性指标。

3. 体力适度　主要指个人在日常活动中所表现出的疲劳感、无力和虚弱感。许多疾病并不导致躯体活动受限，但通过降低病人的体力而使其角色功能下降。体力适度是一个相对概念，不同的社会角色在日常活动中所支付的体力是不同的，因此病中或病后所表现出的体力适度也是不同的。

（二）心理状态

所有的疾病都会给病人带来不同程度的心理变化，主要是情绪和意识。情绪反应和认知功能的测定是生命质量评价又一重要组成成分。

1. 情绪反应　情绪是指个体感知外界事物后所产生的一种体验，包括正向体验如愉快、兴奋、满足和自豪等，以及负向体验如恐惧、抑郁、焦虑和紧张等。情绪反应是生命质量测量中最敏感的部分，不仅直接受疾病和治疗措施的影响，病人的生理状态和社会功能状态的变化，也会间接地从情绪反应中表现出来。

2. 认知功能　认知功能包括时间与地点的定向、理解力、抽象思维、注意力、记忆力以及解决问题的能力等，它们是个人完成各种活动所需要的基本能力。认知功能障碍常常发生于特定的疾病或疾病的特定阶段以及到达一定年龄段的老年人。任何疾病的晚期，都伴有认知功能的障碍，包括机智、思维、注意力和记忆力的损失。由于认知功能的改变是渐进的，因此认知功能在生命质量测量中不是一个敏感的指标，是否纳入生命质量测量内容要依研究目的和对象而定。

（三）社会功能状态

社会功能包含两个不同的概念：社会交往和社会资源。社会交往根据其深度，可分为三个层次：一是社会融合，即指个人属于一个或几个高度紧密的社会组织，并以成员身份参与活动；二是社会接触，即指人际交往和社区参与，如亲友交往和参加集体活动等；三是亲密关系，即指个人关系网中最具亲密感和信任感的关系，如夫妻关系。许多疾病和治疗都会给病人造成主观上或客观上的社交困难。这些社会交往功能的下降，最终导致社会支持力下降，心理上的孤独感和无助感及个人机会的丧失。

社会资源不能被直接观察。社会资源的质量只能由个体来判断并通过向个体直接询问来进行测量。社会资源的测量代表了个体对其人际关系充足度的评判，包括与能够倾听私人问题并提供实质性帮助和陪伴的亲友的联系。对社会资源感到满意的人们往往感觉与别人“连线”或“接合”，感受到被关照、关爱和需要。

（四）主观判断与满意度

1. 自身健康和生活判断　指个人对其健康状态、生活状况的自我评判，是生命质量的综合性指标。这类指标在生命质量评价中非常重要，它反映在疾病和治疗的影响下，病人生命质量的总变化，同时也反映病人对未来生活的期望与选择。由于指标是建立在自我意识的基础上，影响因素很多，在实际情况下常常不很敏感。

2. 满意度与幸福感　二者同属于当个人需求得到满足时的良好情绪反应。满意度是对待事件的满意程度，是人的有意识的判断。而幸福感是对全部生活的综合感觉状态，产生自发的精神愉快和活力感。在生命质量评价中，满意度用来测定病人的需求满足程度，幸福感用来测定病人整个生命质量水平。

（五）其他内容

一些针对特殊人群或特定疾病的生命质量评价量表，常常包括反映特殊人群特征或症状等疾病特异的内容。评价内容应选择研究问题所涉及的目标，体现被评价对象的特征及其所关注的问题。如对麻风病患者来说，社会歧视和自卑心理应纳入心理状态的测定。此外评价内容应敏感、操作性强。

二、生命质量的评价方法

按照目的和内容不同，生命质量的测定可有不同的方法，常见的有访谈法、观察法、主观报告法、症状定式检查法、标准化的量表评价法。这些测定方法是在生命质量研究的发展过程中使用过的，测定的层次和侧重点不同，适用条件也不相同。目前，标准化量表测定是主流。

（一）选择或建立量表

随着医学模式和健康观念的转变，生命质量研究在国际范围内迅速发展。生命质量评价的主要工具，即量表来源于不外乎两种途径：一是利用现成的量表，二是重新制定新的量表。一般说来，针对某一研究需要如果存在适宜的外文量表，应将外文量表的规范引进作为首选，这样，研究成果便能和国际同类工作进行比较。

根据测定目的和对象的不同，生命质量测定量表的构成略有不同，一般包括条目、维度、领域和总量表四个层次。条目是量表最基本的构成元素，所有备选的有关条目的集合称为条目池。维度由若干反映同一特征的条目构成。领域指生命质量中一个较大的功能部分，由若干密切相关的维度构成，如生理领域、心理领域等。若干领域构成一个完整的量表。

1. 选择量表　量表选择应考虑以下因素：

（1）设计者的测量主题和测量目的：目前，对生命质量的定义并未完全统一。尽管生命质量量表很多，但每一种工具都建立在设计者对生命质量定义的基础上，所包含的内容不尽相同。因此，在选择量表时，首先要考虑该工具设计者对测量概念所下定义是否科学，是否符合应用者的要求。另外，因为每一种量表都是按照一定目的设计和完善的，同样一个主题可能因目的差异而产生完全不同的量表。因此应用者应核实或检验相应的测量目的，以明确其能否满足应用要求。

（2）评价的层次：绝大多数生命质量量表针对生命质量的各个构成内容如生理状态、心理状态和社会功能状态等分别予以评价，以便了解服务对象生命质量各个层面的变化情况，从而采取针对性措施改进生命质量。有的生命质量量表测量的是生命质量的综合值，如良好适应状态指数（QWB，quality of well being index），主要用于卫生经济学评价；还有一些生命质量量表仅仅测量生命质量的一个方面，如日常生活自理能力、疼痛等。

（3）通用型工具与特异型工具：通用型工具主要反映人们生命质量中共同的特性，测定对象是一般人群或不同疾病或状况的人群，用于描述一般人群的生命质量状况和不同人群的生命质量的差异。相反，特异型工具包含很多与人群特征或疾病密切相关的内容，测定对象是特殊人群或特定疾病患者，用于测量特定人群的生命质量状况。对于不同的评价对象应该选用不同类型的量表。

（4）量表的特性：信度、效度和反应度是评价量表质量的基本指标。信度是指测量结果反映出系统中偶然误差引起的变异程度。效度是指量表测定了它所要测定的特质或功能以及测定的程度。反应度是指量表测出生命质量在时间上变化的能力和程度。此外，量表特性的全面考评还包括对量表的可接受性、可操作性和测量的可行性进行分析比较。信度和效度等特性随着样本的不同而不同，人群发生变化，需要重新评价。

（5）内容的文化适应性：目前大部分的生命质量测定工具都产生并应用于英语或法语国家。将西方的量表应用于中国不失为一条捷径。但由于文化差异，不能将量表直接翻译过来就使用，而要进行适当的改造，使之成为适合中国文化背景的新的量表，并经过预试和性能测试后才能使用，即汉化。即便是本国自行开发的量表，如果应用于不同的亚文化人群，也要考虑文化适应性问题。

2. 建立新的量表 生命质量量表的制定方法是一个复杂的系统工程，包括从概念及操作化定义的确立、条目的形成及筛选、量表的考评及修订等一系列过程中涉及的各种方法。

（1）明确研究对象及目的：确定所测的人群，从而决定制定通用型量表还是特异型量表以及量表的使用目的。

（2）建立研究工作组：通常选取一定数量的与生命质量主题有关的人，如医学专家、医生、护士、病人和社区人群等组成议题小组和核心工作组负责量表的制定与考评。其中，议题小组的成员来源较广泛，主要负责条目的提出，核心小组一般由专业人员组成，负责具体的研究工作。

（3）测定概念的定义及分解：由核心小组完成，给出所测概念的操作化定义及构成。如所测生命质量指什么，包含哪些领域和维度及其含义。

（4）提出量表条目形成条目池：由核心小组阐释概念的定义和结构，然后由议题小组成员分别独立地根据知识和经验等写出与所测概念相关的条目。将各人提出的条目收回并进行整理，包括归类、筛除和合并等，构成条目池。

（5）确定条目的形式及回答选项：多半采用线性和等级记分法。线性记分法，一般给出一定长度（通常 0 ~ 10cm）的线段，并定出两端的选项，适用于一些反映心理感受和社会功能状态的条目。等级记分法，主要根据状态的强度赋予一定的分值，各回答选项原则上通过反应尺度分析来确定，适用于测量客观功能状态和行为。反应尺度分析通过对可作回答选项的各种程度副词进行定位，选出合适的措辞使选项间等距，从而方便条目的量分及统计分析。如果未做定位分析，各选项间不一定等距，应用时需再做各词的定位试验以便调整各选项的得分。

（6）条目分析及筛选：对条目池中的各条目进行考察及必要的预试验，并根据结果的统计分析来进行条目的选择和改良，制定出初始量表，包括考察条目的困难度、反应分析、辨别力、代表性和独立性等。如用主观评价法考察条目的重要性，逐步判别分析考察条目的辨别力，相关系数法考察条目的独立性，考察代表性可使用相关系数法、因子分析法和聚类分析法。

（7）量表的量分方法：一般生命质量测定量表条目均很多，若对每个条目直接进行分析，工作量很大而且不能揭示规律性，通常先进行适当的降维处理，把多个变量综合为少数几个主要的指标，即维度（小方面）、领域和总量表。常用两种综合方法。一是直接累加，将条目的得分按照构成层次的所属关系进行累加，从而得到各维度、各领域甚至总量表的得分。采用相加法量化的问卷，在设计时要特别注意问卷中每一个维度组成条目的数量，重要维度的条目数应该多些，以强调这一维度对整个问卷得分值的贡献。二是加权累加，每个条目给一个权重值，再进行加权累加。权重值的确定可以通过统计学方法如因子分析法和决策分析中的一些方法，如标准赌博法（SG，standard gamble）、时间权衡法（TTO，time trade - off）来获得，也可采用管理学常用的德尔斐法（Delphi）等。加权累加虽然考虑了各条目的重要性，但很不容易实行，权重的确定方法也很难统一。实际工作中，直接累加法用得较多。上述计算所得的分值为初评分，有时需要计算转化分，以消除条目多少的影响，并且使得分在相同的范围内取值便于比较。

(8) 预试与修改：初始量表可以在小样本调查对象中试用，考察量表内容是否与调查对象密切相关、描述是否清晰、理解有无困难、问题和答案的排列是否合适等问题，根据预试结果，修改初始量表。

(9) 量表性能评价：量表是否适用于待测人群需要通过性能测试，主要的评价指标有信度、效度和反应度等。常用的信度评价方法有复测信度、复本信度、折半信度和内部一致性信度。常用的效度评价方法有内容效度、结构效度和准则效度。反应度评价一般采用与某种外部标准相比较的方法。比如，从专业知识上讲，某病在治疗前后各功能状态会发生较大变化，如果量表没有反映出这种变化，说明反应度不佳。

(二) 生命质量研究的设计与实施

1. 样本含量　从生命质量资料的特点和分析目的入手，生命质量测定样本含量估计可遵循以下原则和方法：

(1) 测量目的：如果测评目的是反映普通人群的健康状况，样本含量应大一些，这样结果比较稳定。如果测评目的是分析临床治疗前后差异，样本含量可小一些，只要能显示差异就可以了。

(2) 多变量分析的经验和方法：生命质量资料包含多个领域、维度和条目，是多终点资料，可借鉴一般多变量分析的样本含量估计的经验和方法。Kendall 认为作为一个粗糙的工作准则，样本含量可取变量数的 10 倍。一般认为至少是变量数的 5～10 倍。必要时可用多变量多组比较的样本含量估计法计算，但需对生存质量的变异大小有所了解。如果样本获取比较困难，宜以维度、领域甚至总量表作为分析变量。

(3) 分析因素：分层分析需使每层都有足够的样本含量。尤其是按多个因素组合分层时要使得各个组合（如城市男性、城市女性等）的样本含量达到要求。分层较多时，所需的总样本含量增加较快。因此，分析的因素也要精选。

2. 生命质量测量的时间和次数　生命质量测量的时间和次数根据研究目的确定。测量次数应尽量减少，以避免出现过多的缺失数据。

3. 研究对象的依从性　依从性指人们对所要求做的事情采取的响应性行为及其程度。这里指被测者按要求完成量表的程度。依从性如果太低，结果就会有偏倚。因此，依从性是测定中一个很重要的问题。量表简短有效、从患者角度出发设计测定过程以及亲友等相关人员的支持配合有助于提高依从性。

4. 研究对象的代理者　所谓代理者是指代替患者进行生命质量测定的其他人，包括家庭成员、亲属、照料者、护士和医生等。在生命质量研究的发展过程中，由于生命质量没有完全界定为自我的主观评判，因而出现了大量的代理评价的量表和实践。从目前生命质量的发展趋势以及对其内涵的界定来看，生命质量是不能由代理者评价的。然而一些患者和特殊人群由于健康和文化原因不能自行评价其生命质量，此时代理者评价可为了解其生命质量提供一定的参考。

(三) 生命质量资料的统计分析

1. 生命质量资料的特点　生命质量资料是不可直接观察的主观资料，生命质量的分析不同于一般客观指标的分析，开始时需进行很多的过渡性预处理，如量化记分、逆向指标的正向化等。生命质量包括多个领域，每个领域又分为多个维度和条目，因此生命质量资料是一种多指标多终点的资料。

2. 生命质量资料的评价目的　根据生命质量资料的特点，其分析评价可概括为三大类：

同一时点的横向分析、不同时点的纵向分析以及生命质量与客观指标的结合分析。横向分析用于比较某个时点不同特征组的生命质量。纵向分析可以比较同一组人群不同时点的生命质量，揭示生命质量在时间上的变化规律；也可以比较两组或多组人群的生命质量在时间上的变化规律是否相同。在生命质量作为结果变量之一的临床研究中，除了生命质量，还同时得到多项指标。因此将生命质量与一些客观指标结合分析，可以起到取长补短，综合衡量患者的健康状况的作用，尤其是与生存时间的结合分析具有重要意义。

3. 生命质量分值的意义　生命质量分值是一个没有单位的相对数字，它代表的意义要根据正常人群分值的分布状态来解释。不同量表测量结果以及同一量表不同维度的得分值不能直接进行比较。在对分析结果做解释时，除了统计学检验结果，还要综合考虑生命质量变化的临床意义、量表的信度和反应度。

第三节　生命质量的测量工具

HRQOL 的测定多数采用量表评定的方法进行。目前已有数百种生命质量测定量表，各种问卷的适用对象、范围和特点各异，但都是从 HRQOL 的基本概念和内容出发，提出问题、构建问卷。有代表性的量表有 Karnofsky 机能状况量表（KPS，Karnofsky performance status）、诺丁汉健康量表（NHP，Nottingham health profile）、疾病影响量表（SIP，sickness impact profile）、线性模拟自我评估量表（LASA，linear analogue self - assessment）、良好适应状态指数（QWB，quality of well being index）、癌症病人生活功能指数量表（FLIC，functional living index cancer scale）、36 条目简明健康量表（SF-36，the medical outcomes study 36-item short form health survey）、世界卫生组织生存质量测定量表（WHOQOL，the WHO Quality of Life assessment instrument）、欧洲生存质量测定量表（EQ-5D，EuroQoL Five-Dimension Questionnaire）、癌症治疗功能评价系统（FACT，Functional Assessment of Cancer Therapy）、癌症患者生命质量测定量表 EORTC QLQ 系列等。HRQOL 的研究已深入到临床医学的各学科，问卷的发展趋势也越来越专门化。Hollen PJ 等根据问卷关注点的不同，将问卷分为以下四类（图 6－2）：

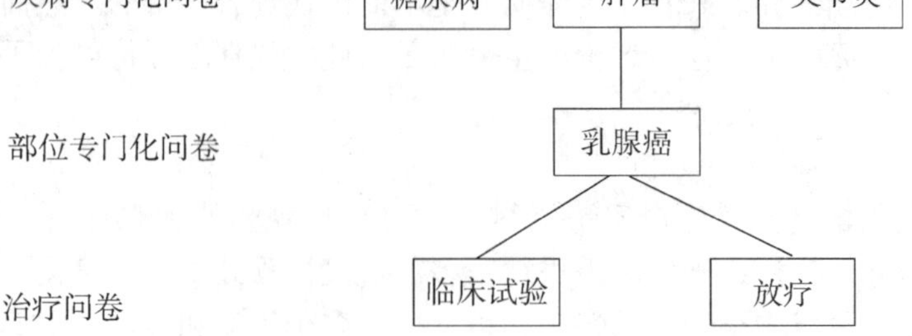

图 6－2　问卷类型及其关注点

一、良好适应状态指数

生命质量评价中，死亡的生命质量为“0”，功能与感觉的良好状态为“1”，生命质量客观地反映为1~0频谱时点状态。据此，Kaplan RM于1976年提出良好适应状态指数（QWB，quality of well being index）。Kaplan研究发现：QWB与人群总的良好适应状态的自我评价水平呈预期正相关，与年龄、慢性疾病患者人数、有健康问题主诉的人数、就诊人数及有不良功能症状的人数呈预期的负相关。Kaplan认为，QWB能概括各种功能或症状水平，对濒死状态或其它难以诊断的复杂疾病的人群健康状况，是一个比较理想的、从正向角度来评价健康状况的指标。QWB以指标定义清楚和权重合理而广为应用。

QWB评价量表包括两个部分（表6-2）：

第一部分是有关病人日常生活活动方面的内容，包括：移动（MOB，mobility）、生理活动（PAC，physiological activity capability）和社会活动（SAC，social activity capability）三个方面，每个方面下设3~5个等级描述。

第二部分包括21个症状及健康问题综合描述（CPX，complex）。这些症状和问题几乎包括了所有疾病可能出现的问题。

最后按公式综合所有评价指标，得出对生命质量的评价（W）。计算公式为：

W = 1 + （CPX） + （MOB） + （PAC） + （SAC）

表6-2 QWB评价量表

A. 计算权重的健康要素

标号	等级号	分级意义	权重
移动（MOB）	5	不因为健康原因而使驾驶或使用公共交通工具（如公共汽车、火车、飞机、地下通道）受限	-0.000
	4，3	因为健康原因而不能驾驶或使用公共交通工具（<16岁，不能坐车，或比同龄人需要更多的帮助才能使用公共交通工具	-0.062
	2，1	作为一个卧床病人而住院（疗养院、临终治疗医院、养老院、精神病院等）	-0.090
	0	死亡	-0.090
生理活动（PAC）	4	不因健康原因活动受限	-0.000
	3，2	举手、弯腰、曲腿，上下楼梯及/或攀登，使用拐杖，活动受限，走路不如同龄人快和远；使用轮椅，不需他人帮助而能自行控制其运动	-0.060
	1	一天大部分时间躺在床上，使用轮椅没有他人帮助不能控制其运动	-0.077
	0	死亡	-0.077
社会活动（SAC）	5	不因健康原因，其主要的角色功能（工作、持家、学习、退休）和其他活动（人际的、社区的、宗教的、社会的和娱乐的）受限	-0.000
	4，3，2	因健康原因，不能执行主要的角色功能和其他活动，但能照顾自己（进食、洗澡、穿衣、上厕所）	-0.061
	1	因健康原因不能照顾自己（或比同龄人需要更多的帮助）	-0.106
	0	死亡	-0.106

B. 症状/复合健康问题的权重系数

综合性描述	权重
1. 死亡	-0.407
2. 意识丧失，如卒中（中风）昏厥或昏迷	-0.407
3. 面部、躯体、手臂或腿部大面积烧伤	-0.367
4. 疼痛、流血、瘙痒、性器官排泄物——不包括正常的月经来潮	-0.349
5. 学习、记忆或思考困难	-0.340
6. 上肢、下肢缺失、畸形弯曲、瘫痪（不能移动）或骨折-包括带假肢或支撑架	-0.333
7. 疼痛、僵直、虚弱、麻木或胸部、腹部（包括疝气、脱肛）、两肋、颈部、背部、腰部或任何手、足、上肢、下肢关节不舒服	-0.299
8. 大小便时疼痛、烧灼感、出血、瘙痒或其他困难	-0.292
9. 胃部不适、反胃、呕吐或大便失控、伴有或不伴有发热、寒颤、疼痛	-0.290
10. 疲劳、虚弱或体重下降	-0.259
11. 咳嗽、哮喘、气短、伴有或不伴有发热、寒颤、疼痛	-0.257
12. 阵发性的不安、压抑或尖叫	-0.257
13. 头痛、眩晕、耳鸣，阵发性地感到发热、神经过敏或颤抖	-0.244
14. 面部、躯干、四肢大面积的发疹和充血	-0.240
15. 讲话困难，如发音不清、口吃、嘶哑或不能讲话	-0.237
16. 单眼或双眼疼痛或不适（如充血和发痒），矫正后的视物困难	-0.230
17. 与年龄和身高不相称的超重或面部、躯体、四肢的皮肤缺陷，如粉刺、疣、瘀伤或色素沉着	-0.186
18. 耳朵、牙齿、颌、喉、嘴唇、舌疼痛，脱牙和假牙—包括带固定器，鼻塞、流涕或听力障碍—包括带助听器	-0.170
19. 因健康原因而取药或治疗饮食	-0.144
20. 戴眼镜或用放大镜	-0.101
21. 呼吸烟雾或不清洁的空气	-0.107
22. 没有症状或健康问题	-0.000

二、疾病影响量表

疾病影响量表（SIP，sickness impact profile）是由 Bergner M 建立的一个包括 12 类问题 136 个条目的量表（表 6-3），其中有三类归为生理方面，四类归为心理方面，其余五类各自代表独立的内容。该量表主要用于测量在疾病和治疗影响下的行为改变和角色功能表现。它假定在任何疾病状态下，病人都会有相应的行为变化，可表现为生理性、心理性和社会性的。因此，行为的改变适宜于测定任何疾病患者的健康状态。

三、癌症病人生活功能指数量表

癌症病人生活功能指数量表（FLIC，functional living index cancer scale），由加拿大学者 Schipper H 等建立，包括 22 个条目，用于癌症病人生命质量的自我测试，也可作为鉴定特异性功能障碍的筛选工具。量表从癌症病人在日常生活中可能面临的问题入手，比较全面地描述了病人的活动能力、执行角色功能的能力、社会交往能力、情绪状态、症状和主观感受等。

表 6-3　疾病影响量表

分类	描述行为的指征	选择条目
SR	睡眠及休息	一天大部分时间我都坐着
		我在白天睡觉或打盹
E	进食	我完全不吃东西，营养靠胃管或静脉输入
		我吃特殊的或不同的食物
W	工作	我完全不工作
		我常对我的同事表现出急躁
HM	操持家务	我现在不做我过去常做的任何家务
		我现在不做家里的重活
RP	娱乐和闲暇	我很少外出娱乐
		我现在不做任何过去常做的体育活动和游戏
A	走动	我走很短的距离常停下来休息
		我完全走不动
M	移动性	我呆在一个房间内
		我只在户外很短的时间
BCM	自我照顾和行动	我自己不能洗澡
		我身体活动很迟缓
SI	社会交往	我极少和他人一起参加社会活动
		我尽可能地把自己从家庭中孤立起来
AB	应变行为	我在推理和解决问题上很困难，比如很难制定计划、做出决定和学习新东西
		我有时发生时间混淆和定向困难，比如弄不清楚我在什么地方或方向，周围是谁，今天是几号
EB	情绪行为	我忽然会大笑或尖叫
		我常迁怒和激愤于自己，比如，把自己说得很坏，诅咒自己，为偶遇的事情责怪自己
C	通讯交流	我写字和打字都有困难
		当我有压力时我不能清楚地讲话

FLIC 量表面向一般的癌症病人，尤其适用于预后较好的癌症病人，如乳腺癌、宫颈癌等患者，在癌症病人的临床疗效评价中得到了广泛的应用。内容的描述围绕癌症特性，心理方面，着重表现癌症病人常有的对死亡的恐惧和对健康的忧虑等。对疾病和治疗的描述，着重围绕癌症病人常有的眩晕、疼痛等症状。

FLIC 量表每个条目的回答均在一条 1~7 的线段上划记，根据所划的位置即可得到条目得分。5 个领域及总量表的计分方法见表 6-4。

表 6-4　FLIC 量表各领域及其计分方法

领　域	条目数	计分方法（相应的条目得分相加）
躯体良好和能力（Physical well-being and ability）	9	4+6+7+10+11+13+15+20+22
心理良好（Psychological well-being）	6	1+2+3+9+18+21
因癌造成的艰难（Hardship due to cancer）	3	8+12+14
社会良好（Social well-being）	2	16+19
恶心（Nausea）	2	5+17
总量表	22	全部条目

四、36条目简明健康量表

36条目简明健康量表（SF－36，the medical outcomes study 36－item short form health survey）是美国波士顿健康研究所在医疗结果研究调查表（MOS，medical outcomes study）的基础上开发出来的通用性简明健康调查问卷，它适用于普通人群的生命质量测量、临床试验研究和卫生政策评价等。

SF－36量表包括36个条目，评价健康相关生命质量的8个维度（表6－5），分别属于“生理健康”和“精神健康”两大类。此外，SF－36还包括另一项指标健康变化（HT，reported health transition），用于评价过去一年内健康状况的变化。每个维度的最终评分值均以0分为最低值，100分为最高值，分数越高，表明生命质量越好。

表6－5　36条目简明健康量表各维度的解释

维度	英文名称	相关性		含　义
		生理健康	心理健康	
生理功能	PF，physical functioning	强	弱	因健康原因生理活动受限
社会功能	SF，social functioning	中	强	因生理或情感原因社会活动受限
生理职能	RP，role-physical	强	弱	因生理健康原因角色活动受限
躯体疼痛	BP，bodily pain	强	弱	疼痛程度及其对日常活动的影响
精神健康	MH，mental health	弱	强	心理压抑和良好适应
情感职能	RE，role-emotional	弱	强	因情感原因角色活动受限
活力	VT，vitality	中	中	个体对自身精力和疲劳程度的主观感受
总体健康	GH，general health	中	中	个体对自身健康及发展趋势的评价

1991年，由国际生命质量评价项目（IQOLA，international quality of life assessment）发起，制定标准程序，包括翻译、性能测试、常模制定三个阶段，研究SF－36量表在其他国家的适用情况，以利于多国临床试验和国际比较研究，同时使SF－36在各国的运用达到统一的程序化管理。目前，SF－36量表在40多个国家发展了各自的语言版本，是一个普遍被认可的生命质量测评量表。浙江大学社会医学研究所首先在全国年会上报告了大陆版SF－36量表研制成果，近年来被国内外医疗科研机构广泛应用。

五、世界卫生组织生存质量测定量表

世界卫生组织与健康有关生存质量测定量表（WHOQOL，the WHO Quality of Life assessment instrument）是世界卫生组织组织20余个处于不同文化背景、不同经济发展水平的国家和地区的研究中心共同研制的，用于测量个体与健康有关的生存质量。目前，已经研制成的量表有WHOQOL－100和WHOQOL－BREF。WHOQOL－100包含100个条目，覆盖了6个领域的24个方面（表6－6），每个方面由4个条目构成，分别从强度、频度、能力和评价四方面反映同一特质。另外还包括4个关于总体健康状况和生存质量的问题。WHOQOL－BREF是在WHOQOL－100基础上发展起来的，保留了量表的全面性，仅包含26个问题条目，简表各个领域的得分与WHOQOL－100量表相应领域的得分具有较高的相关性，适用于生存质量是众多兴趣变量之一的大型研究中。中山大学卫生统计学教研室已主持研制了WHOQOL

-100 和 WHOQOL-BREF 中文版。

表 6-6 世界卫生组织生存质量测定量表的结构

Ⅰ. 生理领域	Ⅳ. 社会关系领域
1. 疼痛与不适	13. 个人关系
2. 精力与疲倦	14. 所需社会支持的满足程度
3. 睡眠与休息	15. 性生活
Ⅱ. 心理领域	Ⅴ. 环境领域
4. 积极感受	16. 社会安全保障
5. 思想、学习、记忆和注意力	17. 住房环境
6. 自尊	18. 经济来源
7. 身材与相貌	19. 医疗服务与社会保障：获取途径与质量
8. 消极感受	20. 获取新信息、知识、技能的机会
Ⅲ. 独立性领域	21. 休闲娱乐活动的参与机会与参与程度
9. 行动能力	22. 环境条件（污染/噪声/交通/气候）
10. 日常生活能力	23. 交通条件
11. 对药物及医疗手段的依赖性	Ⅵ. 精神支柱/宗教/个人信仰
12. 工作能力	24. 精神支柱/宗教/个人信仰

六、欧洲生存质量测定量表

欧洲生命质量组织成立于 1987 年，包括来自芬兰、荷兰、挪威、瑞典和英国的 7 个研究中心，是一个多学科的国际研究网络，现在该组织的研究人员已扩展到美国、加拿大、德国、日本、新西兰等国家。欧洲生存质量测定量表（EQ-5D，EuroQoL Five-Dimension Questionnaire）是欧洲生命质量组织发展起来的一个简易通用性生命质量自评量表，目前已有 51 个正式的语言版本。该量表由两部分构成：第一部分，应答者回答在 5 个方面存在问题的程度：①移动性；②自我照顾；③日常活动；④疼痛或不适；⑤焦虑或压抑。第二部分，应答者在视觉模拟尺度（VAS，visual analogue scale）上标记他们总的健康感觉。EQ-5D 可补充疾病专门化问卷或其他通用性问卷使用，适合于信访调查或临床环境中。

七、肿瘤特异量表

（一）癌症治疗功能评价系统

癌症治疗功能评价系统（FACT，Functional Assessment of Cancer Therapy）由美国结局研究与评价中心（CORE，Center on Outcomes Research and Evaluation）的 Cella 等研制。该系统是由一个测量癌症病人生命质量共性部分的一般量表（共性模块）FACT-G 和一些特定癌症的特异量表所构成的量表群。第四版的 FACT-G 由 27 个条目构成，分为四个部分，即生理状况（physical well-being）7 条、社会/家庭状况（social/family well-being）7 条、情感状况（emotional well-being）6 条和功能状况（functional well-being）7 条。特定癌症的特异量表则由共性模块加各自的特异模块（针对该癌症的特异条目，称为附加关注，additional concerns）构成。特异模块的条目数不一，第四版的 FACT-B 就是由 FACT-G 和乳腺癌的特异模块（9

个条目）构成的测定乳腺癌病人的特异量表。目前已经开发的特异量表有肺癌（FACT－L）、乳腺癌（FACT－B）、膀胱癌（FACT－Bl）、脑瘤（FACT－Br）、宫颈癌（FACT－Cx）等。

（二）癌症患者生命质量测定量表 EORTC QLQ 系列

欧洲癌症研究与治疗组织（EORTC，the European organization for research and treatment of cancer）研制的癌症患者生命质量测定量表 QLQ 系列也是由针对所有癌症病人的核心量表（共性模块）QLQ－C30 和针对不同癌症的特异性条目（特异模块）构成的量表群。第三版的 QLQ－C30 含 5 个功能子量表（躯体、角色、认知、情绪和社会功能）、3 个症状子量表（疲劳、疼痛、恶心呕吐）、一个总体健康状况子量表和一些单一条目构成。在此基础上增加不同癌症的特异条目（模块）即构成不同癌症的特异量表，目前已开发出肺癌（QLQ－LC13）、乳腺癌（QLQ－BR23）、头颈癌（QLQ－H&N35）、直肠癌（QLQ－CR38）等多个特异性模块。

八、我国自主研制的生命质量测定量表

我国生命质量的研究工作始于 20 世纪 80 年代中期，起初的工作主要是翻译和推荐国外的有关文献及研究进展，随后也通过一些翻译的量表进行普通人群及某些病种的测定。但生命质量测定是深深扎根于本民族文化土壤中的，带有明显的文化烙印。国外对宗教信仰、个人隐私、性生活等远较国人重视，而国人比较重视饮食文化、家庭和职业稳定等。因此，研制和应用具有中国文化特色的生命质量测定量表也是必要的。

（一）国人生活质量普适量表（QOL－35，the 35－item QOL questionnaire）。由中国医学科学院中国协和医科大学阜外心血管病医院流行病学研究室研制，包括 35 个条目，分别属于总体健康和生活质量、生理功能、独立生活能力、心理功能、社会功能、生活条件 6 个领域和 1 个反映生活质量变化的条目组成。适用于中国一般人群生活质量测评。

（二）癌症患者生命质量测定量表系列（QLICP，quality of life instruments for cancer patients）。由昆明医学院公共卫生学院研制，该系列包括我国常见癌症的生命质量测定量表，已完成的有肺癌（QLICP－LU）、乳腺癌（QLICP－BR）、直肠癌（QLICP－CR）、头颈癌（QLICP－HN）生命质量测定量表。

（三）2 型糖尿病患者生活质量量表（DMQLS，quality of life scale for patients with Type 2 diabetes mellitus）。由中南大学流行病与卫生统计学系研制，包含疾病、生理、社会、心理、满意度 5 个维度共 87 个条目，其中疾病维度形成 2 型糖尿病患者特异条目子量表，生理、社会、心理、满意度 4 个维度形成正常成年人群共性条目子量表。

第四节　生命质量评价的应用

近 20 年来，生命质量研究备受瞩目，形成国际性研究热点。HRQOL 已广泛应用于临床医学、预防医学、药学和卫生管理学等领域，研究对象包括各年龄和各疾病人群。HRQOL 在临床医学的应用主要集中在肿瘤和慢性非传染性疾病。近年来，HRQOL 已作为评价不同医疗干预的临床试验的主要结果指标。美国 FDA 自 1985 年起将生存质量用于新药评价。1993 年以来，美国又采用行为危险因素监测系统（BRFSS，behavioral risk factor surveillance system）监测美国各州 18 岁以上成人的生存质量，评价卫生干预效应，确定卫生投入重点。本节主要以 SF－36 量表的应用为例，归纳国内外 HRQOL 的适用范围，大体包括以下 6 个方面：

一、人群健康状况的评定

一些通用性的生命质量测定量表并不针对某一种疾病病人，测评的目的在于了解一般人群的综合健康状况，或者作为一种综合的社会经济和医疗卫生指标，比较不同国家、不同地区、不同民族人群的生命质量和发展水平以及对其影响因素进行研究。SF－36 量表、WHO-QOL 量表和 EQ－5D 量表都主要用于一般人群的生命质量评定。

1992 年，Ware 等用 SF－36 量表进行人群调查，了解美国人的健康状况，调查方式为信访（80%）、电话调查（20%），应答率分别为 77% 和 68.9%，共调查 2474 人，该调查分年龄、性别制定了美国人 8 个健康概念的正常值。1993 年，Jenkinson 等在英国进行了同样的调查，调查方式为信访，最终调查 9332 人，得到了英国人分性别、年龄、社会阶层的健康正常值。1996 年，Watson EK 等报告了 SF－36 量表在澳大利亚首次全国性的调查，制定了各年龄性别人群健康正常值。1998 年，德国全国健康调查包括 SF－36 量表，共调查 7124 人，与 1994 年 SF－36 量表的常模样本比较，老年组的维度分数上升，提示 4 年来老年人健康状况的改善，与人群期望寿命的延长相符。

有时，生命质量的评定仅限于某些特殊人群，用以了解其健康状况及其影响因素，并解决某些相关问题。如评价参与不同保险业或服务项目收费系统（FFS，fee for service）的老年人、贫困者、慢性病人的健康状况。在亚健康人群中，研究发现有酗酒行为的妇女健康相关生命质量（生理职能、情感职能、社会功能、躯体疼痛和精神健康等维度）下降，自感健康较差，更容易感到压抑。Volk RT 等的研究发现，酒精依赖的病人 SF－36 量表每个维度分数及心理健康总分较低，提示酒精依赖与下降的 HRQOL 可能以焦虑的共存作为中介。另外很多研究采用 SF－36 量表测量肥胖病人的生命质量，作为体重管理和治疗的一个重要方面。SF－36 量表还被用来测量偏头痛患者的生命质量，评价疾病的社会经济影响。

二、疾病负担的评估

鉴于肿瘤和慢性病病程长、较难治愈，很难用延长生存时间、提高治愈率来评价治疗效果，因此肿瘤与慢性病患者的生命质量测评成为医学领域 HRQOL 研究的主流。SF－36 量表用一种标准化方式（标准化问题、答案和记分）获得功能和良好适应状态的信息，因此可以进行多种疾病卫生服务需要量的评估。波士顿健康研究机构的 MOS 调查组公布了在生理和（或）精神疾患严重程度不等的病人组的 SF－36 分数。病情较轻的慢性病人（包括无合并症的高血压）归入“轻病组”；严重病人如充血性心力衰竭、慢性阻塞性肺病，和（或）进展性糖尿病归人“重病组”；精神障碍如抑郁症病人归入“精神障碍组”。“重病组”与“轻病组”相比，描述生理健康的维度（包括生理功能、生理职能、躯体疼痛和总体健康）得分低，而在心理健康维度的差别则小得多。轻病组与精神障碍组相比，精神健康、情感职能、社会功能和活力等维度的差别较大，这些维度对心理健康方面的差别敏感。“重病组”合并“精神障碍组”，与“轻病组”比较，8 个维度得分均低。

三、卫生服务效果评价

传统的健康状况指标如死亡率、期望寿命等是过去评价卫生服务效果的主要指标。近年来，除了传统意义上的医学终点，不同疗法或干预措施对于病人功能和良好适应的影响，正在越来越多地得到评价。美国国立健康研究所利用 SF－36 量表进行乳腺癌干预试验和前列腺癌干预试验，以更好地理解癌症预防的效益与治疗副作用。每一项试验跟踪观察了 5 ~ 7 年，调查人数达 1.5 万 ~ 2 万人，从 100 ~ 300 个医疗点中抽样，得到了极其丰富的第一手资料。有研究表明成功施行肾移植手术的欧洲病人的 SF – 36 量表维度得分高于实行透析疗法的病人，并接近普通人群的得分。Phillips 等评价心脏病的负担和心脏瓣膜移植术的效益，分别在术前、术后 1 月、术后 6 月调查 100 名病人。术前病人所有 8 个维度分数低于正常值，其中生理功能、生理职能、活力、社会功能和情感职能维度的得分尤其低。术后 1 月，总体健康维度得分与正常值一致，其余 7 个维度仍低于正常；术后 6 月，除了生理职能和情感职能维度外，病人其余维度得分等于或高于正常值。Katz 调查了 54 名病人在全髋关节成形术前后的健康状况，术后健康状况各项指标均高于术前。

四、卫生服务方案的选择

长期以来，有关药物或治疗方法的选择都以医生的专业知识和经验判断为基础。HRQOL 可帮助医生判断具体治疗方案或预防康复措施的实施与否，会对病人今后的生活产生多大的影响。通过测定与评价患者在不同疗法或措施中的生命质量，为治疗和预防康复措施的比较与选择提供新的参考依据。

例如为了预防高血压病人心、脑、肾等器官并发症的发生，对病人进行药物治疗是必要的。英国医学博士 Bullpitt CJ 等人观察了 477 例高血压病患者采用不同的降压药治疗后的副作用。通过应用自评量表，了解到各种降压药（甲基多巴、普萘洛尔、胍乙啶、利血平以及利尿剂）对病人体力和脑力方面的影响，了解同性能的药物具有不同的副作用，如记忆能力减退、思维能力降低、心情压抑、性功能失调、体力渐衰、睡眠失调和工作能力降低，从而帮助临床医生选用适宜药物。

Pozzilli C 等研究多发性硬化症家庭保健的成效。201 名多发性硬化症病人随机分成家庭保健组（133 例）和常规医院治疗组（68 例），分别评价研究起点和一年后的生理、心理损害和健康相关生命质量。两组病人在功能状态方面没有差异，但家庭保健组在 SF – 36 量表总体健康感觉、躯体疼痛、情绪原因造成的角色障碍、社会功能上的维度得分优于常规医院治疗组（$p \leqslant 0.001$）。加上入院开支的减少，家庭保健组的费用比医院治疗组节省 822 欧元/人年。

又如，对于肢体肉瘤的治疗方法通常有两种：一是截肢；二是保留疗法并辅以大剂量的放射治疗。按传统的观点，认为能不截肢尽量不截肢。Sugarbaker PH 等对 26 名肢体肉瘤病人开展了生命质量评价，其中 9 名截肢，17 名采取保留疗法。比较发现两组病人总的生命质量没有统计学差异，但在情绪行为、自我照顾和活动、性行为等方面出现了显著差异（表 6 – 7）。保留疗法对病人的情绪行为、自我照顾和活动、性行为的损害较截肢疗法严重。由此 Sugarbaker PH 等得出这样的结论：从生命质量的观点出发，保留疗法并不优于截肢疗法；从减少复发的愿望出发，更应考虑截肢。

表 6 – 7　肢体肉瘤病人截肢与保留疗法的生命质量比较 *

评价内容	截肢疗法	保留疗法	P 值
情绪行为	3.60	11.2	< 0.05
自我照顾和活动	2.45	24.5	< 0.01
性功能	0.40	3.50	< 0.01

* 表中低分表示生命质量较好

五、卫生资源配置与利用的决策

卫生决策的重要任务是选择重点投资目标。要做到合理优化地分配卫生资源，就需要确定什么地方需要卫生资源，哪一项投资产生的效果最好。成本 – 效果分析是配置卫生资源的基本依据。传统的成本 – 效果分析效果指标往往比较单一、局限，如生存年数、死亡率、患病率等，不能综合反映卫生服务对人群健康的影响。生命质量评价为完善成本 – 效果分析提供了有效的途径。近年来，许多研究采用生命质量效用值和质量调整生存年等作为效果指标，将成本 – 效果分析又推进了一步，通常称之为成本 – 效用分析。对卫生部门来说，最大的效益就是给人群带来更多的生存年数和更好的生存质量。

（一）质量调整生存年

在传统寿命计算方法中，有一个不合理的地方，就是把健康人的生存时间和病人的生存时间等同看待。长期失能或卧床的病人，其生命质量是不完善的，应该从他的生存时间中扣除不完善部分，由此获得健康生存时间。生命质量评价提供了衡量生存时间质量的方法，如质量调整生存年（QALY，quality – adjusted life years）的计算综合反映了个体或人群生命质量和生存数量。

计算质量调整生存年，通常用生命质量得分充当一种权重值，计算公式如下：

$$E = \sum W_k \times Y_k$$

其中，E 为质量调整生存年；W_k 为处于 k 状态的生命质量权重值，Y_k 为处于 k 状态的年数。

例如，某养老院全体老人的平均寿命是 71.6 岁，其中：健康生活了 65.2 岁，非卧床活动受限生活了 4.5 年（生命质量权重值为 0.59），卧床功能丧失又活了 1.9 年（生命质量权重值为 0.34），计算质量调整生存年为 68.5 年。即该养老院老人因功能丧失使人均健康寿命损失 3.1 年（表 6 – 8）。

表 6 – 8　质量调整生存年计算表

状　态	Y_k	W_k	$W_k \times Y_k$
健康	65.2	1.00	65.2
非卧床功能丧失	4.5	0.59	2.7
卧床功能丧失	1.9	0.34	0.6
总　计	71.6		68.5

注：$E = \sum W_k \times Y_k = 65.2 + 2.7 + 0.6 = 68.5$（年），人均健康寿命损失为：$71.6 - 68.5 = 3.1$（年）

（二）效果评价

医疗干预的效果评价，通过接受某治疗和未接受该治疗的病人做配对研究（如比较临终关怀疗效来决策护理医院建设），便可比较相同生存时间内的生命质量的差异，其差值便是治疗带来的效果。

（三）成本 – 效用评价

单凭效果评价不足以构成决策的依据。要选择决策，还需考虑单位成本所带来的效果。目前，西方医学界用每拯救一个质量调整生存年所需要的费用（成本）作为成本/效用指标（即 COST/QALY）。相同成本产生最大的 QALYs 或同一 QALY 对应的最小成本就是医疗卫生决策的原则。表 6 - 9 是冠心病预防的成本效用分析；表 6 - 10 是尿毒症治疗的成本效用分析。

表 6 - 9　对冠心病三种预防措施的成本效用分析

措　施	COST/QALY（美元）
戒烟	< 180
控制高血压	≤1700
控制血脂水平	≥1700

表 6 - 10　医疗技术成本效用分析

医疗技术	QALY/人	COST/人年（美元）	COST（美元）	COST/QALY（美元）
持续门诊腹膜透析（4 年）	3.4	12886	45676	13433
血液透析（8 年）	6.1	8569	55354	9075①
肾移植（近 10 年）	7.4	10452	10452	1413②

注：①代表年治疗成本，②代表每例病人一次治疗成本和病人生命贴现效益

六、健康影响因素与防治重点的选择

作为一个健康与生活水平的综合指标，生命质量正在成为医学或社会发展的目标，对生命质量影响因素的探讨有利于找出防治重点，从而促进整体健康水平的提高。如 Cole 等用参数模型分析了影响乳腺癌术后生命质量与生存时间的因素，发现与术后的辅助疗法、肿瘤大小和年龄等因素有关。终末期肾脏疾病患者的生命质量与血红蛋白浓度呈强相关，与社会经济地位、教育水平中度相关，与年龄、并发症、糖尿病史、女性和失业呈负相关。在非透析病人中，生命质量随着肾小球滤过率的下降而恶化。据此认为生命质量是终末期肾脏疾病患者的预后指标，早期、有效的贫血治疗在透析前后对维持生命质量都是最重要的。

小　结

HRQOL 的提出，与疾病谱的转变和对健康观念的重新认识有关。HRQOL 评价的发展，是多因素作用的结果，包括卫生保健消费者地位的提升，要求医疗结局资料包括患者提供的信息；卫生服务提供者希望给予患者最佳的健康结局；公共政策部门对于卫生资源合理优化配置的关心以及研究者对于健康结局多角度测量等的兴趣。目前，对 HRQOL 还没有一个公认的定义，对 HRQOL 的构成也尚未形成共识，但研究者普遍认为 HRQOL 具有多维性、主观性和文化依赖性。

HRQOL 的评价内容通常包括生理状态、心理状态、社会功能状态、主观判断与满意度，此外针对特殊人群或特定疾病的生命质量评价量表，还包括反映特殊人群特征或特定疾病症状等内容。生命质量的测定可有不同的方法，目前标准化量表测定是主流。量表测定的生命质量研究应在选择与建立量表、设计与实施、资料的统计分析三方面精心设计和操作，才能获得有意义的信息。

常用的、有代表性的 HRQOL 量表有良好适应状态指数、疾病影响量表、癌症病人生活功能指数量表、36 条目简明健康量表、世界卫生组织生存质量测定量表、欧洲生存质量测

定量表、癌症治疗功能评价系统、癌症患者生命质量测定量表 EORTC QLQ 系列等。我国生命质量的研究工作起步较晚，选择并规范引进适宜的外文量表和自主研制具有中国文化特色的量表成为目前国内该领域研究测定工具的两大来源。

生命质量评价广泛应用于人群健康状况的评定、疾病负担的评估、卫生服务效果评价、卫生服务方案的选择、卫生资源配置与利用的决策、健康影响因素与防治重点的选择。

思考题

1. 你如何理解生命质量的概念?（How do you think of the concept of HRQOL?）

2. 生命质量评价方法的要点有哪些?（What are the main points of HRQOL evaluation?）

3. 常用的生命质量量表有哪些?（What are the widely used generic or disease specific scales for the measurement of HRQOL?）

4. 生命质量可以应用于哪些方面? （As a health outcome indicator, what is the use of HRQOL?）

（王红妹）

附录：部分常用的生命质量评价量表

（一）疾病影响量表（SIP）

使用指导语（以下是针对被调查者的训练）：

开始调查之前，我先给讲一下如何回答调查内容。这些内容都是您生活中所经历的，由于您的健康状况，现在您不能象往常那样进行这些活动：可能减少外出，可能缩短做某事的时间，可能以不同的方式做某事，这些变化可能是最近出现或持续了一段时间。现在我们要调查的是您今天由于健康原因所造成的变化。

例如："我不能骑车"，如果该描述是您今天由于健康原因所造成的情况，您应该告诉我"是"。[如果今天您在住院，您在这儿是由于您的健康状况并且您不能做往常做的这些事情。例如：平时你骑车，而今天由于住院而不能骑车，您应该回答"是"。] 另一方面，如果您从不骑车，或者今天未骑车是由于您的车胎坏了，这是与您的健康无关的，您应该答"否"；若您很少骑车，并觉得该描述只能部分反映您的情况，也回答"否"。

特别注意：在回答调查内容时，不得与任何人（包括家人）进行讨论。再次提醒：调查内容的功能变化，肯定是由健康原因引起的，才回答"是"，否则，应回答"否"。

Ⅰ. SR－0499

1. 几乎整天躺着休息 [083]　　是 □　否 □
2. 几乎整天坐着 [049]　　是 □　否 □
3. 昼夜大部分时间都在睡觉或打盹 [104]　　是 □　否 □
4. 经常白天躺下休息几次 [058]　　是 □　否 □
5. 经常似睡非睡地坐着 [084]　　是 □　否 □
6. 睡眠不好，例如醒得早，夜间常醒，难以长时间睡着 [061]　　是 □　否 □
7. 常在白天睡觉或打盹 [060]　　是 □　否 □

Ⅱ. EB－0705

1. 觉得自己很糟、无用，如认为自己是别人的负担 [087]　　是 □　否 □
2. 我突然发笑或大叫 [068]　　是 □　否 □
3. 在疼痛不适时，常呻吟或悲叹 [069]　　是 □　否 □
4. 我曾想过自杀 [132]　　是 □　否 □
5. 行动紧张、不安 [046]　　是 □　否 □
6. 经常抓住或摩擦身体不适处 [062]　　是 □　否 □
7. 急躁，对自己感到不耐烦，责备自己 [078]　　是 □　否 □
8. 对未来不抱希望 [089]　　是 □　否 □
9. 会突然感到惊慌 [074]　　是 □　否 □

Ⅲ. BCM－2003

1. 即使有人帮助，行动也困难，如上下车，洗澡 [084]　　是 □　否 □

2. 需抓住东西，靠人帮助才能上下床或椅子［121］ 是 □ 否 □
3. 只能站立较短的时间［072］ 是 □ 否 □
4. 自己不能保持平衡［098］ 是 □ 否 □
5. 手或手指活动受限［064］ 是 □ 否 □
6. 只有靠人帮助，才能站起来［100］ 是 □ 否 □
7. 只有抓住它物才能跪下、弯腰［064］ 是 □ 否 □
8. 一直处于限制性体位［125］ 是 □ 否 □
9. 身体移动不方便［058］ 是 □ 否 □
10. 上下床或椅子要抓住东西，如拐杖［082］ 是 □ 否 □
11. 大部分时间躺着［113］ 是 □ 否 □
12. 经常改变体位［030］ 是 □ 否 □
13. 需抓住东西才能在床上移动［086］ 是 □ 否 □
14. 洗澡需要一点帮助［089］ 是 □ 否 □
15. 完全不能洗澡，要别人帮着洗［115］ 是 □ 否 □
16. 在别人帮助下，可以使用便盆大小便［114］ 是 □ 否 □
17. 穿鞋袜有困难［057］ 是 □ 否 □
18. 小便不能控制［124］ 是 □ 否 □
19. 自己不能扣好衣服［074］ 是 □ 否 □
20. 穿脱衣服要花很长时间［074］ 是 □ 否 □
21. 大便不能控制［128］ 是 □ 否 □
22. 自己可以穿衣，但很慢［043］ 是 □ 否 □
23. 只能靠别人帮助，才能穿衣［088］ 是 □ 否 □

Ⅳ. HM－0668

1. 只能短时间地做些家务或歇会再做［054］ 是 □ 否 □
2. 与以往相比，家务事做得少多了［044］ 是 □ 否 □
3. 不做以往常做的任何家务活了［086］ 是 □ 否 □
4. 过去我常修修补补，现在不做了［062］ 是 □ 否 □
5. 过去常去商店买东西，现在不去了［071］ 是 □ 否 □
6. 过去常清扫房间，现一点也不干了［077］ 是 □ 否 □
7. 动手的活做起来困难，如修补［069］ 是 □ 否 □
8. 过去常自己洗衣服，现在不干了［077］ 是 □ 否 □
9. 家里的重活不能做［044］ 是 □ 否 □
10. 家庭收支事务不能管了，如存取款、生活［084］ 是 □ 否 □

Ⅴ. M－0719

1. 仅能在一栋房子里活动［086］ 是 □ 否 □
2. 只能呆在室内［106］ 是 □ 否 □
3. 呆在床上的时间较以前多［081］ 是 □ 否 □
4. 大部分时间呆在床上［109］ 是 □ 否 □
5. 现已不能挤乘公共汽车［041］ 是 □ 否 □
6. 大部分时间呆在家里［066］ 是 □ 否 □

7. 能到附近有休息室的地方去［056］ 是 □ 否 □
8. 不能去闹区［048］ 是 □ 否 □
9. 在外面只能呆一会儿就得回家［054］ 是 □ 否 □
10. 在黑暗的地方走路要有人扶着［072］ 是 □ 否 □

Ⅵ. SI－1450

1. 很少出去走亲访友［044］ 是 □ 否 □
2. 根本不外出走亲访友［101］ 是 □ 否 □
3. 对别人的事情不感兴趣，也不愿帮忙［067］ 是 □ 否 □
4. 常对周围的人发脾气，吼他们，回答尖刻［084］ 是 □ 否 □
5. 很少对周围的人表示慈爱［052］ 是 □ 否 □
6. 很少参加集体社交活动［036］ 是 □ 否 □
7. 缩短了走亲访友的时间［043］ 是 □ 否 □
8. 回避别人社交性的拜访［080］ 是 □ 否 □
9. 性功能减弱了［051］ 是 □ 否 □
10. 关注自己的健康变化［052］ 是 □ 否 □
11. 很少与周围的人交谈［056］ 是 □ 否 □
12. 对别人要求很多，让别人为自己做事，并指使他们怎么做［088］ 是 □ 否 □
13. 大部分时间一个人呆着［086］ 是 □ 否 □
14. 与家人不能和睦相处［088］ 是 □ 否 □
15. 常对家人发怒，打骂他们［119］ 是 □ 否 □
16. 尽可能地和家人少呆在一起［102］ 是 □ 否 □
17. 很少关心孩子们的事［064］ 是 □ 否 □
18. 不理睬家里其他人［115］ 是 □ 否 □
19. 过去常关心家里和孩子们的事，现在不了［079］ 是 □ 否 □
20. 不象往常那样与家人开玩笑了［043］ 是 □ 否 □

Ⅶ. A－0842

1. 现在走路比以往短了，常要停下歇歇［048］ 是 □ 否 □
2. 不能上下山坡［056］ 是 □ 否 □
3. 上下楼梯需拐杖，扶住栏杆［067］ 是 □ 否 □
4. 要人扶着才能上下楼梯［076］ 是 □ 否 □
5. 坐着轮椅才能四处活动［096］ 是 □ 否 □
6. 一点也不能走了［105］ 是 □ 否 □
7. 走路摇晃，跛着，易跌倒［055］ 是 □ 否 □
8. 走路只能靠别人扶着［088］ 是 □ 否 □
9. 上下楼梯比以前更慢，常停下［054］ 是 □ 否 □
10. 完全不能上下楼梯［083］ 是 □ 否 □
11. 只能拄着拐杖，扶着墙或家具才能走动［079］ 是 □ 否 □
12. 比以前走得更慢了［035］ 是 □ 否 □

Ⅷ. AB－0777

1. 做事没有头绪，同时开始几件事情［090］ 是 □ 否 □

2. 比以前更易出些小事故，如走路摔倒，撞上某物，打掉东西［075］ 是 □ 否 □
3. 对他人的言行反应迟钝［059］ 是 □ 否 □
4. 做事有始无终［067］ 是 □ 否 □
5. 难以思考和解决问题，如订计划、作决定，学习新东西［084］ 是 □ 否 □
6. 有时糊涂，搞不清时间、方向、自己在哪儿，周围有什么人［113］ 是 □ 否 □
7. 很健忘，如东西放在哪儿，锁门没有等［078］ 是 □ 否 □
8. 不能长时间集中注意力［067］ 是 □ 否 □
9. 比平常犯更多的错［064］ 是 □ 否 □
10. 难以从事要思考和集中注意力的活动［080］ 是 □ 否 □

Ⅸ.C－0725

1. 书写困难［070］ 是 □ 否 □
2. 多半用手势与别人交流［102］ 是 □ 否 □
3. 说话只有几个非常了解我的人才理解［093］ 是 □ 否 □
4. 说话常常不能控制音量［083］ 是 □ 否 □
5. 除了签名，已不能书写［083］ 是 □ 否 □
6. 离别人很近或看着别人，才能谈话［067］ 是 □ 否 □
7. 说话有困难，如哽住，口吃，颤抖，吐词不清［076］ 是 □ 否 □
8. 别人难以理解我的意思［087］ 是 □ 否 □
9. 紧张时，说话就不清楚［064］ 是 □ 否 □

＊ 除了家务，你还上班或做其它工作吗？ 是 □ 否 □

(若您还上班工作，请进入 X，即 W－0515，并回答后续问题。)

(若您不上班工作，请进入Ⅺ，即 RP－0422，并继续后续问题。)

若您不上班，是离、退休吗？ 是 □ 否 □

与健康状况有关吗？ 是 □ 否 □

Ⅹ.W－0515（若您不工作，并不是由于健康原因，请跳过该部分）

1. 我不干任何工作［361］

(如果是，不必回答下面 8 个问题，从十一部分开始， 是 □ 否 □
即Ⅺ、RP－0422 开始)

2. 仅在家里做部分工作［037］ 是 □ 否 □
3. 完成的工作任务没有以前多了［055］ 是 □ 否 □
4. 常对同事发脾气，吼他们，回答问题很尖刻［080］ 是 □ 否 □
5. 我工作的时间缩短了［043］ 是 □ 否 □
6. 只能做些轻活［050］ 是 □ 否 □
7. 我仅能干一会儿，常常休息［061］ 是 □ 否 □
8. 能干往常工作，但有些变化，如用不同 是 □ 否 □
工具/与他人换工作［034］
9. 我的工作不象以前那样细心，精确［062］ 是 □ 否 □

Ⅺ.RP－0422

1. 业余爱好或娱乐的时间缩短了［039］ 是 □ 否 □
2. 外出参加娱乐活动的次数减少了［036］ 是 □ 否 □

3. 非活动性的消遣（如看书、电视、打牌）的时间减少了［059］　是 □　否 □
4. 非活动性的消遣（如看书、电视、打牌等）我都不玩了［084］　是 □　否 □
5. 现在更多地从事非活动性消遣，替代了往常的活动性娱乐［051］　是 □　否 □
6. 我参加集体活动的时间较以前少了［033］　是 □　否 □
7. 往常的躯体活动（如打球等）减少了［043］　是 □　否 □
8. 我不再从事往常的躯体活动了［077］　是 □　否 □

Ⅻ. E－0705

1. 吃的比以前少了［037］　是 □　否 □
2. 我自己能吃饭，但必须是专门为我做的，或特别的餐具［077］　是 □　否 □
3. 需吃特别的膳食，如软食、低盐、低脂肪、低糖或平衡膳［043］　是 □　否 □
4. 我仅能吃些流汁如牛奶、豆浆［104］　是 □　否 □
5. 吃东西挑剔，或只一点一点地吃一些［059］　是 □　否 □
6. 现在很少喝饮料（如茶水，啤酒、果汁）［036］　是 □　否 □
7. 吃饭时需要别人帮助（如准备好、加饭等）［099］　是 □　否 □
8. 吃饭时要别人喂［117］　是 □　否 □
9. 什么都不能吃，只有靠胃管或输液供给营养［133］　是 □　否 □

（二）癌症病人生活功能指数量表（FLIC）

（1）请回答以下全部的问题。
（2）回答问题的方法：请在每个问题下面的线段适当位置处划一个“/”做出标记，以反映您的实际情况。

				/		
1	2	3	4	5	6	7

正确

大有能力　　　　无能力

	√			×		
1	2	3	4	5	6	7

错误

不愿意　　　　非常愿意

姓名或编号　　　　填表日期　　年　　月　　日

1. 大多数人曾感受过沮丧（情绪低落）的时刻，列出您对这种感受的次数。

从来没有

1	2	3	4	5	6	7

连续不断

2. 对于应付每天的压力，您应付得怎样？

不好 1 2 3 4 5 6 7 非常好

3. 您花多少时间在思考您的病情?

经常 1 2 3 4 5 6 7 完全不想

4. 估计您个人的能力去保持日常的娱乐和悠闲的活动。

大有能力 1 2 3 4 5 6 7 无能力

5. 想吐的感觉有没有影响您的日常活动?

没有 1 2 3 4 5 6 7 时常有

6. 您今天觉得好吗?

很差 1 2 3 4 5 6 7 很好

7. 如果有必要的话，您今天有没有体力去准备一餐饭或做轻微的家务（例如洗碗)?

有体力 1 2 3 4 5 6 7 无体力

8. 在过去两星期内，估计您的病情对您最亲近的人产生困苦的程度有多少?

没有困苦 1 2 3 4 5 6 7 极大困苦

9. 估计您对生命感到失望的时刻。

时常 1 2 3 4 5 6 7 从不

10. 在过去一个月里，估计您对完成工作或家务满意的程度。

非常不满意 1 2 3 4 5 6 7 非常满意

11. 今天您是否感觉不舒服?

没有不舒服 1 2 3 4 5 6 7 非常不舒服

12. 您个人认为在过去两个星期内，您的病情对于您最亲近的人，生活上被干扰的程度有多少？

有干扰　1　2　3　4　5　6　7　没有干扰

13. 疼痛或不舒服有没有影响您每天的活动？

没有影响　1　2　3　4　5　6　7　极大影响

14. 在过去两个星期您认为您的病情对您个人所增加的困苦有多少？

极大困苦　1　2　3　4　5　6　7　没有困苦

15. 您能够完成多少工作以外的日常活动？

全部　1　2　3　4　5　6　7　全无

16. 在过去两个星期内，您是否愿意与您最亲近的人闲谈或会面？

不愿意　1　2　3　4　5　6　7　非常愿意

17. 在过去两个星期内您经常想吐吗？

完全没有　1　2　3　4　5　6　7　经常有

18. 估计您对将来产生恐惧的程度。

经常害怕　1　2　3　4　5　6　7　不害怕

19. 估计在过去两星期内，您是否愿意与朋友会面或闲谈。

不愿意　1　2　3　4　5　6　7　非常愿意

20. 在过去两星期内，您认为有多少疼痛及不舒服的感觉是与您的病情有关。

与病情无关　1　2　3　4　5　6　7　全部关于病情

21. 估计您对医者的指示与处理有多少信心。

无信心　1　2　3　4　5　6　7　很有信心

22. 您今天觉得自己看来好吗？

极坏	1	2	3	4	5	6	7	非常好

（三）36条目简明健康量表（SF－36）

说明：本调查涉及你对自身健康的观点。这些信息将有助于追踪你从事日常活动的能力及自身感觉。请回答所有问题，按指定方法作标记（直接在数字上画圈，如①②③）。如果你对答案不确定，请给出你认为最好的答案。

1. 总的来说，你认为你的健康状况：

棒极了……………………………………………………………………… 1

很好………………………………………………………………………… 2

好…………………………………………………………………………… 3

过得去……………………………………………………………………… 4

糟糕………………………………………………………………………… 5

2. 与一年前相比，你如何评价现在的健康状况？

比一年前好多了…………………………………………………………… 1

比一年前好一点…………………………………………………………… 2

和一年前差不多…………………………………………………………… 3

比一年前差一点…………………………………………………………… 4

比一年前差多了…………………………………………………………… 5

3. 下列项目是你平常在一天中可能做的事情。你现在的健康限制你从事这些活动吗？如果是的话，程度如何？

活动	是，很受限	是，稍受限	不，完全不受限
a. 高强度活动，如跑步、举重物、参与剧烈运动	1	2	3
b. 中等度活动，如移动桌子，推动真空吸尘器（或拖地板）、打保龄球、打高尔夫球（或打太极拳）	1	2	3
c. 举或搬运杂物	1	2	3
d. 爬数层楼梯	1	2	3
e. 爬一层楼梯	1	2	3
f. 弯腰、屈膝	1	2	3
g. 步行 1500 米以上	1	2	3
h. 步行几个路口	1	2	3
i. 步行一个路口	1	2	3
j. 自己洗澡或穿衣	1	2	3

4. 在过去 4 周，你是否因为生理健康原因，在工作或从事其他日常活动时有下列问题？

	是	否
a. 减少了工作或从事其他活动的时间	1	2
b. 减少了工作量或活动量	1	2
c. 从事工作或其他活动的种类受限	1	2
d. 从事工作或其他活动有困难（例如，费劲）	1	2

5. 在过去4周，你是否因为任何情感问题（如感到抑郁或焦虑），在工作或从事其他日常活动时有下列问题？

	是	否
a. 减少了工作或从事其他活动的时间	1	2
b. 减少了工作量或活动量	1	2
c. 不能象平常那么专心地从事工作或其他活动	1	2

6. 在过去4周，你的生理健康或情感问题在何种程度上干扰了你与家人、朋友、邻居、或团体的正常社会活动？

完全没有………………………………………………………… 1
轻度………………………………………………………… 2
中度………………………………………………………… 3
重度………………………………………………………… 4
极度………………………………………………………… 5

7. 在过去4周，你经受了多少躯体疼痛？

完全没有………………………………………………………… 1
很轻微………………………………………………………… 2
轻微………………………………………………………… 3
中等………………………………………………………… 4
严重………………………………………………………… 5
很严重………………………………………………………… 6

8. 在过去4周，疼痛在多大程度上干扰了你的正常工作（包括户外工作和家务劳动）

完全没有………………………………………………………… 1
一点点………………………………………………………… 2
中度………………………………………………………… 3
重度………………………………………………………… 4
极度………………………………………………………… 5

9. 这些问题将问及你在过去4周的感觉和情感体验。对每一问题，请给出与你想法最接近的一个答案。在过去4周，有多少时间：

	所有时间	绝大多数时间	很多时间	一些时间	一点时间	没有时间
a. 你觉得干劲十足？	1	2	3	4	5	6
b. 你是一个非常紧张的人？	1	2	3	4	5	6
c. 你感到情绪低落、沮丧，怎么也快乐不起来？	1	2	3	4	5	6
d. 你觉得平静、安适？	1	2	3	4	5	6
e. 你觉得精力旺盛？	1	2	3	4	5	6
f. 你感到闷闷不乐、心情忧郁？	1	2	3	4	5	6
g. 你觉得累极了？	1	2	3	4	5	6
h. 你是一个快乐的人？	1	2	3	4	5	6
i. 你觉得疲劳？	1	2	3	4	5	6

10. 在过去4周，有多少时间你的社会活动（如访问朋友，亲戚等）受你的生理健康或情感问题的影响？

所有时间……………………………………………………………………… 1
绝大多数时间………………………………………………………………… 2
一些时间……………………………………………………………………… 3
一点时间……………………………………………………………………… 4
没有时间……………………………………………………………………… 5

11. 下列每一种情形与你实际情况符合的程度如何？

	全部符合	大部分符合	不知道	大部分不符合	全部不符合
a. 和其他人相比，我似乎更容易生病	1	2	3	4	5
b. 我和我认识的人一样健康	1	2	3	4	5
c. 我预计我的健康状况将变得更差	1	2	3	4	5
d. 我的身体棒极了	1	2	3	4	5

（四）世界卫生组织生存质量测定量表（WHOQOL－100）

填表说明：

这份问卷是了解您对自己的生存质量、健康情况以及日常活动的感觉如何，请您一定回答所有问题。如果某个问题您不能肯定如何回答，就选择最接近您自己真实感觉的那个答案。

所有问题都请您按照自己的标准、愿望，或者自己的感觉来回答。注意所有问题都只是您最近两星期内的情况。

例如：您对自己的健康状况担心吗？

根本不担心①　　很少担心②　　担心（一般）③　　比较担心④　极担心⑤

请您根据您对健康状况担心的程度在最适合的数字处打一个“√”，如果您比较担心您的健康状况，就在比较担心下“4”处打一个“√”，如果根本不担心自己的健康，就在根本不担心下“1”处打一个“√”。

谢谢您的合作！

下列问题是问前两星期中的某些事情，诸如快乐或满足之类积极的感觉。如果您极大程度上经历过这些事情，就在对应于“极”的数字“5”处打一个√；如果您根本没有经历过这些，就在对应于“根本不”或“根本无”的数字“1”处打√；如果您的答案介于“根本无”和“极”之间，就在数字“2”、“3”、“4”中挑选一个最适合您的情况打√。

问题均涉及前两个星期。

□作登记用

（您不用填）

F1.2　您对自己的疼痛或不舒服担心吗？ □

根本不担心①　很少担心②　担心（一般）③　比较担心④　极担心⑤

F1.3　您在对付疼痛或不舒服时有困难吗？ □

根本没困难①　很少有困难②　有困难（一般）③　比较困难④　极困难⑤

F1.4　您觉得疼痛妨碍您去做自己需要做的事情吗？ □

根本不妨碍①　很少妨碍②　有妨碍（一般）③　比较妨碍④　极妨碍⑤

F2.2　您容易累吗？ □

根本不容易累①　很少容易累②　容易累（一般）③　比较容易累④　极容易累⑤

F2.4　疲乏使您烦恼吗？ □

根本不烦恼①　很少烦恼②　烦恼（一般）③　比较烦恼④　极烦恼⑤

F3.2　您睡眠有困难吗？ □

根本没困难①　很少有困难②　有困难（一般）③　比较困难④　极困难⑤

F3.4　睡眠问题使您担心吗？ □

根本不担心①　很少担心②　担心（一般）③　比较担心④　极担心⑤

F4.1　您觉得生活有乐趣吗？ □

根本没乐趣①　很少有乐趣②　有乐趣（一般）③　比较有乐趣④　极有乐趣⑤

F4.3　您觉得未来会好吗？ □

根本不会好①　很少会好②　会好（一般）③　会比较好④　会极好⑤

F4.4　在您生活中有好的体验吗？ □

根本没有①　很少有②　有（一般）③　比较多④　极多⑤

F5.3　您能集中注意力吗？ □

根本不能①　很少能②　能（一般）③　比较④　极能⑤

F6.1　您怎样评价自己？ □

根本没价值①　很少有价值②　有价值（一般）③　比较有价值④　极有价值⑤

F6.2　您对自己有信心吗？ □

根本没信心①　很少有信心②　有信心（一般）③　比较有信心④　极有信心⑤

F7.2　您的外貌使您感到压抑吗？ □

根本没压抑①　很少有压抑②　有压抑（一般）③　比较压抑④　极压抑⑤

F7.3　您外貌上有无使您感到不自在的部分？ □

根本没有① 很少有② 有（一般）③ 比较多④ 极多⑤

F8.2 您感到忧虑吗？ □

根本没忧虑① 很少有忧虑② 有忧虑（一般）③ 比较忧虑④ 极忧虑⑤

F8.3 悲伤或忧郁等感觉对您每天的活动有妨碍吗？ □

根本没妨碍① 很少有妨碍② 有妨碍（一般）③ 比较妨碍④ 极妨碍⑤

F8.4 忧郁的感觉使您烦恼吗？ □

根本不烦恼① 很少烦恼② 烦恼（一般）③ 比较烦恼④ 极烦恼⑤

F10.2 您从事日常活动时有困难吗？ □

根本没困难① 很少有困难② 有困难（一般）③ 比较困难④ 极困难⑤

F10.4 日常活动受限制使您烦恼吗？ □

根本不烦恼① 很少烦恼② 烦恼（一般）③ 比较烦恼④ 极烦恼⑤

F11.2 您需要依靠药物的帮助进行日常生活吗？ □

根本不需要① 很少需要② 需要（一般）③ 比较需要④ 极需要⑤

F11.3 您需要依靠医疗的帮助进行日常生活吗？ □

根本不需要① 很少需要② 需要（一般）③ 比较需要④ 极需要⑤

F11.4 您的生存质量依赖于药物或医疗辅助吗？ □

根本不依赖① 很少依赖② 依赖（一般）③ 比较依赖④ 极依赖⑤

F13.1 生活中，您觉得孤独吗？ □

根本不孤独① 很少孤独② 孤独（一般）③ 比较孤独④ 极孤独⑤

F15.2 您在性方面的需求得到满足吗？ □

根本不满足① 很少满足② 满足（一般）③ 多数满足④ 完全满足⑤

F15.4 您有性生活困难的烦恼吗？ □

根本没烦恼① 很少有烦恼② 烦恼（一般）③ 比较烦恼④ 极烦恼⑤

F16.1 日常生活中您感觉安全吗？ □

根本不安全① 很少安全② 安全（一般）③ 比较安全④ 极安全⑤

F16.2 您觉得自己居住在一个安全和有保障的环境里吗？ □

根本没安全保障① 很少有安全保障② 有安全保障（一般）③

比较有安全保障④ 极有安全保障⑤

F16.3 您担心自己的安全和保障吗？ □

根本不担心① 很少担心② 担心（一般）③ 比较担心④ 极担心⑤

F17.1 您住的地方舒适吗？ □

根本不舒适① 很少舒适② 舒适（一般）③ 比较舒适④ 极舒适⑤

F17.4 您喜欢自己住的地方吗？ □

根本不喜欢① 很少喜欢② 喜欢（一般）③ 比较喜欢④ 极喜欢⑤

F18.2 您有经济困难吗？ □

根本不困难① 很少困难② 困难（一般）③ 比较困难④ 极困难⑤

F18.4 您为钱财担心吗？ □

根本不担心① 很少担心② 担心（一般）③ 比较担心④ 极担心⑤

F19.1 您容易得到好的医疗服务吗？ □

根本不容易得到① 很少容易得到② 容易得到（一般）③

比较容易得到④　极容易得到⑤

F21.3　您空闲时间享受到乐趣吗？　□

根本没乐趣①　很少有乐趣②　有乐趣（一般）③　比较有乐趣④　极有乐趣⑤

F22.1　您的生活环境对健康好吗？　□

根本不好①　很少好②　好（一般）③　比较好④　极好⑤

F22.2　居住地的噪声问题使您担心吗？　□

根本不担心①　很少担心②　担心（一般）③　比较担心④　极担心⑤

F23.2　您有交通上的困难吗？　□

根本没困难①　很少有困难②　有困难（一般）③　比较困难④　极困难⑤

F23.4　交通上的困难限制您的生活吗？　□

根本没限制①　很少有限制②　有限制（一般）③　比较限制④　极限制⑤

下列问题是问过去两星期内您做某些事情的能力是否“完全、十足”，例如洗衣服、穿衣服、吃饭等动作。如果您完全能够做到这些事情，则在“完全”所对应的数字“5”处打√，如果您根本不能做到这些事情，就在与“根本不”对应的数字“1”处打√，如果您认为是介于“完全”和“根本不”之间，就在数字“2”、“3”或“4”处打√。问题均涉及前两个星期。

F2.1　您有充沛的精力去应付日常生活吗？　□

根本没精力①　很少有精力②　有精力（一般）③　多数有精力④　完全有精力⑤

F7.1　您认为自己的外形过得去吗？　□

根本过不去①　很少过得去②　过得去（一般）③　多数过得去④　完全过得去⑤

F10.1　您能做自己日常生活的事情吗？　□

根本不能①　很少能②　能（一般）③　多数能④　完全能⑤

F11.1　您依赖药物吗？　□

根本不依赖①　很少依赖②　依赖（一般）③　多数依赖④　完全依赖⑤

F14.1　您能从他人那里得到您所需要的支持吗？　□

根本不能①　很少能②　能（一般）③　多数能④　完全能⑤

F14.2　当需要时您的朋友能依靠吗？　□

根本不能依靠①　很少能依靠②　能依靠（一般）③　多数能依靠④　完全能依靠⑤

F17.2　您住所的质量符合您的需要吗？　□

根本不符合①　很少符合②　符合（一般）③　多数符合④　完全符合⑤

F18.1　您的钱够用吗？　□

根本不够用①　很少够用②　够用（一般）③　多数够用④　完全够用⑤

F20.1　在日常生活中您需要的信息都齐备吗？　□

根本不齐备①　很少齐备②　齐备（一般）③　多数齐备④　完全齐备⑤

F20.2　您有机会得到自己所需要的信息吗？　□

根本没机会①　很少有机会②　有机会（一般）③　多数有机会④　完全有机会⑤

F21.1　您有机会进行休闲活动吗？　□

根本没机会①　很少有机会②　有机会（一般）③　多数有机会④　完全有机会⑤

F21.2　您能自我放松和自找乐趣吗？　□

根本不能①　很少能②　能（一般）③　多数能④　完全能⑤

F23.1　您有充分的交通工具吗？ □

根本没有①　很少有②　有（一般）③　多数有④　完全有⑤

下列问题要求您对前两个星期生活的各个方面说说感觉是如何的“满意、高兴或好”，例如关于您的家庭生活或您的精力。想一想对您生活的各个方面是如何的满意或不满意，在最符合您的感觉的数字上打√。问题均涉及前两个星期。

G2　您对自己的生存质量满意吗？ □

很不满意①　不满意②　既非满意也非不满意③　满意④　很满意⑤

G3　总的来讲，您对自己的生活满意吗？ □

很不满意①　不满意②　既非满意也非不满意③　满意④　很满意⑤

G4　您对自己的健康状况满意吗？ □

很不满意①　不满意②　既非满意也非不满意③　满意④　很满意⑤

F2.3　您对自己的精力满意吗？ □

很不满意①　不满意②　既非满意也非不满意③　满意④　很满意⑤

F3.3　您对自己的睡眠情况满意吗？ □

很不满意①　不满意②　既非满意也非不满意③　满意④　很满意⑤

F5.2　您对自己学习新事物的能力满意吗？ □

很不满意①　不满意②　既非满意也非不满意③　满意④　很满意⑤

F5.4　您对自己作决定的能力满意吗？ □

很不满意①　不满意②　既非满意也非不满意③　满意④　很满意⑤

F6.3　您对自己满意吗？ □

很不满意①　不满意②　既非满意也非不满意③　满意④　很满意⑤

F6.4　您对自己的能力满意吗？ □

很不满意①　不满意②　既非满意也非不满意③　满意④　很满意⑤

F7.4　您对自己的外形满意吗？ □

很不满意①　不满意②　既非满意也非不满意③　满意④　很满意⑤

F10.3　您对自己做日常生活事情的能力满意吗？ □

很不满意①　不满意②　既非满意也非不满意③　满意④　很满意⑤

F13.3　您对自己的人际关系满意吗？ □

很不满意①　不满意②　既非满意也非不满意③　满意④　很满意⑤

F15.3　您对自己的性生活满意吗？ □

很不满意①　不满意②　既非满意也非不满意③　满意④　很满意⑤

F14.3　您对自己从家庭得到的支持满意吗？ □

很不满意①　不满意②　既非满意也非不满意③　满意④　很满意⑤

F14.4　您对自己从朋友那里得到的支持满意吗？ □

很不满意①　不满意②　既非满意也非不满意③　满意④　很满意⑤

F13.4　您对自己供养或支持他人的能力满意吗？ □

很不满意①　不满意②　既非满意也非不满意③　满意④　很满意⑤

F16.4　您对自己的人身安全和保障满意吗？ □

很不满意①　不满意②　既非满意也非不满意③　满意④　很满意⑤

F17.3　您对自己居住地的条件满意吗？ □

很不满意①　不满意②　既非满意也非不满意③　满意④　很满意⑤

F18.3　您对自己的经济状况满意吗？ □

很不满意①　不满意②　既非满意也非不满意③　满意④　很满意⑤

F19.3　您对得到卫生保健服务的方便程度满意吗？ □

很不满意①　不满意②　既非满意也非不满意③　满意④　很满意⑤

F19.4　您对社会福利服务满意吗？ □

很不满意①　不满意②　既非满意也非不满意③　满意④　很满意⑤

F20.3　您对自己学习新技能的机会满意吗？ □

很不满意①　不满意②　既非满意也非不满意③　满意④　很满意⑤

F20.4　您对自己获得新信息的机会满意吗？ □

很不满意①　不满意②　既非满意也非不满意③　满意④　很满意⑤

F21.4　您对自己使用空闲时间的方式满意吗？ □

很不满意①　不满意②　既非满意也非不满意③　满意④　很满意⑤

F22.3　您对周围的自然环境（比如：污染、气候、噪声、景色等）满意吗？ □

很不满意①　不满意②　既非满意也非不满意③　满意④　很满意⑤

F22.4　您对自己居住地的气候满意吗？ □

很不满意①　不满意②　既非满意也非不满意③　满意④　很满意⑤

F23.3　您对自己的交通情况满意吗？ □

很不满意①　不满意②　既非满意也非不满意③　满意④　很满意⑤

F13.2　您与家人的关系愉快吗？ □

很不愉快①　不愉快②　既非愉快也非不愉快③　愉快④　很愉快⑤

G1　您怎样评价您的生存质量？ □

很差①　差②　不好也不差③　好④　很好⑤

F15.1　您怎样评价您的性生活？ □

很差①　差②　不好也不差③　好④　很好⑤

F3.1　您睡眠好吗？ □

很差①　差②　不好也不差③　好④　很好⑤

F5.1　您怎样评价自己的记忆力？ □

很差①　差②　不好也不差③　好④　很好⑤

F19.2　您怎样评价自己可以得到的社会服务的质量？ □

很差①　差②　不好也不差③　好④　很好⑤

下列问题有关您感觉或经历某些事情的“频繁程度”。例如关于您亲友支持或觉得不安全之类的消极感受。如果您在前两个星期里根本没有这些感受，就在“没有”的数字处打√；如果您经历过这些，想一想频繁的程度，在最接近您的情形的数字处打√。例如：如果您时时刻刻都有疼痛的感觉，就在“总是有”下数字5处打√，问题涉及前两个星期。

F1.1　您有疼痛吗？ □

没有疼痛①　偶尔有疼痛②　时有时无③　经常有疼痛④　总是有疼痛⑤

F4.2　您通常有满足感吗？ □

没有满足感①　偶尔有满足感②　时有时无③　经常有满足感④　总是有满足感⑤

F8.1　您有消极感受吗？（如情绪低落、绝望、焦虑、忧郁） □

没有消极感受①　偶尔有消极感受②　时有时无③

经常有消极感受④　总是有消极感受⑤

以下问题有关您的工作，这里工作是指您所进行的主要活动。包括志愿性工作、全日性学习、家务、照顾孩子、有收入的工作和无收入的工作等。所以，这里所说的工作，是指用去您大部分时间和精力的活动。问题涉及前两个星期。

F12.1　您能工作吗？ □

根本不能①　很少能②　能（一般）③　多数能④　完全能⑤

F12.2　您觉得您能完成自己的职责吗？ □

根本不能①　很少能②　能（一般）③　多数能④　完全能⑤

F12.4　您对自己的工作能力满意吗？ □

很不满意①　不满意②　既非满意也非不满意③　满意④　很满意⑤

F12.3　您如何评价自己的工作能力？ □

很差①　差②　不好也不差③　好④　很好⑤

以下问题问的是您在前两个星期中“行动的能力”如何。这里指当您想做事情或需要做事情的时候移动身体的能力。

F9.1　您行动的能力如何？ □

很差①　差②　不好也不差③　好④　很好⑤

F9.3　行动困难使您烦恼的吗？ □

根本不烦恼①　很少烦恼②　烦恼（一般）③　比较烦恼④　极烦恼⑤

F9.4　行动困难影响您的生活方式吗？ □

根本不影响①　很少影响②　影响（一般）③　比较影响④　极影响⑤

F9.2　您对自己的行动能力满意吗？ □

很不满意①　不满意②　既非满意也非不满意③　满意④　很满意⑤

以下问题有关您个人的信仰，以及这些如何影响您的生存质量。这些问题有关宗教、神灵和其它信仰。这些问题也涉及前两个星期。

F24.1　您的个人信仰增添您生活的意义吗？ □

根本没增添①　很少有增添②　有增添（一般）③　有比较大增添④　有极大增添⑤

F24.2　您觉得自己的生活有意义吗？ □

根本没意义①　很少有意义②　有意义（一般）③　比较有意义④　极有意义⑤

F24.3　您的个人信仰给您力量去对待困难吗？ □

根本没力量①　很少有力量②　有力量（一般）③　有比较大力量④　有极大力量⑤

F24.4　您的个人信仰帮助您理解生活中的困难吗？ □

根本没帮助①　很少有帮助②　有帮助（一般）③　有比较大帮助④　有极大帮助⑤

此外，还有三个问题：

101. 家庭摩擦影响您的生活吗？ □

根本没影响①　很少影响②　影响（一般）③　有比较大影响④　有极大影响⑤

102. 您的食欲怎么样？ □

很差①　差②　不好也不差③　好④　很好⑤

103. 如果让您综合以上各方面（生理健康、心理健康、社会关系和周围环境等方面）给自己的生存质量打一个总分，您打多少分。(满分为 100 分)

（五）欧洲生存质量测定量表（EQ－5D）

请在下列各组选项中，指出哪一项叙述最能描述您今天的健康状况，并在空格内打√。

行动

我可以四处走动，没有任何问题。 □

我行动有些不便。 □

我卧病在床。 □

自我照顾

我能照顾自己，没有任何问题。 □

我在盥洗，洗澡或穿衣方面有些问题。 □

我无法自己盥洗，洗澡或穿衣。 □

日常活动（如工作，学习，家务，家庭或休闲活动）

我能从事日常活动，没有任何问题。 □

我在从事日常活动方面有些问题。 □

我无法从事日常活动。 □

疼痛/不舒服

我没有任何疼痛或不舒服。 □

我觉得中度疼痛或不舒服。 □

觉得极度疼痛或不舒服。 □

焦虑/沮丧

我不觉得焦虑或沮丧。 □

我觉得中度焦虑或沮丧。 □

我觉得极度焦虑或沮丧。 □

为了帮助一般人陈述健康状况的好坏，我们画了一个刻度尺（有点象温度计），在这刻度尺上，100 代表您心目中最好的状况，0 代表您心目中最差的状况。

我们希望就您的看法，在这个刻度尺上标出您今天健康状况的好坏。请从下面方格中画出一条线，连到刻度尺上最能代表您今天健康状况好坏的那一点。

心目中最好的
健康状况

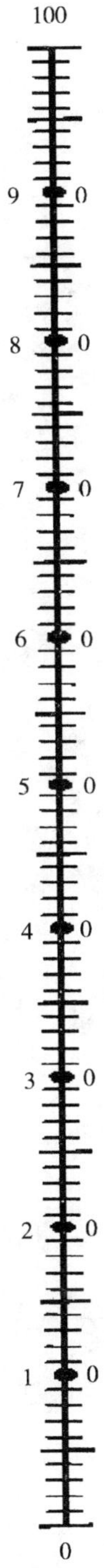

心目中最差的
健康状况

您今天的
健康状况

因为所有的回答都不署名，如果我们能从下列问题中得到每个人的一些背景资料，将有助于我们更了解您。(请在适当的空格内打√)

1. 您有没有经历过自己或他人的严重病痛？

	有	没有
在您自己身上	□	□
在您家人身上	□	□
在受您照顾的人身上	□	□

2. 您是：

男性	女性
□	□

3. 您的出生年月 □

4. 您的生活状况：

单身	已婚或同居	丧偶	离婚或分居
□	□	□	□

5. 您：

目前抽烟？ □

已戒烟？ □

从未吸烟？ □

6. 下列哪一项最能描述您目前的工作状况？

在单位上班或自己当老板 □

退休 □

家务 □

学生 □

正在找工作 □

其他（请注明）________________

7. 在9年义务教育后，您是否继续接受教育？

是	否
□	□

8. 您是否有专科以上的学位或同等的专业资格？

是	否
□	□

9. 您今天哪儿不舒服？

---

10. 您享受何种保险？

基本医疗保险	商业保险	其他
□	□	□

11. 您对本调查有何评价？(选做)

第七章　健康危险因素分析与评价

通过前面的介绍，大家可能都知道一些与健康有关的因素，例如社会经济、文化，以及吸烟、酗酒、缺乏锻炼等个人行为危险因素，但可能大家更关心这些因素对健康的影响到底有多大？作用大小是否相同？同时存在时的作用如何？对每一个人的影响一样吗？甚至自己受到哪些危险因素的危害，危害的大小如何？本章希望与大家探讨如何解决这些问题。

第一节　健康危险因素分析

一、危险因素的概念及种类

（一）危险因素（Risk factor）

危险因素是指机体内外环境中存在的与疾病的发生、发展及预后有关的各种诱发因素。也就是说，危险因素是一些与疾病的发生不一定有直接因果联系，但是可以增加疾病发生的概率，影响疾病预后的健康相关因素。

（二）危险因素的种类

危险因素的种类很多，大体上可以按照前面所介绍的 Dever 模式分为生物因素、环境因素、行为生活方式和卫生服务等四大类。

1. 生物因素

人是一种高等生物，作为生物体本身，其内在的许多生物特性会对其健康产生许多明显的或不明显的影响，尤其是其遗传危险因素的作用，随着医学的发展及人们对疾病认识的不断深入，受到人们越来越多的重视。人们已经发现无论传染病还是慢性非传染性疾病的发生都与遗传因素有或强或弱的关系。并且，随着分子生物学和遗传基因研究的进展，为有关遗传特征、成熟老化和复合内因学说等提供了一些客观的依据。

2. 环境因素

环境是人类社会赖以生存和繁衍的重要条件。人类生存的外在环境包括自然环境和社会环境。作为高等动物，人类还受到自身内在心理环境的影响。

（1）自然环境危险因素：自然环境可以分为没有被人类影响过的原生环境和被人类影响过的次生环境。原生环境中有许多因素，例如气温、气压、地质条件、自然射线等都与人的健康有关，但与人健康关系更为密切，对人影响更大的是一些次生环境因素。由于人类对自然环境的过度改造，严重地破坏了我们赖以生存的生态系统，并且人类的生产、生活活动导致了大量的人造危险因素进入我们的生存环境，这些因素既有生物性危险因素，更多的是一些化学因素与物理因素，例如，各种生产性毒物、粉尘、农药、交通工具排放的废气、生活污物、噪声、振动、电离辐射、电磁辐射等。

（2）社会环境危险因素：随着人类社会的发展，社会环境因素中与健康相关的因素越来越多。失业、贫困、竞争、压力等一系列社会环境问题，由于贫困导致教育机会减少，从而在一定程度上造成对弱势群体发展能力的剥夺，进一步导致社会地位的低下，就业困难及生存压力等都形成了影响健康的社会环境危险因素。

(3) 心理危险因素：人的心理环境包括人的心理过程和个性心理特征，也包括人在自然和社会环境中遭受的各种社会心理刺激。许多社会因素是通过影响人的心理过程而影响人的健康。

3. 行为、生活方式因素

每个人在生产和生活活动中都会表现出不同的行为，有的行为对健康可以起到保护作用，而有的行为会对健康产生危害。目前认为，许多慢性非传染性疾病的发生、发展，及传染性疾病的传播都与不良行为生活方式密切相关。人的行为是人可控的，因此行为危险因素又称自创性危险因素。

4. 卫生服务因素

卫生服务因素包括卫生服务的资源配置、卫生服务的提供、个人的卫生保健意识及卫生保健利用。也包括在卫生服务中由于供方行为不当所导致的医源性问题。例如，院内感染、滥用抗生素和激素等。

二、危险因素的特点

从危险因素的种类介绍，我们可以发现危险因素广泛存在于人们的日常生活行为及生活环境之中，但由于其主要是疾病的诱发因素，因此，危险因素的致病潜伏期较长，作用的特异性较弱，一种危险因素可与多种疾病的发生有关。但一种疾病的发生经常又是多种危险因素作用的结果，并且各危险因素具有明显的联合作用。

1. 广泛存在

危险因素主要来源于人类的生活及与生活密切相关的各个方面，因此广泛存在于人们日常生活和工作环境之中。其对健康的危害往往是潜在的、不明显的、渐进的和长期的，这使人们容易忽视危险因素的存在，尤其是当危险因素在人们的文化习俗中不被肯定，或已经成为人们的习惯行为时，更容易被忽视，很难得到改变。

2. 特异性弱

危险因素对健康的影响是广泛的，它并不特定作用于某一器官或系统，也并不特定导致某一种疾病，其作用的特异性较弱。一种危险因素可能与多种疾病有关，而一种疾病又是多种危险因素作用的结果。例如，吸烟既是肺癌的危险因素，也是冠心病、脑血管意外等疾病的危险因素。而冠心病的发生除吸烟外，也与高脂、高热量饮食、盐摄入量过多、紧张和静坐作业方式和肥胖等因素有关。由于危险因素与疾病之间的这一特点，加上存在个体差异，更容易使人们忽视危险因素的影响。

3. 潜伏期长

危险因素主要是一些疾病的诱发因素，其经常起一种“扳机”的作用。加之其较弱的特异性，一般要多次、反复、长期的接触后才会对健康产生明显的作用，使得危险因素暴露与疾病发生之间常存在较长的潜伏期。例如吸烟导致肺癌一般要经历数十年时间；高盐、高脂肪、高热量饮食对心脑血管系统的影响可能更长的时间才会显现。

4. 联合作用

正由于危险因素的广泛存在，使得人们可能同时暴露于多种危险因素，而这些危险因素也会同时影响人的健康，产生各种联合作用，尤其是协同作用，导致危险因素的多重叠加，对人的健康会造成更大的危害。

三、危险因素的分析方法

（一）危险因素分析方法的发展

人们很早就关注到危险因素与健康的关系，但主要将重点放在疾病治疗和确定病因方面。随着病因学研究的进展，人们开始将关注的目标放到了评价各种危险因素的危害方面。但早期的研究更多是对单个危险因素危害的分析，多通过比较各种危险因素不同暴露水平的相对危险度来进行。由于各种危险因素之间具有的联合作用，这种分析的结果不能很好地揭示各种危险因素的作用及它们相互之间的关系。

随着人们对各种危险因素之间联合作用的认识，危险因素分析技术得到了较大的发展，发展了各种危险因素的综合分析技术，量化分析技术等。使人们对危险因素的评价更为合理、准确，为指导人们控制危险因素，进行卫生决策提供了更好的参考价值。

从目前来看，危险因素的分析方法主要包括两类，基于群体的危险因素分析，和基于个体的危险因素分析，基于群体的危险因素分析主要采用统计学上的一些多因素分析技术及统计模型的建立。并且采用一些综合评价的指标，例如疾病负担指标。分析的目的主要在于揭示各种危险因素危害的大小及各种危险因素之间的联合作用和相互影响，为危险因素的群体干预提供参考依据。基于个体的危险因素分析，主要通过一些量化技术，有针对性地评价具体个体所存在的危险因素的危害，促进个体改变危险因素，提高健康水平。第二节将介绍的健康危险因素评价方法既是一种基于个体的危险因素分析方法。

（二）危险因素的确定

要对危险因素进行分析，首先必须知道应该分析那些危险因素，怎样判断它是与健康有关的危险因素，世界卫生组织对此提出了一些参考标准。

1. 应该分析的危险因素

（1）是一些对全球具有潜在影响的、导致疾病负担增加的主要因素。这些因素一般具有较高的流行率或在很大程度上会增加主要疾病死亡或残疾的风险。

（2）因素与健康结果之间存在高度因果关联性。

（3）是一些具有潜在可干预性的危险因素。

（4）危险因素的选择范围应该适当，既不能太窄也不能太宽。

（5）有比较完整的危险因素的分布及与疾病关系方面的数据资料。

2. 危险因素的判断标准

（1）关联的时间顺序：这是判断是否是影响健康的危险因素的基本标准，应该先有因才有果。因此，危险因素必须出现在疾病发生之前，二者的出现应该符合前因后果的时间顺序。

（2）关联的强度：危险因素与疾病之间关联的强度越大，其与疾病之间的因果关系的可能性也就越大。

（3）暴露与疾病在分布上应该具有一致性：也即是说，危险因素暴露的分布与疾病在不同人群之间的分布存在共变关系。

（4）存在剂量－反应关系：危险因素不仅要与疾病发生有关，并且两者之间应该有剂量－反应关系存在。

（5）关联的合理性：危险因素与疾病之间关联的解释应该与现有理论知识不矛盾，届时应该符合疾病的自然史和生物学原理。并且，作为危险因素的研究者和评价者应该对自己所提出的关于危险因素的假设进行把握度的评价。

(6) 实验证据：危险因素与疾病之间的关系应该有实验研究数据的支持。

第二节 健康危险因素评价方法介绍

一、概念及方法产生的背景

(一) 概念

健康危险因素评价（Health risk appraisal）是研究危险因素与慢性病发病率及死亡率之间数量依存关系及其规律性的一种技术。它研究人们生活在有危险因素的环境中发生死亡的概率，以及当改变不良行为，消除或降低危险因素时，可能延长的寿命。健康危险因素评价的目的是促进人们改变不良行为，减少危险因素，提高健康水平。

(二) 健康危险因素评价产生背景

健康因素评价的产生和发展，与疾病谱由传染病为主逐渐转变为以慢性病为主；与慢性病病因学研究的进展以及人们对预防保健要求的提高；对不断上涨的医疗费用的担心等有关。

20世纪60年代以来，曾经严重危害人类健康的传染病在世界范围内正日益得到控制，而慢性病已逐渐成为人类最主要的死亡原因。美国大约在20世纪20年代慢性病死亡率就已超过传染病成为主要死因。美国1900年传染病死亡率达650/10万，而1970年仅20/10万，70年间下降97%；1900年慢性病死亡率仅350/10万，1970年达690/10万，70年间增加了97%。慢性病是多种因素作用的结果，其病因复杂，大多数的病因不明确。即使已知的危险因素与慢性病的因果关系也不如传染病和其病原体的因果联系程度那样明确。例如，引起甲型肝炎的病原体是甲型肝炎病毒，导致菌痢的病原体是痢疾杆菌，而引起恶性肿瘤和冠心病的病因目前都没有明确的答案。但是，随着慢性病病因学及流行病学研究方面取得的可喜进展，人们认识到许多慢性病的发生与人类的不良行为、生活方式及环境中存在的多种因素等有关。例如，心血管疾病的发生与吸烟、缺乏体力活动、体重超重等因素有关。吸烟不仅与心血管疾病有关，与恶性肿瘤也有关。吸烟、缺乏体力活动、体重超重等机体内外环境中存在的与疾病发生、发展及死亡有关的诱发因素可称危险因素。因此，要有效地防治各种慢性病和恶性肿瘤，就有必要对与疾病发生、发展有关的危险因素进行分析，以便阐明疾病的病因，预测疾病的发生发展。这是提出健康危险因素评价并很快发展起来的原因之一。美国现有的医疗保健制度注重医疗，轻视预防，医学教育也相应地注重疾病的治疗，以致现有的医疗保健技术主要针对已出现症状和体征并且就医的病人。但是许多疾病，特别是心血管疾病、恶性肿瘤等一旦出现了明显的症状和体征，病程已不可逆转，目前的医疗保健水平仅能使症状缓解、病情好转或延长生存期，这就给病人造成了很大的痛苦，增加了经费开支。因此，人们希望改善现有医疗保健制度，注重预防医学，在疾病发生之前采取措施以控制它的发生。随着社会经济和科学技术的日益发达，人们的生活水平不断提高。在物质与文化生活得到满足之后，人们越来越关心自己的健康。而随着医疗技术的发展，在临床上使用的先进技术、先进手段越来越多，越来越高级，医疗保健费用也就不断上涨，人们越来越难以承受，这促使人们更关注促进自身的健康。他们乐于积极地提高健康水平及生活质量，改变生活与劳动过程中的不利于健康的因素，减少人为的危险因素。对于预防和控制人为的危险因素，健康危险因素评价是一种有效的办法。

在我国，某些传染病有回升的趋势，而且有传染病一时性的区域性流行，新的传染病的出现等，因此目前传染病仍将作为防治工作的一个重点。但总的来看，疾病谱仍在发生改变，城市大约在50年代中期，农村大约在60年代初期慢性病死亡率已超过传染病成为主要死因。1957年我国传染病、结核病的死亡率居于前二、三位，死亡率分别为56.6/10万和56.4/10万，而1975年以后，部分城市居民的前三位死因为脑血管病、心血管病和恶性肿瘤，其死亡率分别为127.9 1/10万，115.34/10万和111.49 /10万。从20世纪90年代中期以来，我国城市和农村的前五位死因均为恶性肿瘤、脑血管病、心脏病、呼吸系病及损伤和中毒。因此，在我国也有必要进行健康危险因素评价的研究。

健康危险因素评价的产生应该归功于Dr.Lewis C.Robbins 。当他在Framingham进行由当时美国公共卫生部提供资金的心脏病前瞻性调查时，就开始意识到有某些行为特征或危害增加了该病的危险性。这就使他产生了通过记录一个病人的健康危险因素以指导疾病预防的想法，并且还产生了创造一张简单的、不需要很深奥的方法学的“健康危害表”的想法。在50年代后期，Robbins进行了这方面的应用研究。通过对10多年死亡原因资料的分析、研究，制定了死亡率表，用这些死亡率表在Temple大学进行了健康危险因素评价的论证研究。但在这个研究中，危险因素没有被定量，仅用一般的描述表达。

60年代中期，美国的许多研究机构开始对健康危险因素评价有了兴趣。印第安纳州Jefferso医学院，在教学中第一个介绍了健康危险因素评价。在Methodist医院，每周都安排周会来回顾和讨论病人的历史和危险因素，这导致了1964年未来医学（Prospective Medicine）会的成立。该会的目标之一，就是积累有关危险预兆的资料，以及对危险因素的定量。到1967年，与疾病有关的危险因素大多数都被定量，这个工作是由参加肿瘤、心血管疾病调查的专家们根据较早之前进行的Framingham心脏病前瞻性研究的证据完成的。这一结果使得在Jefferso医学院进行的健康危险因素评价的进一步论证成为可能。这些也为1970年Dr.-Robbins和Methodist医院的Dr.Jack H.Hall所著的《How To Practice Prospective Medicine》(《怎样从事未来医学》一书的发表创造了条件。该书系统论述了根据危险因素程度定量研究主要死亡原因发生概率的原理和方法，为健康危险因素评价的发展奠定了基础。

二、慢性病自然史

（一）了解慢性病自然史的意义

慢性病的原因多不明确，通常是多种致病因素作用于机体所致，并且需要有一个相当长的作用时间才会逐渐显示出症状，而此时造成的形态、功能损害一般不易恢复正常。因此，了解慢性病的发展过程，有助于认识危险因素对人体健康的作用过程，促进对疾病诱发因素和前驱症状的研究。在疾病尚未形成之前，采取积极的预防措施，消除危险因素的危害，防止疾病的发生；在疾病已经形成的情况下，及时治疗，防止疾病恶化，促进患者恢复正常功能，减少劳动能力丧失。

（二）慢性病自然史的阶段划分

根据L.Robbins和J.Hall的见解，将慢性病的自然史分为六个阶段：

1. 无危险阶段

此阶段，人们生活的内外环境中尚无危险因素存在。预防措施主要是保持良好的生活环境、行为生活习惯。通过健康教育使人们认识危险因素对健康的有害影响，防止危险因素出现。

2. 危险因素出现

随着年龄的增长或环境的改变，人们的行为生活方式和生活环境中出现了危险因素，但是对人体尚未产生明显的作用，或者对人体的损害不易检出。如果进行环境检测或行为生活方式调查，能够发现和消除危险因素。

3. 致病因素出现

随着危险因素数量的增加及作用时间的延长，危险因素转化为致病因素对机体产生作用。这一时期，由于机体的某些防御机制的作用或致病因素尚弱，疾病尚未形成，无临床症状和体征出现。只要采取干扰阻断措施，消除危险因素，尚可阻止和推迟疾病的发生。

4. 疾病征兆出现

这一阶段已有一些疾病的征兆，并且有了可逆的形态功能损害，但是不一定引起病人的重视。通过检查可能发现这些异常改变。预防措施可以用健康检查的方法，早期发现病人，早期治疗，及时阻止危险因素的作用，使病程逆转。

5. 体征出现

这一时期出现了病理体征，病人可感觉到明显的异常，并且去求医。但是，这时慢性病引起的功能障碍多数已不容易恢复，即使减少危险因素的作用，一般也不容易改变病程。要及时诊断和治疗，尽量改善症状和体征，推迟伤残的发生。

6. 劳动力丧失

是慢性病自然发展进程的最后阶段。由于病程发展，症状加剧，丧失生活劳动能力。这个阶段的主要措施是康复治疗。

从慢性病的自然史可以看出，目前临床医学重点始于疾病自然史的第四阶段，即在病人开始出现症状和体征后诊断和治疗疾病。而健康危险因素评价则从疾病自然史的第一阶段开始，也即是在疾病尚未出现时就采取措施，通过评价危险因素对健康的影响，教育人们保持良好的生活习惯，防止危险因素出现。在危险因素已经出现时，测定危险因素，计算它可能造成的危害，预测疾病发生的概率。因此，从疾病自然史的观点分析，健康危险因素评价要早于临床医学三个阶段，是预防慢性病发生的一项有效措施。

三、健康危险因素评价所需的资料

（一）当地年龄别、性别、疾病别死亡率资料

可以通过死因登记报告、疾病监测或死亡回顾调查获得。当地年龄别、性别、疾病别死亡率资料主要用来作为同性别、同年龄别死亡率的平均水平，在评价时作为比较的标准。但在使用时必须换算为10年的死亡概率，以提高评定的稳定性。

人群10年死亡概率的计算：

1. 首先要得到全国（或某地区）的性别/年龄组死因别死亡率资料；

2. 根据 Reed－Merrill 公式，将一年全死因的死亡率转换成一年的死亡概率；

Reed－Merrill 公式：$P = 1 - EXP[-M(1 + 0.008M)]$

其中，P 为年死亡概率，M 为年死亡率

3. 根据各死因在全死因中占的比例，将全死因的死亡概率转换成各个死因的死亡概率；

$$Q = \frac{D\text{某死因}}{D\text{全死因}} \times P \qquad D\text{为死亡人数}$$

4. 利用寿命表方法，将全死因一年的死亡概率转换成10年的死亡概率。公式为：

$R_1 = P_A$

$$R_2 = R_1 + P_{A+1}(1 - R_1)$$

$$R_3 = R_2 + P_{A+2}(1 - R_2)$$

……

$$R_x = R_{x-1} + P_{A+N}(1 - R_{x-1})$$

$$R_{10} = R_9 + P_{A+9}(1 - R_9)$$

P_A 为全死因一年的死亡概率，R_x 为全死因 x 年后的死亡概率，P_{A+N}为估计年龄组下限全死因一年的死亡概率。

根据类似的公式可以计算各死因的 10 年死亡概率。公式如下：

$$S_1 = Q_A$$

$$S_2 = S_1 + Q_{A+1}(1 - R_1)$$

$$S_3 = S_2 + Q_{A+2}(1 - R_2)$$

……

$$S_x = S_{x-1} + Q_{A+N}(1 - R_{X-1})$$

$$S_{10} = S_9 + Q_{A+9}(1 - R_9)$$

Q_A 为各死因一年的死亡概率，S_x 为各死因中 x 年后的死亡概率，Q_{A+N}为估计年龄组下限各死因一年的死亡概率。

健康危险因素评价要阐明危险因素与发病率、死亡率之间的数量关系。选择哪一些疾病及有关的危险因素作为研究对象，对于调查项目的确定非常重要。一般是选择当地危害健康最严重的疾病，即前 10~15 位死因的疾病作为研究对象。这就需要在收集到当地年龄别、性别、疾病别死亡率后才能确定。

（二）危险因素资料

一般采用自填式问卷调查法，辅以一般体格检查、实验室检查等手段获得。危险因素的选择可以参照第一节所述的危险因素的种类、判断标准等进行。

调查问卷中具体包括哪些内容与研究的疾病有关，即要包括与当地前 10~15 位死因有普遍公认的确定联系的危险因素。

据文献报道，下列几种疾病与意外伤害和危险因素间的关系已经确立，可以作为参考。

车祸：酒后驾车是一个很重要的因素。另外尚有服用药物（兴奋剂、镇静剂等）、平均驾车里程、安全带使用情况等因素。

冠心病：收缩压、舒张压。要注意，如果两者中有一个或两个危险分数等于或小于 1.0，则不记低的那个危险分数，仅用高的那个危险分数作为血压的危险分数，而不必分为收缩压、舒张压两项来记。例如表 9-1 中，该例的血压为收缩压 120 毫米汞柱，舒张压 70 毫米汞柱，两者的危险分数都低于 1.0，故作为一项危险记为血压 120/70 毫米汞柱，危险分数 0.4。有关的危险因素还有胆固醇水平、糖尿病史、体力活动、家庭史、吸烟、超体重等。

乳腺癌：家庭史，如果病人的母亲或姐妹有乳腺癌，则病人的危险较高。但可通过定期乳房自我检查来降低危险性。另外还可以考虑的有关因素是年龄、哺乳史。

子宫颈癌：社会地位和经济状况、结婚年龄和性生活开始年龄、是否定期做阴道涂片检查以及年龄。

子宫体癌：原因不明的阴道流血是一个危险指征。

肠癌：肠息肉、肠出血、肠壁溃疡和肠炎都是肠癌的危险因素，有无定期的直肠镜检查是早期发现肠癌降低其死亡率的因素。

肺癌:吸烟是较为肯定的危险因素。应详细询问吸烟量、吸烟种类、开始吸烟年龄等情况。

肝硬化：过去和现在的饮酒史，饮酒的数量、频率、饮酒的心绪、环境等。危险因素还有饮食习惯、肝炎史、血吸虫病感染史等。

胃与食管癌：胃酸过低是一个危险因素，定期做胃液检查可以降低危险。好生闷气也是危险因素之一。

糖尿病：体重、家族史。

肺气肿：吸烟、慢性支气管炎史。

自杀：危险因素为抑郁、家庭史等。

脑血管病：主要与血压、胆固醇水平、糖尿病史、吸烟等因素有关。

肺结核：X线检查结果及是否定期做X线检查。经济和社会地位也与该病的发生有关。

四、健康危险因素危害的计算

应用健康危险因素评价方法计算危险因素的危害时，传统的是使用计算表（表7-1即是一张计算表），随着此方法的发展，也有根据计算表的步骤设计的计算机分析程序。

运用计算表分析之前,应该将收集到的第一方面资料,即当地年龄别、性别、疾病别死亡率资料填入第1、2栏,将被评价个体具有的相应危险因素填入第3、4栏,然后开始计算。

（一）将危险因素转换成危险分数（填入表7-1第5栏）

这是危险因素评价的关键步骤。一般情况下，将危险因素相当于平均水平时的危险分数定为1.0，也就是说，当危险分数为1.0时，个人发生某病死亡的概率相当于当地死亡率的平均水平。危险分数大于1.0，则个人发生某病死亡的概率大于当地死亡率的平均水平。危险分数越高，则死亡概率就越大。危险分数小于1.0，则个人发生某病死亡的概率小于当地死亡率的平均水平。

从健康危险因素评价的发展来看，危险分数的换算开始是用经验指标，也就是通过专家咨询或生命统计学家、临床医生等共同讨论，从危险因素与死亡率之间联系的程度，根据前瞻性或回顾性死因调查的结果，提出由危险因素转换成危险分数的经验指标。随着这种技术应用，发展了许多计算危险分数的方法，建立了许多计算模型（应用多元回归分析方法）。从目前来看，国外使用的计算危险分数的模型有多种，例如：统计模型、聚类模型、Sposeff模型、对数线性模型、logistic模型等。其中，统计模型是最早由Gesner提出并用于健康危险因素评价研究之中计算各个危险因素的危险分数及组合危险分数的模型。

使用这一模型必须有大量流行病学和病因学资料作为基础，因为我们必须要知道某一种危险因素的某一指标值在人群中所占的比重，以及这一指标值的相对危险度，才能用这一模型进行危险分数的计算。

统计模型：

$$F_i = \frac{RRi}{\sum_{i=1}^{n} RRi \times Pi}$$

F_i 为某一暴露水平的危险分数，RR_i 为暴露于这一危险因素的相对危险度，P_i 是人群中暴露于这一水平危险因素的个体占总人口的比例。

Geller和Gesner依据此模型编制了美国分年龄别，以5岁为一个年龄组的危险分数转换表。表7-2给出了40~44岁年龄组男性的Geller-Gesner表供参考。查表时要注意的是，如果某人的危险因素指标值在表上查不到，可以用相邻两个指标值的危险分数来估计，或用内插法计算。

表 7－1　某地某 41 岁男性健康危险因素评价表

死亡原因	死亡概率（1/10万）	疾病诱发因素	指标值	危险分数	组合危险分数	存在死亡危险	根据医生建议改变危险因素	新危险分数	新组合危险分数	新存在死亡危险	危险降低程度	
											降低量	%
（1）	（2）	（3）	（4）	（5）	（6）	（7）	（8）	（9）	（10）	（11）	（12）	（13）
冠心病	1877	血压	120/70	0.4			－	0.4				
		胆固醇	192	0.6			－	0.6				
		糖尿病史	无	1.0			－	1.0				
		体力活动	坐着工作	2.5	1.91	3585.07	定期锻炼	1.0	0.11	206.47	3378.6	47
		家庭史	无	0.9			－	0.9				
		吸烟	不吸	0.5			－	0.5				
		体重	超重 30%	1.3			降到平均体重	1.0				
车祸	285	饮酒	不饮	0.5			－	0.5				
		驾车里程	2500 公里/年	2.5	1.9	541.5	－	2.5	1.9	541.5	0	0
		安全带使用	90%	0.8			100%	0.8				
自杀	264	抑郁	经常	2.5	2.5	660.0	治疗抑郁	1.5	1.5	396.0	264.0	4
		家庭史	无	1.0				1.0				
肝硬化	222	饮酒	不饮	0.1	0.1	22.2	－	0.1	0.1	22.2	0	0
脑血管病	222	血压	120/70	0.4			－	0.4				
		胆固醇	192	0.6	0.19	42.18	－	0.6	0.19	42.18	0	0
		糖尿病史	无	1.0			－	1.0				
		吸烟	不吸	0.8			－	0.8				
肺癌	202	吸烟	不吸	0.2	0.2	40.4	－	0.2	0.2	40.4	0	0
慢性风湿性心脏病	167	心脏杂音	无	1.0			－	1.0				
		风湿热	无	0.1	0.1	16.7	－	1.0	0.1	16.70	0	0
		症状体征	无	0.1			－	0.1				
肺炎	111	饮酒	不饮	1.0			－	1.0				
		肺气肿	无	1.0	1.0	111.0	－	1.0	1.0	111.0	0	0
		吸烟	不吸	1.0			－	1.0				
肠癌	111	肠息肉	无	1.0			－	1.0				
		肛门出血	无	1.0	1.0	111.0	－	1.0	0.3	33.3	77.7	1
		肠炎	无	1.0			－	1.0				
		直肠镜检	无	1.0			每年镜检一次	0.3				
高心病	56	血压	120/70	0.4	0.7	39.2	－	0.4	0.4	22.4	16.8	0.2
		体重	超重 30%	1.3			降到平均体重	1.0				
肺结核	56	X 线检查	阴性	0.2			－	0.2				
		结核活跃	无	1.0	0.2	11.2	－	1.0	0.2	11.2	0	0
		经济和社会地位	中等	1.0			－	1.0				
其他	1987				1.0	1987			1.0	1987	0	0
合计	5560					7167.45				3430.35	3737.1	52.2

表 7－2　危险分数转换表（部分年龄组）

男性　40～44 岁

死亡原因	危险指标	测量值	危险分数	死亡原因	危险指标	测量值	危险分数
冠心病	收缩压	200	3.2	车祸	饮酒	频繁社交,明显无节制	5.0
		180	2.2			频繁社交，稍有节制	2.0
		160	1.4			适度和偶然社交	1.0
		140	0.8			不饮	0.5
		120	0.4		安全带	＜10%的时间	1.1
	舒张压	106	3.7		使用	10%～24%	1.0
		100	2.0			25%～74%	0.9
		94	1.3			75%～100%	0.8
		88	0.8		行车里程	每年行车里程÷10000＝危险分数	
		82	0.4				
	胆固醇	280	1.5	自杀	抑郁	经常	2.5
		220	1.0			偶尔或没有	1.0
		180	0.5		家庭史	有	2.5
	糖尿病史	有	3.0			无	1.0
		已控制	2.5	肝硬化	饮酒	酗酒	12.5
		无	1.0			频繁社交，明显无节制	5.0
	运动情况	坐着工作和娱乐	2.5			频繁社交，稍有节制	2.0
		有些活动的工作	1.0			适度和偶然社交	1.0
		中度锻炼	0.6			极少社交	0.2
		较强度锻炼	0.5			在症状出现前戒酒	0.2
		坐着工作，有定期锻炼	1.0			不饮	0.1
		其他工作，有定期锻炼	0.5	脑血管病	收缩压	200	3.2
						180	2.2
	家庭史	父母二人 60 岁以前死于冠心病	1.4			160	1.4
						140	0.8
		父母之一 60 岁以前死于冠心病	1.2			120	0.4
					舒张压	106	3.7
		父母健在（＜60 岁）	1.0			100	2.0
		父母健在（＞60 岁）	0.9			94	1.3
	吸烟	大于等于 10 支	1.5			88	0.8
		小于 10 支	1.1			82	0.4
		吸雪茄	1.0		胆固醇	280	1.5
		戒烟（不足 10 年）	0.7			220	1.0
		不吸或戒烟 10 年以上	0.5			180	0.5
	体重	超重 75%	2.5		糖尿病史	有	3.0

续表

死亡原因	危险指标	测量值	危险分数
		超重 50%	1.5
		超重 15%	1.0
		超重 10%以下	0.8
		降到平均体重	1.0
肺癌	吸烟	40 支/日	2.0
		20 支/日	1.5
		10 支/日	1.1
		小于 10 支/日	0.8
		不吸	0.2
	雪茄或烟斗	≥5 次/日，吸入	1.0
		<5 次/日，不吸入	0.3
		戒烟　从原有危险分数中减去 0.2，再减去戒烟年数乘 0.1，但危险分数不能小于 0.2	
慢性风心病	心脏杂音	有	10.0
		已用药	1.0
		无	1.0
	风湿热	有	10.0
		已用药	1.0
		无	1.0
	症状或体征	无	0.1
		无	1.0
肺炎	饮酒	频繁社交活动	3.0
		适度或不饮酒	1.0
	肺气肿	有	2.0
		无	1.0
	吸烟	≥10 支	1.2
		不吸	1.0
肺结核	X 线检查	未做	1.0
		阴性	0.2
	结核活跃	是	5.0
		无	1.0
		已控制	2.5
		无	1.0
	吸烟	吸香烟	1.2
		吸雪茄或烟斗	1.0
		戒烟	1.0
		不吸	0.8
肠癌	肠息肉	有	2.5
		无	1.0
	原因不明	有	3.0
	肛门出血	无	1.0
	溃疡性结肠炎	≥10 年	4.0
		<10 年	2.0
		无	1.0
	每年直肠镜检	无	1.0
		有	0.3
胃、食管癌	胃酸过多	有	2.0
	每年用药	无	1.5
高血压心脏病	收缩压	200	3.2
		180	2.2
		160	1.4
		140	0.8
		120	0.4
	舒张压	106	3.7
		100	2.0
		94	1.3
		88	0.8
		82	0.4
	体重	超重 75%	2.5
		超重 50%	1.5
		超重 15%	1.0
		超重 10%以下	0.8
		降到平均体重	1.0

（二）计算组合危险分数（结果见表 7－1 第 6 栏）

许多流行病学调查证明，多种危险因素对同一疾病具有联合作用，这种联合作用对疾病的影响十分强烈。据报道，高血压与吸烟在冠心病的发病中有近似相乘的协同作用。如果将没有高血压病史又不吸烟者发生冠心病的危险度定为 1.0；无高血压病史、要吸烟者发生冠心病的危险度为 3.3；有高血压病史、不吸烟者的危险度为 5.9；两种因素都存在者发生冠心病的危险度为 18.4，比单纯有高血压病史、不吸烟者的危险度高了 2 倍。所以，在计算危险分数时应考虑危险因素的联合作用，计算组合危险分数。计算组合危险分数时分两种情况：

1. 与死亡原因有关的危险因素只有一项时，组合危险分数等于该死因的危险分数。例如表 7－1，肝硬化的危险因素只有饮酒，故危险分数和组合危险分数都是 0.1。

2. 与死亡原因有关的危险因素是多项时，组合危险分数的计算：

（1）将危险分数大于 1.0 的各项分别减去 1.0 后剩下的数值作为相加项分别相加，1.0 作为相乘项。

（2）小于或等于 1.0 的各项危险分数值作为相乘项分别相乘。

（3）相加项和相乘项的结果相加，就得到该死亡原因的组合危险分数。例如表 7－1 中冠心病的危险因素有 7 项，危险分数大于 1.0 的有体力活动情况，危险分数为 2.5；体重超重 30%，危险分数为 1.3。其余各项的危险分数都小于或等于 1.0。计算组合危险分数：$2.5-1.0=1.5$；$1.3-1.0=0.3$。1.5 和 0.3 就是相加项。危险分数小于或等于 1.0 的其余各项以及体力活动情况和超体重被减去的 1.0 都作为相乘项。具体计算如下：

相加项：$1.5+0.3=1.8$

相乘项：$0.4\times0.6\times1.0\times1.0\times0.9\times0.5\times1.0=0.108$

组合危险分数：$1.8+0.108=1.91$

（三）存在死亡危险

它说明在某一种组合危险分数下，因某种疾病死亡的可能危险性。

存在死亡危险＝平均死亡概率×组合危险分数。即表 7－1 中的第 2 栏乘以第 6 栏，结果填入第 7 栏。例如：40～44 岁组男性冠心病的平均死亡概率为 1877/10 万，某 41 岁男性的组合危险分数为 1.91，则此人冠心病的存在死亡危险＝$1877\times1.91=3585.07$/10 万。也就是说此人今后 10 年发生冠心病死亡的可能危险是 3585.07/10 万。

其他死因的存在死亡危险就是其他死因的平均死亡概率。也就是将其他死因的组合危险分数看作 1.0。

将各种死亡原因的存在死亡危险相加，并且要加上其他死因的存在死亡危险，其结果就是总的存在死亡危险。

如表 9－1 例，该 41 岁男子总的存在死亡危险：

$$3585.07+541.5+660.0+22.2+42.18+40.4+16.7+111.0+111.0+39.2+11.2+1987=7167.45$$

（四）计算评价年龄

为了使结果表达更直观，可以将总的存在死亡危险转换成相应的年龄来表达，因为年龄与死亡率之间有一定的函数关系。评价年龄（Appraisal age）是根据年龄与死亡数之间的函数关系，按个体所存在的危险因素计算的预期死亡数求出的年龄。具体的计算方法可以是通过年龄别死亡率曲线拟和推断，如果有每个年龄的死亡概率可直接估计。表 7－1 的例子，其评价年龄是查表 7 – 3 健康评价年龄表获得。

表 7 – 3　健康评价年龄表

男性存在死亡危险	实际年龄最末一位数					女性存在死亡危险	男性存在死亡危险	实际年龄最末一位数					女性存在死亡危险
	0 5	1 6	2 7	3 8	4 9			0 5	1 6	2 7	3 8	4 9	
530	5	6	7	8	9	350	4510	38	39	40	41	42	2550
570	6	7	8	9	10	350	5010	39	40	41	42	43	2780
630	7	8	9	10	11	350	5560	40	41	42	43	44	3020
710	8	9	10	11	12	360	6160	41	42	43	44	45	3280
790	9	10	11	12	13	380	6830	42	43	44	45	46	3560
880	10	11	12	13	14	410	7570	43	44	45	46	47	3870
990	11	12	13	14	15	430	8380	44	45	46	47	48	4220
1110	12	13	14	15	16	460	9260	45	46	47	48	49	4600
1230	13	14	15	16	17	490	10190	46	47	48	49	50	5000
1350	14	15	16	17	18	520	11160	47	48	49	50	51	5420
1440	15	16	17	18	19	550	12170	48	49	50	51	52	5860
1500	16	17	18	19	20	570	13230	49	50	51	52	53	6330
1540	17	18	19	20	21	600	14340	50	51	52	53	54	6850
1560	18	19	20	21	22	620	15530	51	52	53	54	55	7440
1570	19	20	21	22	23	640	16830	52	53	54	55	56	8110
1580	20	21	22	23	24	660	18260	53	54	55	56	57	8870
1590	21	22	23	24	25	690	19820	54	55	56	57	58	9730
1590	22	23	24	25	26	720	21490	55	56	57	58	59	10680
1590	23	24	25	26	27	750	23260	56	57	58	59	60	11720
1600	24	25	26	27	28	790	25140	57	58	59	60	61	12860
1620	25	26	27	28	29	840	27120	58	59	60	61	62	14100
1660	26	27	28	29	30	900	29210	59	60	61	62	63	15450
1730	27	28	29	30	31	970	31420	60	61	62	63	64	16930
1830	28	29	30	31	32	1040	33760	61	62	63	64	65	18560
1960	29	30	31	32	33	1130	36220	62	63	64	65	66	20360
2120	30	31	32	33	34	1220	38810	63	64	65	66	67	22340
2310	31	32	33	34	35	1330	41540	64	65	66	67	68	24520
2520	32	33	34	35	36	1460	44410	65	66	67	68	69	26920
2760	33	34	35	36	37	1600	47440	66	67	68	69	70	29560
3030	34	35	36	37	38	1760	50650	67	68	69	70	71	32470
3330	35	36	37	38	39	1930	54070	68	69	70	71	72	35690
3670	36	37	38	39	40	2120	57720	69	70	71	72	73	39250
4060	37	38	39	40	41	2330	61640	70	71	72	73	74	43200

健康评价年龄表左边一列是男性的总的存在死亡危险；右边一列是女性总的存在死亡危险；中间部分，最上边的一行数目是个体实际年龄的最末一位数字，余下的主体部分就是相应的评价年龄。

表 7－1 例中，该 41 岁男性总的存在死亡危险为 7167.45。查表 9－3，在表左边的一列寻找，没有列出 7167.45 这个数，则找最接近 7167.45 的数。7167.45 与 6830 和 7570 都较为接近，则插入在两者中间考虑。该男子 41 岁，最末一位数字是 1，在中间部分的最上一行找到 1，在其对应的那一列中去查找评价年龄。在这一列中与 6830 对应的数是 43，与 7570 同行的数是 44，故此人的评价年龄在 43 与 44 岁之间，估计为 43.5 岁。

（五）计算可达到年龄

可达到年龄（Achievable age）是根据已存在的危险因素，提出可能降低危险因素的措施后预计的死亡数算出的一个相应年龄。表 7－1 中的第 8 到第 11 栏都用于计算可达到年龄，其计算方法与评价年龄的计算方法相似。将医生建议改变的危险因素指标值填入第 8 栏；根据新指标值查危险分数转换表，将所得的危险分数填入第 9 栏，重新计算组合危险分数填入第 10 栏；用第 2 栏乘以第 10 栏得新存在死亡危险填入第 11 栏，并计算出总的新存在死亡危险；查表 7－3，所得出的年龄就是可达到年龄。如表 7－1 例，重新计算的总死亡危险为 3430.35，查得可达到年龄为 36 岁。

（六）计算危险降低程度

危险降低程度显示的是，如果根据医生的建议改变了现有的危险因素，危险能够降低多少，也即是危险降低的情况。其中，表 7－1 第 12 栏是降低的实际数量。用存在死亡危险（第 7 栏）减新存在死亡危险（第 11 栏）获得。第 13 栏阐明的是这一危险的降低量在总的存在死亡危险中所占百分比。它由每种死亡原因的危险降低量（第 12 栏）除以总存在死亡危险得到。例如：冠心病的危险降低量 = 3585.07 － 206.47 = 3378.60，危险降低百分比 = 3378.60 ÷ 7167.45 × 100% = 47 %。余类推。

第三节　健康危险因素评价的应用

健康危险因素评价可以分为个体评价和群体评价两种。在进行个体评价时，其结果可以作为健康教育的理论依据，促进个体改变不良行为与生活方式，减少危险因素，阻止疾病的发生发展。危险因素群体评价的结果，可以了解危险因素在人群中的分布情况，作为确定疾病防治工作重点、制定防治措施的依据。其具体方法如下：

一、个体评价

健康危险因素评价的个体分析，主要通过比较实际年龄、评价年龄和可达到年龄三者之间的差别来进行。以较直观的方式告知被评价者现存危险因素的危害及根据建议改变危险因素后死亡危险降低的程度，增强行为干预的效果。

一般说来，评价年龄高于实际年龄，说明被评价者所存在的危险因素高于平均水平，死亡率可能高于当地死亡率平均水平。可达到年龄与评价年龄之差，说明降低危险因素后用年龄表达的死亡概率降低水平。年龄之间差值的大小一般以 1 岁为标准，大于 1 岁为大（或多），小于或等于 1 岁为小（或少）。

根据实际年龄、评价年龄和可达到年龄三者之间的关系不同，一般可将个体分为四种类型。

（一）健康型

属于这一类型的个体，评价年龄小于实际年龄。例如，一位47岁的人，评价年龄仅43岁。这一类型的评价年龄小于实际年龄，说明个体危险因素较平均危险水平低，健康状况较好，47岁的个体可能经历如同43岁那样的死亡率。这一类型仍有降低危险因素的可能，但由于危险因素较少，降低有限。

（二）存在危险型中的自创性危险因素类型

这一类型个体，评价年龄大于实际年龄，并且评价年龄与可达到年龄之差大。例如表9－1例的个体就属这种类型，实际年龄41岁，评价年龄43.5岁，增长年龄36岁，这种类型的个体评价年龄大于实际年龄，说明个体危险因素较平均水平高。这些危险因素多是自创的，是可去除的，降低危险因素其健康状况可得到更大的改善，死亡率有较大的降低。

（三）存在危险型中的历史危险因素类型

这一类型的个体，评价年龄大于实际年龄，但是，评价年龄与可达到年龄之差小，在1岁或1岁以内。例如：某人实际年龄41岁，可达到年龄46岁，评价年龄与可达到年龄之差仅为1岁，这种类型说明个体的危险因素主要来自过去病史或遗传因素，不容易降低和改变这些因素，即使稍有改变，效果也不显著，死亡危险不可能有大的改变。

（四）少量危险型

这类人实际年龄与评价年龄相接近，死亡过程相当于当地平均水平。他们个人存在的危险因素接近当地平均水平，降低危险因素的可能性有限，故可达到年龄与评价年龄也较接近。

根据上述分析，可以有针对性地对不同类型的个体采取不同的预防措施，健康教育、行为干预对第二种类型的个体作用较大。

除了对上述改变所有危险因素后三种年龄之间的关系进行分析外，尚可针对某一种危险因素进行分析。例如仅降低各种死因的吸烟这一危险因素，或仅降低超体重一项危险因素，用同样方法计算相应的可达到年龄，从评价年龄与可达到年龄之间的差值可以了解某一种危险因素对个体的影响程度。

危险因素对个体的影响程度，同样可以用改变危险因素后危险降低程度来说明。例如表7－1所示结果，如果根据医生建议改变危险因素，该个体总危险可以降低52.2%，而冠心病的危险可以降低47%。

二、群体评价

群体评价是在个体评价的基础上进行的，一般可以进行下述几方面的分析。

（一）不同人群的危险程度

在个体评价中，根据实际年龄、评价年龄和可达到年龄三者之间的关系将被评价者分为四种类型，即健康型、存在危险型中的自创性危险因素类型、存在危险型中的历史危险因素类型、少量危险型。在进行不同人群的危险程度分析时，将属于健康型的人归为健康组；属于存在危险型，包括自创性危险因素类型和历史危险因素类型的人归入危险组；少量危险型的人属于一般组。可以根据不同人群中各种类型的人所占比重来分析哪一种人群的危险水平高，以便确定防治重点。一般而言，某人群处于危险组的人越多，这个人群的危险水平就越高。可以分析不同性别人群的危险水平，也可以分析不同职业、不同文化程度、不同经济状况人群的危险水平。从表 7－4 可以看到，上海县农村男性人群的危险水平远远高于女性，属于危险组的人占 60%，应引起重视。

表 7－4 上海县农村不同危险水平的人群构成

危险水平	男		女	
	人数	%	人数	%
危险组	40	59.70	3	3.75
一般组	24	35.82	17	21.25
健康组	3	4.48	60	75.00
合 计	67	100.00	80	100.00

表 7－5 单项危险因素对男性健康状况的影响

危险因素	危险强度（岁）	危险频度（%）	危险程度（岁）
吸 烟	1.74	85.07	1.48
饮 酒	1.47	41.49	0.61
接触农药	0.77	43.28	0.33
接触毒药	1.48	19.40	0.29
体重超重	0.23	16.42	0.04
肝 炎	0.28	8.96	0.03

（二）危险因素的属性

大多数与人群疾病有关的危险因素属于行为生活方式所致，是人为因素造成的，这一类危险因素也可以人为控制。可以计算处于危险型的人群中历史性危险因素类型与自创性危险因素类型的人所占比重来分析人群中的危险因素是否可避免，以便有针对性地采取相应措施来提高人群的健康状况。

（三）单项危险因素对健康状况的影响

为了有针对性地制定预防措施，可以分析各种危险因素对健康的危害情况，看哪一种危险因素对当地人群影响最大。其分析方法是将各个体扣除某一项危险因素后所计算的增长年龄与评价年龄之差的均数作为单项危险强度，同时将这一单项危险因素在调查人群中所占的比重作为危险频度，以危险强度 × 危险频度 = 危险程度，用危险程度的大小来反映危险因素对健康状况的影响。例如表 7－5，去除吸烟这一危险因素后，各个体的可达到年龄与评价年龄之差的均数是 1.74 岁，而在被调查的人群中，吸烟者所占比重为 85.07%，因而，吸烟的危险程度 = 1.74 × 85.07% = 1.48 岁。饮酒的危险强度是 1.47 岁，危险频度为 41.49%，危险程度 = 1.47 × 41.49% = 0.61 岁。余类推。从表 7－5 可以看到，某一项危险因素对整个人群健康状况影响的大小，不但与它对具体的个体影响大小有关，还与它在人群中影响的范围有关。有些因素虽然对个体影响很大，但受这一因素影响者有限，它对整个人群来说影响并不严重。反之，有些因素对个体影响并不十分严重，但受其影响的人很多，它也就是值得注意的因素了。

通过对不同人群的危险程度分析，可以发现应该加以干预的重点人群；通过对危险因素属性的分析，有助于我们制定针对不同人群的疾病干预措施；而通过对单项危险因素影响的分析有助于我们确定重点干预的危险因素。总之通过对健康危险因素的群体评价，有助于疾病控制工作的开展。

三、其他应用

除用于个体及群体评价外，近年来，健康危险因素评价方法还被广泛应用于人群健康管理和疾病管理。除用于一般人群的危险因素评价外，也用于职业危害的评价，甚至用于健康保险领域。

总之，健康危险因素评价作为一种预防疾病的技术，方法简便易行，结果直观，有利于进行健康教育，对个体可以促使其改变不良行为和生活方式，对人群可以有针对性地倡导有利于健康的行为和生活方式，为消除各种危险因素提供科学依据。

小　结

与健康相关的危险因素是指机体内外环境中存在的与疾病的发生、发展及预后有关的各种诱发因素。其广泛存在于我们生存的环境之中，因此使我们很难避免其危害，它的这一特点及作用具有特异性弱、潜伏期长的特点，容易使人们忽视其危害。而危险因素的联合作用增加了它的危害性。对危险因素的分析方法包括基于群体的分析方法和基于个体的分析方法，前者，分析的目的主要在于揭示各种危险因素危害的大小及各种危险因素之间的联合作用和相互影响，为危险因素的群体干预提供参考依据。后者，主要通过一些量化技术，有针对性地评价具体个体所存在的危险因素的危害，促进个体改变危险因素，提高健康水平。本章重点介绍了一种基于个体的危险因素分析方法－健康危险因素评价，包括其定义、具体分析方法及应用。也介绍了世界卫生组织对分析和确定危险因素的一些参考标准。

思考题

1. 针对危险因素的特点，可以采取哪些措施提高人们对危险因素的认识？（Given the characteristics of health risk factors, how can we increase people's awareness of health risk factors?）

2. 根据世界卫生组织所提出的危险因素判断标准，利用你掌握的资料分析高血压的危险因素。（Please analyse the risk factors with regard to hypertension using your own data and make conclusion based on the criteria provided by the World Health Organisation.）

3. 为什么说将危险因素转换成危险分数是危险因素评价的关键步骤？（Why is the scoring process a key step in health risk appraisal?）

4. 如何将健康危险因素评价方法应用于健康管理？（How can we apply health risk appraisal in health management?）

（李宁秀）

第八章　社区卫生服务

随着生物医学模式向生物－心理－社会医学模式的转变，卫生服务从以疾病为中心到以病人为中心，最终必然走向以人的健康为中心。与之相适应，卫生服务的载体由流动的大夫到固定的医院，最终必将走向社区。随着经济的发展、社会的进步和人民生活水平的提高，人们对健康的需求大大增加，不仅在发生病痛时需要帮助与照顾，而且健康人也迫切寻求指导和帮助，卫生服务范畴不断拓宽，逐步从医院走向社会，从医治疾病走向预防疾病，从救护生命到注重生命质量。开展社区卫生服务，正是对这种发展规律的体现。

根据世界卫生组织的研究结果，人们对卫生服务的需要和需求近80%是属于初级服务，在社区即可得到满足。据卫生部提供的数据，目前全国80%的医疗卫生资源集中在大城市，其中的30%又集中在大医院。而每年到大医院就诊的人群，有80%左右是在基层医院即可解决的常见病、多发病，仅有10%的病人需要到大医院治疗。由此看来，我国的城市卫生服务体系仍是“头重脚轻”的“倒三角”结构，仅有少量资源配置到基层。要逆转这种不合理的现象，只有从基层抓起，发展社区卫生服务。

卫生部等10部委下发的《关于发展城市社区卫生服务的若干意见》明确指出，“社区卫生服务是政府实行一定福利政策的社会公益事业的具体体现”，社区卫生服务是社区服务的重要组成部分，社区服务又是社会福利的主要内容，因此学习和研究社会福利及社区服务有关理论也是社区卫生服务研究的一个重要方面。本章在重点介绍社区卫生服务基本概念、内容、特点的同时也简要介绍社会福利及社区服务有关概念及观点。

第一节　社会福利的基本概念及内容

社会福利（social welfare）是社会保障体系中的一项重要内容。它涉及生存、卫生、环境、住房、教育、就业等社会生活的各个方面。社会福利制度建立的目的是提高社会成员的生活质量。随着社会经济的发展，改革社会福利制度的力度在不断加大，建立完善的社会福利制度已成为我国社会主义建设的一项重要内容。

一、社会福利的概念

社会福利的概念在不同的国家和地区有不同的解释，其含义的范围有广义和狭义之分。从广义上理解，社会福利指的是为了改善和提高全体社会成员的物质生活和精神生活水平而提供的各种社会服务及采取的措施，包括社会救济和社会保险在内的一切社会保障措施。英国《简明不列颠百科全书》把它解释为“一种公共福利计划”，与社会保障的内容基本相同，它包括全部的公共文化、教育、卫生设施和社会救济以及社会保险，范围较广。狭义上的社会福利是指除了社会救济和社会保险之外社会为全体社会成员举办的各种福利事业和提供各种福利性补贴的总称。它是社会保障制度中的一个特定的方面或领域，与社会保险一样，只是现代社会保障体系的有机组成部分之一。如美国、日本等对社会福利的解释是“社会福利推动社会服务与机构间的有机组织联系，在于协助个人和团体在符合其家庭和社会需求的原则下获得生活健康及人际关系各方面的满足，使其能充分发挥潜能并增进福利”。我国基本上也属于这种理解，将社会福利看成是与社会保险、社会救济、社会优抚一样同属于社会保障的重要组成部分。它既包括由民政部门主管的社会福利工作，也包括由劳动部门主管的职工福利与补贴制度，因此社会福利被定义为：社会福利是指国家、社会组织和企事业单位为满足社会弱者和各类社会成员或本单位职工基本物质文化生活需求而提供和组织实施的、带有福利性的服务保障和收入保障。

社会福利一般是由政府举办，由财政拨款支付实现的。它实施的对象不同于社会救济和社会保险。社会救济的对象是生活在“贫困线”以下的贫困者。社会保险的对象是工薪劳动者及其他符合各国法律规定的受保者。而社会福利是以全体社会成员为其实施对象，它贯彻普遍性原则，一般不附加任何条件。社会成员享受社会福利，或是免费的，或是低费优惠的。不仅如此，社会福利实施的目的也不同于社会救济和社会保险。社会救济实施的目的是保障生活在“贫困线”以下的贫困者的最低生活。社会保险实施的目的是保障受保者的基本生活。而社会福利实施的目的、社会福利的目标不仅是要保障人们的基本生活、更重要的是在于不断满足社会成员日益增长的物质文化生活需求，提高并改善全体社会成员的生活质量，增进社会成员的福利，因此，社会福利在社会保障制度中处于较高的层次，它在着力保障其服务对象的基本生活水平的基础上尽可能地提高他们的生活质量。而生活水平和生活质量是两个不同的概念；生活水平是人们在收入和消费方面的能力相联系的一个概念；而生活质量是人们对社会为其提供的生活条件和生活环境的主观感受、常以“满足感”和“幸福感”的形式来表现。它不仅追求低层次的物质需要的一般性满足，而且还包括心理、文化、卫生和精神甚至延年益寿上的需求满足。从这个意义上讲，生活质量的提高，往往更能很好地体现社会福利的本质内涵。社会福利的实施，把社会保障制度推向更高阶段。

二、社会福利的特征

由社会福利的含义可以看出社会福利具有以下特征：

（一）均等性　这主要是指社会福利的享受服务对象的均等性。也就是说社会福利的对象一般是全体社会成员，均可平等地共享社会福利。

（二）广泛性　从服务对象上看，社会福利面向全体社会成员，从福利内容上看，社会福利包括卫生福利、教育福利、职业福利、社会化的老年人福利、妇女儿童福利和残疾人福利等。因此社会福利在社会保障中内容最为广泛。

（三）非盈利性　社会福利的目的不在于盈利，而在于通过免费、减费或提供福利设施或提供一些生活用品等给人们以方便，使人们的生活质量不断得到改善和提高。

（四）补充提高性　尤其是对于职工社会福利而言，职工在领取工资后，生活上仍存在各种不便和困难，这就影响了家庭的基本生活，社会福利可以为职工提供各种设施和服务，帮助他们解决生活上的困难，以补充和满足其生活需要，并使其生活水平进一步提高。

（五）费用来源的财政性　虽然国家也鼓励社会力量举办社会福利事业，但就目前而言，我国的社会福利的费用来源主要是国家财政。

三、社会福利的必要性

（一）提高社会整体的生活水平，为社会弱者的发展提供基本的福利条件

现代社会的一个基本根基是人人平等，但这种平等的含义不可能等同于人们事事平等、

处处平等；无论是西方启蒙思想中人生平等的观点还是西方自由主义机会均等的观点，都不能否认人是有差别的这一事实。人的智力、体力有差别，经济状况和社会地位更是有着显著的差别，处于不同状况的人构成不同的社会群体，并依经济、政治和文化等因素构成复杂的社会结构。社会福利是针对这一复杂社会结构中处于底层的弱势群体，这些弱势人群与其他社会群体相比较，虽然同样拥有法律上的平等主体地位，但就其经济能力或社会影响力而言，处于明显的劣势。社会福利制度就是要减小这种差距，使处于社会底层的人们的福利条件得以改善，从而使社会整体福利水平得以提高。当然，社会福利在一些特定的领域如环境问题上同样关注社会每一个成员的利益。

社会的整体福利水平不是取决于社会中强势群体的福利条件，而是取决于社会弱势群体的福利条件，即社会福利的“底线”。实行社会福利就是为了确保和不断提高这条“底线”水平。一个社会的进步水平不是看社会中处于上层的有钱有势阶级的福利水平，而是取决于这个社会中处于底层的弱势群体的福利条件。

（二）保障和提高社会发展所需的人力资源的素质

社会中总是存在着弱势群体，并且在数量上占社会人口的相当比例。这一群体的生存、健康及文化教育，不仅是个人问题更是社会问题。

首先，获得基本的生活保障是社会稳定的主要前提。当一个社会中存在大量的，基本生活条件无法得到保障的群体时，这个社会必定存在着严重的社会不安定因素，当社会无视于这些得不到保障的弱势群体的基本生活需求时。他们就有可能通过各种手段（包括非法手段）去满足，从而有可能引致社会秩序的混乱。

其次，社会中的相当一部分潜在劳动者（尤其是在发展中国家）处于社会弱势的地位，他们健康水平、文化素质的提高对于社会的生产和进步至关重要。社会的财富是由劳动者创造的。社会的进步对于劳动者的身体素质和文化素质提出了更高的要求。纯粹的体力劳动占社会劳动分工的比例必将呈现下降趋势，而对具有一定专业技能和知识的劳动者的需求将持续增长。对于大量的社会弱势群体，如处在贫困中的儿童，他们得以提高自身素质，尤其是提高健康体质、文化素质的能力是有限的，如果社会不为他们素质的提高创造有利的条件，社会弱势群体的就业能力将长期得不到提高，社会的充分就业状态将难以达到，这就会增加社会的负担和不稳定因素。

最后，在现代社会中，社会弱势群体和优势群体的划分不再依照血缘和身份，社会地位的平等使得每一个弱势群体的成员都有实现优势地位的可能，而实现这种可能的条件是他们能够得到起码的健康和文化保障，即一定的社会福利，只有满足这些基本的福利条件才能确保社会机体的生机活力，促进社会进步的实现。

（三）提高社会福利是政府完善职能的一项主要措施

首先，实行社会保障尤其是社会福利是政府转换职能的重要体现。作为全体民众的代表，政府不再直接参与经济生产，而是通过各种间接手段促成经济的健康发展、社会的文明、稳定乃至全体社会成员福利的提高。作为首要职能的内容之一，制定和完善社会福利制度乃当然之使命。

其次，一些社会福利的实现必须借助政府的职能，个人和市场难以办到。人类之所以以社会为载体生存和发展，在于社会能够实现单个个体所不能胜任的社会任务，如提高健康水平、教育水平、改善住房和交通条件、进行环境保护等。对于这些社会福利条件单个个体往往缺乏实现的能力和激励，完全通过市场机制也不能得到有效的解决，必须以政府为主导，调动社会的力量解决。

（四）社会福利是社会道德伦理发展的当然要求。

社会是个体生存和发展的载体，不仅以物质利益为凭借，而且应以一定的伦理道德规范为基础。人们之间不仅存在利益的瓜葛，而且有着善恶、真伪、美丑的判断，不论社会群体之间的诸多差别，社会中总存在着起码的道德准则和伦理要求，从而实现个体之间的平等互助和仁慈友爱。一个更加关爱弱者、更加互助的社会是道德发展的必然要求。

四、社会福利的主要内容

社会福利是社会保障制度中的一个组成部分，社会福利的发展水平是反映一个国家人民生活水平高低的重要标志之一，社会福利可以从不同的角度划分为不同的项目。从总体上可划分为：集体福利、特殊福利、教育福利和社区服务等四大类。

1. 集体福利

集体福利主要指的是国家机关、企事业单位、社会团体、农村乡镇集体组织为满足内部成员的基本生活需要，依照规定在本集体内实行的社会福利，主要包括职工福利和体现在广大农村贫困及特殊困难家庭中的集体社会福利。

2. 特殊福利

（1）特殊群体福利：它主要以无经济收入、生活无人照顾的老年人、残废人和孤儿等特殊生活群体为保障对象。

（2）妇女福利：它是为保障妇女生理和职业的需要而开展的社会福利事业，妇女福利主要包括妇女孕期及妇科疾病定期检查制度，建立孕妇休息室、哺乳室，妇女产假休息制度，妥善解决妇女在哺乳、照料婴儿等方面的困难。

（3）儿童福利：它是政府和社会为保障少年儿童的身心健康发展，改善儿童的生活条件而提供的多种福利服务以及为儿童提供的儿童保健、教育、娱乐、孤儿教育的福利设施。

（4）老年人福利：是根据老年人特殊的身体、心理和生活方式而确定的，主要包括以下几方面内容：老年人的生活及护理服务、老年人的医疗保健服务、娱乐及发展服务等。

3. 教育福利

教育福利是以免费或低费方式向国民提供教育机会和教育条件的社会福利事业，作为社会福利事业的一项重要内容，教育可以培养和造就出大量的、合格的、多层次的脑力劳动者和体力劳动者。而且可以提高人口质量和国民素质，通过国民教育，可以促进社会的稳定和发展。

4. 社区服务

指在城乡社区内由社区组织和福利机构为满足全体社区成员，特别是一些重点对象和特殊需求者的需要而提供的设施与服务的福利项目，它是在自愿、互助的基础上建立的，具有明显的地区性和针对性。

五、卫生福利的内容及意义

健康是人类最宝贵的财富，是每个人的一项基本权利。健康具有维护社会安全、保障基本人权、发展社会生产力、建设精神文明和反映社会公德等社会功能。政府和全社会对保护和促进人民健康负有义不容辞的责任。国富民强才能国泰民安。因此，保护和促进人民健康，不仅是卫生事业的基本任务，也是政府和社会的重要目标。

基本卫生保健是社会福利的重要内容，其目的在于预防疾病，提高公民的身体素质。这方面的福利体现在政府通过投资建立医院、防保机构和卫生设施，为公民提供就医机会，防止疾病传播，保证公民能够在安全卫生的环境中生活，以尽可能减少疾病。另外它还体现在政府通过提供种种卫生服务，采取预防措施提高公民的防病抗病能力，如组织实施接种疫苗、进行医疗卫生科学研究、开展健康促进等。因此政府在卫生保健福利方面的基本职责是：通过投资和政策引导，保证公民有就医机会，使公民得到便利就医条件；通过医疗预防保健机构，直接为公民提供必要的医疗和公共卫生服务；组织推行和推进医疗和卫生防病方面的研究；进行卫生保健宣传工作，引导公民改变不卫生的生活习惯，进行疾病预防保健工作；不断的提高医疗水平和卫生防病水平等。

卫生福利的基本目标是实现“人人健康”，为此，世界卫生组织和联合国大会于 1977 年就提出了“2000 年人人享有卫生保健”的全球策略和目标，目的是使每一个人都能有成效地工作、学习，都能各自参加所在社区的社会生活。

第二节　社区服务的概念和起源

一、社区服务的基本概念

（一）社区

社区（community）这一概念最早是由德国社会学家腾尼斯（F.Tonnie）提出来的。指由具有价值取向的同质人口组成的关系密切的富有人情味的社会关系和社会团体。

在我国，于 20 世纪 30 年代著名社会学家费孝通就将社区一词引入我国。费孝通将社区定义为：“社区是若干社会群体（家族、氏族）或社会组织（机关、团体）聚集在某一地域里所形成的一个生活上相互关联的大集体。社区是构成社会的基本单位，是宏观社会的一个缩影，由一定的数量、具有某些共性的人群组成”。概括地说社区就是聚居在一定地域中人群的生活共同体。具体说来，社区是在一定地域内发生各种社会关系和社会活动，有特定的生活方式，并具有成员归属感的社会群体和社会组织，根据一套规范和制度结合而成的相对独立的社会实体。社区这种实体在地域上的界限，不像国境线那样分明，社区的外延是根据该社会的政治、经济、文化诸因素对周围地区的影响自然形成的，并且社区内还可包含若干小的社区。

在我国，社区一般指城市中的街道，农村指乡和镇。它是一个社会实体，既有群众，也有领导，社区领导对本地区、本单位人群的健康负责，是开展社区卫生服务的组织保障体系。这一个实体的领导也就是开展社区卫生服务的当然的领导者和组织者。

社区这种社会实体，一般由以下要素构成：

1. 社区必须有一定的社会关系为基础组织起来的、进行共同生活的人群

社区既然是人们生活的共同体，就必须以一定数量和质量的人群作为社区存在的前提条件。否则，任何社区都不可能存在。同时，社区人们的存在并不是孤立的，毫无联系的，而是要共同进行社会活动，他们彼此结成一定的社会关系，是社区生活及物质财富的创造者，也是社区的社会关系的承担者。

2. 社区必须有一定的地域

一定的地域是人们赖以进行生活以及其他各种社会活动的基础，是构成社区的一个基本

要素。离开一定的地域，社区成员就失去存在的载体，社区也不可能存在。社区也是人类与自然环境的统一体，某一地区的自然条件、生态环境不仅会影响特定社区人们活动的性质和特点，而且会在很大程度上制约该社区的发展。

3. 社区要有逐步完备的生活服务设施

居住在一定社区的人们要进行各种社会活动，就必须有保证人们的物质生活和精神生活需要的服务设施。如社区要有商业、服务业、修理业、文化、教育以及其他社会福利设施。缺少这些生活服务设施，或者这些服务设施不完备就将影响社区居民生活，也将影响社区的稳定和发展。生活服务设施的数量和质量，是衡量社区发展水平的一个重要因素。

4. 社区有自己特有的文化

由于每个社区的经济条件、社会条件及历史文化传统、居民职业结构的不同，各个社区文化如风俗习惯、语言等形成了自己所具有的特点，并与其他社区相区别。中国有句俗语："十里不同俗"，说的就是即使相距很近的不同社区也各有自己的文化特点。

5. 社区的居民对自己所属的社区有一种情感上和心理上的认同感、归属感

这种观念形成是由于人们长期生活在自己的社区圈子里，学到了一套行为模式，解决了生活上的一系列问题，从而必然对自己的社区也就是对周围人和事产生一定的感情和"乡土观念"。"月是故乡明"，"水是故乡甜"，这就是社区生活对人们思想的影响。特别是在传统社会里，人们祖祖辈辈生活在一个固定的地方，旅外的居民落叶归根这种"归属感"更为浓厚。

社区按照其发挥的功能，可以分为工业社区、农业社区、商业社区、文化社区、旅游社区，它们各有其特点，表现出特殊的功能；也可按照社区的结构和它的综合表现分为农村社区和城市社区，这两类社区又有各自发展的历程，是人类社会生活的最基本环境。

总之，人们的生存和活动都是在一定的具体社区里进行的。他们具有共同的地理环境、共同的文化、共同的信念、共同的利益、共同的问题以及共同的需求等，由于这些共同性形成了他们的社区意识，进而组织起来，互相合作并采取集体行动求得共同发展以满足他们所处社区的共同需要。

（二）社区服务

社区服务（community service）是指在政府的统一规划和指导下，以一定层次的社区组织为主体或依托，发动和组织社区内的成员，建立完整的系统的服务网络，开展互助活动，为人们提供物质生活和精神生活的各种社会福利和社会服务。

社区服务的涵义主要包括以下方面：

1. 社区服务以一定的社区组织为主体或依托。在我国，社区服务是由政府有关部门统一规划和指导，以街道、乡镇、居民委员会和村民委员会为主体或依托展开的为社区成员提供各种便利、周到的服务。

2. 社区服务是群众性的互助活动的一种方式。尽管在经济上有无偿服务和有偿服务两种服务形式，但社区服务与一般的社会服务有很大的区别：①从服务目的上看，社区服务以社会效益为主，以保本微利向社区成员提供低费和免费服务。而一般社会服务则以经济效益为主；②从服务对象和服务范围上看，社区服务重点是有生活困难的人。而一般的社会服务没有重点，面向全体社会成员；③从组织机构上看，社区服务是在政府指导下，以社区组织为主体或依托，而一般社会服务则是在一定的经济组织经营下开展服务的。

3. 社区服务的目的，在于通过社区服务队伍面向广大居民经常化、制度化的便民、利

民、爱民、护民活动，进而达到解决本社区居民生活中的困难和不便，满足社区居民的物质和精神文化生活的需要，预防和解决本社区的社会问题，增强居民的社区认同感、归属感、参与感和互助能力，安定社会，为社区整体发展以及构建和谐社会奠定基础。

二、社区服务的特点和功能

(一) 社区服务的主要特点

1. 地域性。社区服务的主体和客体分别为社区内的机构、民间组织和社区居民，这是由社区的特定地缘经济、政治、文化和社会需求所决定的。社区服务以一定层次社区组织为主体，以本区域居民为主要服务对象，服务人员由本区域的专业和志愿人员所组成，由本区域内有关职能部门、组织提供资金；社区服务有按区域本位组合的福利服务设施和规范，社区有由区域内居民互助互利活动联结起来的感情纽带和荣辱与共的认同意识，通过良好的社区服务，可以增进社区凝聚力和认同感，使社区成为真正意义上的社会生活共同体。这就使社区服务呈现出区域性的特点，并且使不同类型的社区，呈现出不同形式的社区服务的模式。

2. 福利性。社区服务是一种公益事业，是社会福利的延伸和发展。它不以盈利和追逐利润最大化为目的，而是把解决社区成员的实际困难作为己任。因之，社区服务把社会孤老、残疾人等作为社区服务的重点，向他们提供免费服务，向除此之外的其他社区成员提供低偿服务这就使社区服务具有了明显的福利性。

3. 自愿互助性。社区服务实质就是组织发动社区成员开展自愿互助服务的一种活动，社区居民既是参与者，又是受益者。这就使社区服务体现出自愿互助性。这种自愿互助式的社区服务包含了若干不同层次的自愿互助活动。包括个人之间、院落之间互助服务；建立互助协会，共同商定互助项目，在协会会员中开展多项目和多范围的互助活动。这些自愿互助性质的社区服务，既满足了社区成员某些方面的生活需要，又继承和发扬了我国传统的邻里互助的美德。因此，社区服务作为一种社会工作，注重以人为本，助人自助的人文价值取向和工作理念。满足社区居民的社会需要，提高居民生活质量和文明程度，这是社区建设的根本宗旨，也是社区服务的出发点和归宿点。

4. 多样性。社区服务在服务对象、内容、方式等方面是多样的。就服务对象来说，除了社会孤老、残疾人等对象外，还包括社区内的所有成员，涉及社区内的男女老少，千家万户。就服务内容来说，从衣、食、住、行到劳动就业、教育、娱乐、社交、医疗、康复、安全等，样样齐全。就服务方式来说，更是多种多样，如老人服务、少儿服务、便民服务等，而且服务方式在不断扩大。

5. 差异性。由于各个社区内居民的成份、年龄、性别、职业结构、文化素质、社会心理、生活方式、兴趣爱好、价值观念、行为模式等都具有区别，为此，社区成员的需求是不同的，社区服务必然具有差异性。这就要求在开展社区服务时，在社区服务方式、社区服务具体项目，要因地因人制异，不应一刀切，更不应一股风。

6. 补充性。商业、饭食业、服务业、修理业、医疗卫生和文化娱乐等服务部门，分布于各个社区，成为社区居民生活服务的“主渠道”。但是，社区居民在享受“主渠道”提供各种服务的过程中，同时也提出得到社区服务的要求。其主要原因是因为诸如社会孤老及其他一部分老年人晚年的照管、残疾人就业及基本生活照顾等生活服务和要求，有些不易被“主渠道”纳入服务和经营范围，有些与“主渠道”部门经营目的相违背，还有些因“主渠道”部门不够完善尚无法纳入其服务范围。因此，社区服务就成为“主渠道”服务的补充形式，发挥着拾遗补缺的作用。

7. 专业性。社区服务的专业性表现为，从社区工作的角度看，社区服务的主体除自助与互助的社区群众之外，更为主要的则是专业化的社区社会工作者，他们所做的不仅仅是一般的“送温暖”式服务工作，而是由其专业性所决定的资源调集的物质援助、专项服务如残疾人服务、少儿服务以及心理疏导和疾病防治等内容、专业性的服务不仅要解决眼前的和表面的问题，而且要解决长远的和深层次的问题。

（二）社区服务的主要功能

1. 排忧解难的功能。社区是人们生活的具体和特定的空间环境。社区服务必然以社区为服务活动领域，以社区居民为服务对象，以解决社区本身的矛盾问题为基本出发点和基本任务。因此，开展社区服务，必将更丰富、更方便和更及时地解决社区居民的许多生活困难，促进社区居民生活质量的进一步提高，它也可以解决“企业办社会”的问题，建立企业管理与社会管理之间的协调关系，实现企业生产的经济效益、环境效益和社会效益的统一，真正为社区居民生活和企业生产提供便利，促进社会生产的发展。

2. 稳定社会的功能。社区服务是社会保障的重要组成部分。实施社区服务将解决社区居民诸如老年人晚年照管、婴幼儿照料和残疾人工作和生活等问题，协调一些特殊的人际关系；通过开展居民互助性服务，协调邻里关系，减少了矛盾纠纷，消除了各种隐患，维护了社会治安，满足了社区居民各种生活需要，提高了他们的生活质量和健康水平。总之，社区服务弥补了经济保障的不足，消除了广大社区成员的后顾之忧，进而起到了稳定社会的功效。

3. 参与的功能。社会参与是现代社会中人的素质的主要组成部分，是社会文明进步的重要标志。随着社区服务的开展，相当数量的社区成员置身于不断扩大的社区服务活动之中，走入社会活动的大天地。一旦社区服务发展成为许多人自觉投入的社会行为，人们的社会参与意识和社会参与能力将进一步提高。这种参与意识和参与能力将使现代人更加自觉的行动，形成更大的创新能力，焕发出他们的聪明才智，不断提高民族素质，推动社区乃至整个社会的发展。

三、社区服务的产生与发展

（一）社区服务起源发展于工业化国家

社区服务最早起源于西方，是工业化、现代化的产物。西方国家的工业革命既带动了城市大发展，也使城市的失业人口日益增多，贫困问题层出不穷。在这种情况下，社区服务作为资本主义早期社会福利的一种形式，作为解决社会问题的一种方式便应运而生。1869 年，在索里牧师的倡导下。英国伦敦成立了第一个以济贫为主要功能的社区服务组织——慈善组织会社。它将伦敦全市划分为若干区，每区建立一个分支机构和志愿委员会，主持本区的救济分配工作。这种做法使英国的其他城市很快受到影响，很快美国也受到影响。1877 年美国在水牛城成立了第一个慈善组织会社，其后六年间美国慈善组织会社发展到了 25 个，形成了一个风行英美的慈善组织会社运动，带动了社区服务的兴起。

继慈善组织会社活动之后，在英美又兴起了睦邻组织运动。1884 年，英国的巴尼特牧师在伦敦东区贫民区首创了社区睦邻服务中心，视贫民的实际需要开展服务项目，并尽量发掘社区资源，培养居民自动自发、互助合作的精神。这种睦邻组织运动迅速在英国各地城市展开，并蔓延到了美国和其他国家。美国于1886年创立了第一个睦邻公社，后来这类组织发展成了各具特色的社区服务中心，进一步促进了社区服务的发展。

第二次世界大战后，一方面，西方发达国家的社会结构、家庭结构、人口结构和生活方式发生巨大变化，老年人、残疾人、妇婴保护问题进一步突出，广大居民的生活需求不断上升，要求得到高质量的社区服务。另一方面，这些国家建立起了与资本主义市场经济相适应的一整套社会福利制度，也促进了公共服务内涵的延伸与发展，从而促进社区服务迈向新阶段。

英国的社区照顾（community care）是当代西方发达国家社区服务工作的一个范例。它作为一种运动起始于20世纪50年代，最初是针对“住院式照顾”提出的。住院式照顾是由政府兴办大型福利院舍，启用大量工作人员对无依无靠的老年人和残疾人实施住院式集中照顾。这种照顾方式虽然解决了被照顾者的日常生活需要，但由于使他们（她们）脱离长期生活的社区，精神生活空虚，而引起某些人权主义者的批评。同时，这种形式成本高，政府的财政负担也越来越重。在这种情况下，英国开始改变住院式照顾，推行社区照顾。社区照顾有两方面意义：一是社区内照顾。即被照顾者不需离开他（她）所熟悉的社区，而是在本社区就可提供生活服务。二是由社区来照顾。即动员本社区的人力资源，利用社区支持体系开展照顾服务。社区照顾使被照顾者能够像正常人那样在自己熟悉的社区环境生活而不再产生被抛弃感，从而受到了普遍欢迎。至70年代，社区照顾在英国各地相当普及，90年代初期，英国颁布了《照顾白皮书》和《国家健康服务与社区照顾法令》，进一步强调，社区照顾的目标是在“自己的家或‘像家似的’环境中得到供养”。英国开展社区照顾的经验对许多国家和地区都产生一定影响。

（二）中国城市社区服务的产生、发展过程

在我国，社区服务由民政部首倡，其初衷是通过提供福利和社会服务来就地解决在中国政治经济体制改革这个大背景下所产生的新情况、新问题。当时经济体制改革要求企业摆脱“企业办社会”的沉重负担，政治体制改革要求政府从复杂的社会事务中解脱出来，逐步向“小政府、大社会”的方向发展。这样，政府和企业分离出来的社会职能便主要由社区承担。此外，社会变迁速度的加快也出现了人口老龄化、家庭结构小型化、家庭功能分化与弱化，家务劳动社会化等变化，这些均在客观上要求必须提高社会化服务水平，增加对弱势群体的扶持。但由于国家既没有力量从再分配渠道大幅度增加社会福利支出，集中发展社会福利事业，解决特殊对象、特殊群体的特殊福利要求，也不可能使作为社会化服务的第三产业一蹴而就，满足一般居民群众的共同需求。这样依靠群众、自力更生、将矛盾化解在社区便显得十分必要。

我国城市社区服务发展先后经历了酝酿、普及推广和巩固提高等阶段。

1. 酝酿产生阶段（1983~1987年）

中共十一届二中全会以后的改革开放大潮有力地推动着城市社会结构的变革，给计划经济体制下的社会福利体制带来了一系列冲击。在这种情况下，民政部门开始酝酿城市社会福利工作的改革，于1983年提出国家和社会力量相结合，采取多种形式办社会福利事业的新思路。在1984年召开的漳州会议上，进一步明确了“社会福利社会办”的指导思想。并提出要使社会福利事业从单一的、封闭的国家包办的体制转变为国家、集体、个人一起办的体制；要面向社会，多渠道、多层次、多种形式地发展社会福利事业。1985年，民政部推广了上海市的市、区、街道、居委会“四个层次一条龙”的福利服务网络化经验，使城市社会福利事业开始走向社会，深入基层。这些都为社区服务的兴起提供了直接的思想基础和实践经验。1986年民政部第一次提出了在城市开展社区服务工作的要求。1987年民政部在大连召开的社区服务座谈会，对“社区服务”有一个简明的表述，即“在政府的倡导下，发动社区成员开展互助性的社会服务活动，就地解决本社区的社会问题”。同年9月在武汉召开的部分城市社区服务工作座谈会上又进一步补充为：“社区服务是在社区内为人们的物质生活和精神生活所提供的各种社会福利和社会服务”。明确了社区服务的内容和任务，这次会议的召开是我国城市社区服务产生、兴起的主要标志。

2. 普及推广阶段（1987~1993年）

武汉座谈会后，许多城市开始选择一些城区和街道，有目的、有计划、有步骤地进行社区服务的试点实践。其内容包括；建立社区服务的指导机构或协调机构，制定社区服务的发展规划，探索不同层次、不同类型的基层社区服务模式。1989年3月18日，天津市和平区新兴街率先成立了全国第一个社区服务志愿者协会，从而拉开了我国城市社区志愿者服务活动的序幕。

1989年9月，民政部在杭州召开全国社区服务工作会议，总结、推广了全国各地开展社区服务的经验，并且形成了进一步开展这项工作的一些思路。强调加强对社区服务的宏观指导，制定规划，健全法制；强调上靠政府，下靠基层社区，争取社会各界的广泛参与；强调因地制宜，注重实效，服务设施和项目要以小型、分散为主；强调以社会效益为目的，经济效益为手段，走“以服务养服务”的道路等。同年12月26日第七届全国人民代表大会常务委员会第十一次会议通过了《中华人民共和国城市居民委员会组织法》，明确规定“居民委员会应当开展便民利民的社区服务活动”，进一步推动了社区服务向微型社区延伸。天津、北京、上海等地的市、区政府还把社区服务列入了政府工作计划或目标管理体系之中、促使这项工作进一步普及推广。

3. 巩固提高阶段（1993年至今）

社区服务在全国推广以后，这项工作本身所存在的资金短缺与服务亟待扩展的矛盾日益突出，它的重要地位也日益得到了相关部门的认可，为了巩固发展社区服务的成果，扩大规模，提升档次，国家计委、民政部、体改委、财政部等中央14部委于1993年8月联合下发了《关于加快社区服务业的意见》，提出“将社区服务和发展我国第三产业结合起来，以便进一步适应社会发展的需要”。明确了社区服务是社会保障体系和社会化服务体系中的一个重要行业以及社区服务业的发展目标和基本任务，制定了相关的扶持保护政策。这一文件的出台是我国城市社区服务发展历程中的一个重要里程碑。目前，我国的社区服务业基本形成“政府出面，民政牵头、各部门配合”的组织运行机制，社区服务主要依托街道、居委会这些基层组织来开展，特别是作为一级政权的派出机构街道一级组织，可以对辖区内各社会团体、企事业单位以及机关学校进行协调，充分利用社区的资源开展社区服务，为社区服务提供组织保障。

在此基础上，民政部于1994年底召开了全国社区服务经验交流会议，进一步重申了社区服务的福利宗旨和坚持社会效益为主的基本原则。1995年，民政部颁布了《社区服务示范城区标准》，在全国开展了创建示范城区的活动。

4. 社区服务的主要成绩

经过二十多年的持续努力，我国城市的社区服务已经根植于各地的街道里巷，融入普通市民的日常生活，成了一项联结千家万户、广为居民认知和依赖的切身事业。其主要成绩表现为：

（1）许多社区已从单项服务扩展成系列化服务。

（2）兴建了一大批社区服务网点和社区服务设施。我国已有许多城市在城区、街道、居委会三个层面分别建立社区服务中心，社区服务站和各种专项的社区服务设施。1998 年，民政部命名了一批“全国社区服务示范城区”，目前更多的城区正在向示范城区的标准迈进。至 2005 年 6 月底，我国已建立起综合性社区服务中心 9087 个，城镇社区服务设施 155064 处。

（3）社区服务队伍逐步壮大。目前社区服务队伍的来源正在不断丰富，数量不断增多，专业化程度不断提高，形成了一支由专职、兼职服务人员和广大志愿者组成的宏大的社区服务大军。

（4）探索出了一条“社会福利社会化”的改革之路。多年来，社区服务资金不依赖国家财政拨款，强调社区政府、集体和个人共同负担，强调面向特殊困难群体的福利服务和面向全体居民的便民利民服务相结合；广泛发动社区居民和辖区单位提供无偿、低偿和有偿服务，这些极大地充实和发展了“社会福利社会办”的精神实质。

社区服务是社区建设的核心内容、基础内容，是社区建设的“龙头”。社区服务既不是一项任意的政策，也不是权宜之计，它是国际社区建设事业的发展和延续，是我们党和国家在经济体制和经济增长方式转变过程中的必然要求，是实现城市现代化和社会现代化的必由之路。

第三节　社区诊断

社区诊断（community diagnosis）是指在开展疾病防治工作之前，通过社会学、流行病学、统计学等科学方法对社区健康相关因素和疾病状况进行调查和分析，进而对社区人群的健康状况和主要公共卫生问题进行判断的过程。只有通过社区诊断，才能摸清社区人群的健康状况，发现社区中影响健康的主要因素和主要公共卫生问题，才能确定社区需要解决的主要问题及其优先顺序和策略。因此，社区诊断是开展社区疾病防治工作的基础和前提。

社区诊断与临床诊断根本的区别在于：临床诊断是在疾病发生后，临床医生在个体的水平上，根据特定患者的症状、体征和有关实验室检查结果，对具体患者所患疾病做出判断，得出诊断并制定治疗方案；而社区诊断是社区卫生工作者通过流行病学方法，即定量的方法和定性的方法，以社区居民群体为研究对象，利用已有资料或某种专题调查结果，对影响社区居民健康的主要疾病和主要公共卫生问题做出判断，并充分利用社区现有的资源，制定相应的疾病防治策略和措施来解决这些问题。可见，社区诊断在目的、内容和方法上均不同于临床个体的疾病诊断。

一、社区诊断的目的

社区诊断的目的是通过调查，摸清居民对社区卫生服务的需要和需求状况、政府和社会对社区卫生服务的供给状况，以便找出社区卫生服务相关的主要公共卫生问题，为开展社区卫生服务工作提供客观的依据。目的主要为：

1. 确定社区的主要健康问题及其主次急缓，明确社区的需求，如威胁社区人群健康的主要疾病及其排列顺序、慢性病患病率、两周患病率及就诊率等基本情况。

2. 分析社区健康问题产生的主要原因及影响因素，阐明社区健康问题的来龙去脉和受威胁的主要人群。

3. 了解和发掘社区资源，评价社区解决问题的能力，为其他工作打下基础。

4. 根据社区居民意愿、资源可利用状况和社区关心的程度，确定解决问题的优先顺序。

5. 为制定符合社区需要的卫生计划提供参考资料，并评价卫生计划执行的情况和效果。

6. 更好地争取社区各利益相关集团的广泛参与。

二、社区诊断需要的信息及资料

（一）社区人口学特征及发展趋势

包括总人口、年龄、性别、民族和职业分布、出生率、死亡率、人口自然增长率、平均寿命、计划生育情况、居民的生育观，分析社区人口学特征的发展变化趋势。如未来数年中总人口的变化情况、流动人口增减情况、人群年龄结构的变化趋势（如重点人群中老年人、15岁以下人口比例）等。

（二）社区健康状况

1. 疾病的分布及严重程度：各种疾病的发病率和患病率，社区疾病谱疾病的分布；影响社区居民健康的主要疾病现状及分布特征；各种疾病的死亡率、死因谱、死亡率和死因的分布；婴儿死亡率、孕产妇死亡率；两周患病率、就诊率和医疗费支出情况等。

2. 健康行为和疾病危险因素：指影响社区居民健康的主要疾病的危险因素及其分布，如居民的营养状况、吸烟、酗酒、高盐饮食、肥胖、消瘦、高脂饮食、高脂血症、高血压、药物成瘾、体育锻炼、就医行为、免疫接种率、母婴保健系统管理率、紧张的工作环境、生活事件、居住拥挤、人际关系紧张等。

（三）社区的人文社会环境状况

主要指社区人群对健康和疾病的认识、态度和行为的现状及变化趋势；当地的风俗、生活习惯、卫生习惯、宗教、迷信、文化遗产、思想渊源、社区意识、社区信念、社区行为；教育水平；社区的管理机构、模式；主要的经济来源、消费水平、消费意识、经济水平、发展潜力；文化活动、娱乐场所、精神文明建设；家庭结构、婚姻状况、家庭功能、家庭文明建设等情况。

（四）社区的自然环境状况

利用现有资料或开展调查，了解社区的自然环境状况并进行描述。如社区地理位置、地貌、地质、气候；具有传播传染病的媒介如蚊、蝇、蟑螂、老鼠的种类和密度；生活饮用水水源及卫生、环境污染（空气、水、土壤、噪声、射线等）、卫生设施、卫生条件以及各种自然灾害的发生情况。

（五）社区资源和环境支持系统的现状

社区资源指与社区卫生服务相关的资源，如卫生资源，包括机构资源、经济资源和人力资源。环境支持系统指为开展社区卫生服务提供保障的各种社会因素，如政策支持、资源支持、居民及有关部门对社区卫生服务的认识和赞成状况，本社区已开展的疾病防治工作现状及其效果评价等。

1. 机构资源：①医疗机构：包括卫生室、私人诊所等；②非医疗机构：政府、工厂、学校、宗教团体、妇联、社会福利机构、养老院、幼儿园、文化娱乐场所等。应了解这些利益相关集团的可用程度和可得性，重点是对社区卫生服务的态度和实际支持能力。取得各利益相关集团资源的支持并与其建立密切的联系是保证社区卫生服务工作顺利开展的重要条件之一。

2. 经济资源：社区经济状况（如 GDP、人均收入）；政府、集体或企业对卫生事业的投入；个人对卫生经费的投入，占个人收入的比例，因病致贫率和因贫致病率；其他公共福利基金、合作医疗基金等，应考虑这些资金的到位情况和可用程度。

3. 人力资源：包括社区卫生和非卫生人力资源。应注重这些人员工作能量及对社区卫生关怀的程度，注重与其保持联系，建立良好的合作关系。

4. 政策支持：政策支持对顺利开展社区卫生服务十分重要。如公费医疗制度、转诊制度、有关卫生人员的待遇政策、卫生资源的配置政策、社会医疗保险状况等。

三、社区诊断的步骤

（一）确定所需要的信息：包括疾病与健康、社会人口学、环境与行为、教育与组织、管理与政策等。

（二）收集信息：利用现有的资料、定性方法收集资料（如专题小组讨论、访谈、咨询）、定量方法收集资料（如抽样调查、普查）。

（三）分析信息：可采用卫生统计分析、流行病学分析、社会学分析等。

（四）社区诊断报告：内容包括社区优先卫生问题、社区重点干预对象、社区重点干预因素、社区综合防治策略与措施。

四、社区诊断要点

通过上述的方法对收集到的信息进行分析，可以发现隐藏在社区内深层的卫生问题。我们在做诊断时要考虑到两个因素：一是卫生问题发生的频率，如某一问题或疾病的发生率或患病率；二是卫生问题的严重程度，即指某一卫生问题或疾病所导致的死亡或严重残疾，此外还应考虑预防控制的可及性和可行性、社区的关注程度等。

通常社区诊断要点是：

（一）确定主要卫生问题

1. 概念：卫生问题是对一种与健康有关的状态或条件下不满意的感觉和认识，尤其是不利于健康的危险因素及造成危险因素的条件和环境。

2. 分析卫生问题的方法

（1）确定衡量卫生问题的主要指标，如出现的频度、程度、性质和表现形式。

（2）引起卫生问题的直接原因和根本原因是什么？

（3）问题会导致什么后果？引出什么新问题？

3. 确定卫生问题的排序：选择优先问题的标准可以按卫生问题对社区人群的重要性、危害性、普遍性、群众关注程度、可干预性、频率是否随时间有上升趋势、效益性、可行性来判断，可以用逐步回归分层分析方法来确定影响因素的重要次序。

4. 确定重点卫生问题原则：根据其发生频率高、危害严重、流行病学问题基本弄清楚、有行之有效的防治方法、自然和社会条件可行的原则确定重点疾病。

5. 确定重点疾病依据：

主要根据下列指标决定：

（1）死亡和患病指标。

（2）活动受限和残疾指标。

（3）生活质量指标。

（4）经济损失指标。

6. 确定重点疾病的方法：

（1）以发病率、患病率和死亡率及其构成作为衡量指标是确定重点疾病最常用的方法。根据各种疾病的发病率、患病率或其构成，按顺序列出疾病谱；根据各种疾病的死亡率或其构成，按顺序列出死亡谱，即可反映出不同时期的重点疾病。

（2）根据死亡构成比（proportional mortality ratio，PMR）。它表示某个特定原因引起的死亡数在所有死亡数中的比例，能反映所有死亡原因之间的相对重要性。

（3）其他方法。如三要素法、潜在减寿年数、层次分析法、灰色系统关联分析等。

（二）确定高危人群

在确定卫生优先领域的时候必须考虑到高危人群，高危人群指具有发病或死亡危险或暴露于危险因素之中的人群。确定高危人群需要流行病学知识，主要根据疾病在不同人群中的分布或根据是否处在某些特殊的自然或社会环境之中，同时也包括是否利用了现有的卫生服务。

（三）确定主要危险因素

1. 概念：主要危险因素是指引起人群发生重点疾病的因素。它可以直接观察、测量或间接测量，与发生不良结局的概率增加有联系。危险因素可以是不良结局的原因，也可以是不良结局的指征。危险因素可能是病因因素，也可能仅仅是疾病的促进因素，或仅是统计学上有联系的预测因素。

2. 危险因素的种类：根据预防医学和社会医学理论，影响人类健康的主要危险因素来自环境、行为和生活方式因素、心理因素、生物因素及卫生服务因素五方面。

3. 确定主要危险因素的原则：应将危害最严重的危险因素、普遍存在的、与疾病有确定联系的危险因素作为重点，应尽量采取定量的方法。

4. 确定主要危险因素的方法：常用的方法是相对危险度和特异危险度，多因素分析方法如多元回归分析、逐步回归分析等也常被应用。

第四节　社区卫生服务

1986年，开展社区服务正式成为中国政府的一项行政职能后，中国的社区工作从此进入了一个新的起步阶段。而社区卫生服务这一基本理念则是在1996年12月召开的全国卫生工作会议上正式提出的，这次会议讨论并通过了《中共中央、国务院关于卫生改革和发展的决定》，明确提出了“改革城市卫生服务体系，积极发展社区卫生服务，逐步形成功能合理、方便群众的卫生服务网络”。1999年1月国务院十部委联合下发了《关于发展城市社区卫生服务的若干意见》，2000年2月国务院下发了《关于城镇医药卫生体制改革指导意见》，2001年10月、12月，卫生部相继出台了《城市社区卫生服务基本工作内容（试行）》的通知及《卫生部关于2005年城市社区卫生服务发展目标的意见》（卫基妇发〔2001〕350号），提出了城市社区卫生服务发展的总体目标。2002年8月国务院十一部委又联合下发了《关于加快发展城市社区卫生服务的意见》，明确提出我国社区卫生服务的概念、范围和任务，为我国社区卫生服务的健康、深入和可持续发展提供了政策保证。2004年卫生部在天津召开了全国城市社区卫生服务工作会议，对1999年试点以来的工作进行了交流和总结。目前全国各大中城市的社区卫生服务工作从服务创新起步，并由服务创新深入到机制与体制创新，服务水平日益提高，功能逐步完善，覆盖面不断拓展，社会效益开始显现，赢得各级党政领导及有关方面的肯定和社会的广泛关注。社区卫生服务已成为城镇医疗卫生体制改革和社区建设的重要内容。不少地区坚持以居民的健康为中心，需求为导向，冲破旧观念、旧体制、旧模式的束缚，进行了许多有益的探索，创造了许多新经验，丰富了中国城市社区卫生服务的理论与实践，为社区卫生服务的进一步发展奠定了良好的基础。

一、社区卫生服务的对象、原则、意义

（一）社区卫生服务的概念

社区卫生服务（community health service，CHS）是由政府领导、社区参与、上级卫生机构指导，以基层卫生机构为主体，全科医师为骨干，合理使用社区资源和适宜技术，以人的健康为中心、家庭为单位、社区为范围、需求为导向，以妇女、儿童、老人、慢性病人、残疾人等为重点，以解决社区主要卫生问题、满足基本卫生服务需求为目标，集预防、医疗、保健、康复、健康教育、计划生育技术等为一体的有效、经济、方便、综合、连续的基层卫生服务。

（二）社区卫生服务的对象

由社区卫生服务的定义可以看出社区卫生服务的对象是社区中所有居民，包括病人、健康人、亚健康人群、高危人群和重点保健人群。

1. 病人　指的是患有各种疾病的病人，包括常见病病人、慢性非传染性病人、传染病病人和急诊病人。

2. 健康人群　世界卫生组织将健康定义为“不仅是没有疾病和虚弱现象，而且是一种躯体上、心理上和社会适应方面的完好状态”，并致力于让世界所有的人都达到“社会、经济生活两方面都富有成效”的那种健康水平。据此，健康人群必须具备三个条件：躯体形态结构完好和功能状态正常；心理素质稳定，能正确认识自我、正确认识环境并及时适应环境；社会适应能力强，在社会中能有效地扮演与其身份相称的角色，并能发挥作用，其行为与社会规范相一致。

3. 亚健康人群　此类人群虽然无明显疾病，但体能降低，反应能力和适应能力均不同程度地减退。即介于生理、心理、社会三维健康和有明显疾病这两类人群之间的人群。

4. 高危险人群　指对理化、生物、社会、心理等致病因素特别敏感的那一部分人群，该人群发生疾病的概率明显高于其他人群，高危人群包括以下两类：

（1）高危家庭的成员：凡是具有以下任何一个或一个以上特征的家庭为高危家庭：单亲家庭；吸毒、酗酒家庭；残障者、精神病患者、长期重病者家庭；濒于崩溃的家庭；受到社会歧视的家庭。

（2）具有明显危险因素的人群：危险因素存在于该人群生活、活动或职业环境中，如不良行为生活方式、职业暴露、社会和家庭影响等，这些危险因素对某些疾病或健康损害具有明显诱发和促进作用，甚至可导致死亡。

5. 重点保健人群：重点保健人群指的是由于各种原因或处于某一特殊生命、生理时期的人群，常需倍加照顾和关怀，如儿童、妇女、老年人、残疾人、疾病康复期病人等。

（三）社区卫生服务的原则

1. 公平合理的原则

“人人享有卫生保健”是人们多少年来追求和向往的目标，它充分体现了社会的公平性。为了实现这一目标，各国相继提出了社区卫生保健。因为在社会经济发展不平衡的情况下，只有在社区这样一个小的居住范围内才可能提出与当地经济社会发展水平相适应的公平性，才可能做到为社区的整个人群提供“以家庭为基础，以健康为中心”的保健服务。

要坚持公平合理，应做到以下几点：

(1) 首先为重点人群提供服务

儿童、老人和残疾人为重点人群。因为这个人群的特殊社会、经济地位和生理特点，他们比较脆弱，易受伤害。他们最需要卫生服务，并且只有他们得到了卫生服务，才能体现公平。

(2) 坚持以健康为中心，预防为主

在社区内只有以健康为中心，预防为主，才可能是“人人享有”。如改善卫生环境、健康教育、预防接种这些措施，都是以健康促进为目的、为全社区每个人提供的，是公平享有。

(3) 做到人人参与，人人享有

公平性既体现在“享有”，也体现在“参与”，必须动员社区的每个人参与和投入社区卫生服务，这样才能做到公平享有。如社区环境，只有大家都参与建设和维护，才能享受清洁、舒适、卫生、安全、有利于健康的环境。

2. 经济实惠的原则

经济实惠的原则是针对成本效益而言。对于人口众多底子薄的发展中国家，要实现人人享有卫生保健，必须在社区卫生服务中坚持低投入高产出的经济实惠的原则，因此要做到以下几点：

(1) 开展健康教育和健康促进活动

通过健康教育和健康促进，可使社区居民提高自我保健水平，改变不良卫生习惯，自觉控制影响健康的有关因素，养成良好的健康行为，增强改进和处理自己健康问题的能力。成本低廉的健康教育投入将带来巨大的健康和经济效益。

(2) 推广适宜技术

在社区卫生服务中，推广适宜技术可以达到少花钱多办事的目的。如提倡母乳喂养和口服补液疗法。这种低廉宜行的办法可以有效地保护儿童健康，降低腹泻的发病率和死亡率。

(3) 提供综合服务

综合服务也是少投入多产出的有效措施。社区卫生服务中应坚持提供一揽子的综合服务，如澳大利亚对育龄期妇女和孕产妇进行青春期、婚前、孕期、产前指导、围产期保健、规范助产等一揽子服务。这种服务既方便了群众，又节省了资源。

3. 因地制宜的原则

我国人口众多、幅员辽阔，各地自然环境、社会经济等方面都有很大差异。即使在一个小的区域，由于居住的人群社会文化背景、经济状况不同，卫生状况以及对健康的需求也不同。因此，在提供社区卫生服务时要坚持因地制宜的原则，进行社区诊断和需求评估，根据社区本身的实际和卫生需求，确定优先领域，有计划地开展工作。如在边远、贫困地区，儿童营养不良发病率高，社区卫生服务的重点应帮助母亲合理喂养婴儿。在经济交通发达的地区，交通事故和意外伤害可能是儿童的主要死因，这些地方社区卫生服务的重点是强化安全意识，保护儿童的安全。这就是对具体问题进行具体分析的因地制宜原则。

4. 上下结合的原则

在社区卫生服务工作中，这个原则包括两个含义，即：在进行社区诊断，制定计划时应采取自下而上的原则；在对社区工作进行技术的监督指导时应采取自上而下的原则。

(1) 自下而上开展社区卫生

我国人口众多、发展很不平衡，即使在一个县内乡镇之间的经济、文化的发展，由于交通和地理位置的影响也会有很大差距。因此，每个社区的卫生需求都有自己的特殊性。社区卫生服务目的是要解决社区本身的问题，这就要充分依靠社区本身来发现本社区的问题，结合本社区实际，自下而上开展卫生服务，切实解决问题。

(2) 自上而下的监督指导

由于受技术条件的限制，社区还是需上一级卫生部门进行具体的监督，对一些具体的技术问题进行指导，帮助分析收集到的信息，确定优先领域以及制定计划。

因此上级卫生部门对社区卫生服务包办代替不行，放任自流也不行，必须采取上下结合的原则。

5. 部门协作的原则

社区是一个载体，许多部门的工作都涉及社区。因此，解决社区的任何一个问题都需要利益相关集团的合作。特别是卫生、教育、妇联、计生、民政、公安等部门之间的合作尤为重要。

6. 自我发展的原则

这里包括三个含义：

(1) 经费方面：我国是发展中国家，普遍存在经费不足的问题。因此，开展社区卫生服务在经费上主要依靠社区自身的力量，包括集体和个人的投入。

(2) 技术方面：在技术上社区卫生工作者要不断提高自身的技术水平和服务能力，力争自己发现问题，自己解决问题，以满足本社区不同层次人群的卫生需求。

(3) 自助互助：互助是指社区内群众之间的互相帮助以及对公共卫生问题的关心和参与。社区卫生工作水平的高低在很大程度上取决于群众的参与。其中自助互助是群众参与的主要衡量标准，自助互助搞好了，社区卫生服务就活跃起来了。

7. 优质服务的原则

坚持优质服务的原则，应做到：

(1) 以“保健对象”为中心的全心全意为人民服务的精神

(2) 技术要精益求精

卫生服务不仅涉及医学生物范畴，还涉及社会、心理、经济、环境等一系列问题，是一种全新的以健康为中心的服务模式，要求社区卫生工作者知识应该更全面，技术更精湛。

(3) 加强监督指导

(四) 社区卫生服务的意义

社区卫生服务是社区建设的重要组成部分，发展社区卫生服务具有十分重要的意义：

1. 是提供基本卫生服务，满足人民群众日益增长的卫生服务需求，提高人民健康水平的重要保障。社区卫生服务覆盖广泛、方便群众，能使广大群众获得基本卫生服务，有利于满足群众日益增长的多样化卫生服务需求。有利于将预防保健落实到社区、家庭和个人，提高人群健康水平。

2. 是深化卫生改革，建立与社会主义市场经济体制相适应的城市卫生服务体系的重要基础。社区卫生服务可以将广大居民的多数基本健康问题解决在基层。积极发展社区卫生服务，有利于调整城市卫生服务体系的结构、功能、布局，提高效率，降低成本，形成以社区卫生服务机构为基础，大中型医院为医疗中心，预防、保健、健康教育等机构为预防、保健中心，适应社会主义初级阶段国情和社会主义市场经济体制的城市卫生服务体系新格局。

3. 是建立城镇职工基本医疗保险制度的迫切要求。社区卫生服务可以为参保职工就近诊治一般常见病、多发病、慢性病，帮助参保职工合理利用大医院服务，并通过健康教育、预防保健，增进职工健康，减少发病，既保证基本医疗，又降低成本，符合“低水平、广覆盖”原则，对职工基本医疗保险制度长久稳定运行，起重要支撑作用。

4. 是加强社会主义精神文明建设，密切党群干群关系，维护社会稳定的重要途径。社区卫生服务通过多种形式的服务为群众排忧解难，使社区卫生人员与广大居民建立起新型医患关系，有利于加强社会主义精神文明建设。积极开展社区卫生服务是为人民办好事、办实事的德政民心工程，充分体现全心全意为人民服务宗旨，有利于密切党群干群关系，维护社会稳定，促进国家长治久安。

5. 是实现医学模式转变的重要体现。现代医学模式（生物－心理－社会综合医学模式）的形成使人们的健康观发生以下两点变化：一是不再认为疾病的病因是单一生物因素，而是社会因素、心理因素综合作用的结果；二是健康不仅没有疾病，同时还要有良好的心理素质和社会适应能力，这种观念上的转变使人们由过去那种以疾病治疗为单一目的的就医行为，扩展至预防、保健、康复、健康促进多方面需要。社区卫生服务工作的开展适应了人们需求变化，将治疗服务扩大到预防服务；将纯技术服务扩大到人性化服务；将院内服务扩大到院外服务；将生理服务扩大到心理服务；将对个人服务扩大到对家庭和社区的服务，真正实现了医学模式的转变。

二、社区卫生服务的内容、任务、特点

（一）社区卫生服务的内容

社区卫生服务是集医疗、预防、保健、康复、健康教育、计划生育技术指导“六位一体”的综合性卫生服务，它是我国医疗卫生事业改革深入发展的产物，是一种新型的可及性服务模式，根据 2001 年 11 月卫生部颁布《社区卫生服务基本工作内容》（试行），其服务内容有以下几个方面：

1. 社区卫生诊断。
2. 健康教育。
3. 传染病、地方病、寄生虫病防治。
4. 慢性非传染性疾病防治。
5. 精神卫生。
6. 妇女保健。
7. 儿童保健。
8. 老年保健。
9. 社区医疗。
10. 社区康复。

11. 计划生育技术服务。

12. 开展社区卫生服务信息的收集、整理、统计、分析与上报工作。

13. 根据居民需求、社区卫生服务功能和条件，提供其它适宜的基层卫生服务和相关服务。

（二）社区卫生服务的方式

1. 在社区卫生服务中心和卫生服务站开展各项工作。

2. 上门服务：通过卫生服务小组、医生联系户、传呼、24 小时电话预约、随访、送医送药入户多形式开展卫生服务。

3. 居民选择医生签订社区卫生服务合同书：根据合同内容提供定期与不定期医疗卫生服务。

4. 社区医生责任制：每名医生可负责若干个居民区的公共卫生、预防保健、健康教育和医疗等全面服务。

5. 医疗咨询热线服务：开通热线电话，提供各类服务包括就医指南、健康心理和医疗咨询、联系住院、出诊、会诊和建立家庭病床等服务。

6. 双向转诊服务：社区卫生服务中心和服务站与大型综合医院、专科医院建立双向转诊服务机制，保证病人得到连续医疗服务，双向转诊和会诊。

（1）转诊机构：

第一级机构：指社区卫生服务中心及所属社区卫生服务站。

第二级机构：指大型综合医院和专科医院。

（2）属第一级机构转向第二级机构的情况：对诊断不明确、治疗效果不佳、疑难重症的病人，在缺乏基本诊断和治疗设备的情况下，病人可从第一级机构转向第二级机构。

（3）属第二级机构转向第一级机构的情况：对诊断明确后可在社区治疗和系统管理、出院后需要在社区继续治疗和康复、出院后需继续随访的病人可从第二级机构转向第一级机构。

（4）第一级机构和第二级机构都应确定负责双向转诊和会诊的责任人和医生，制定转诊运行制度和质量保证制度。通过社区卫生服务，保证社区居民得到公正的、经济的、综合的、连续的、方便的、有效的基本卫生服务，使医疗服务和公共卫生服务在社区得到融合，人民健康水平不断提高。

7. 通过广播、电视、墙报、学校多种形式开展健康宣传教育。

8. 社区动员，重视利益相关集团的作用和投入，促进人人参与。

（三）社区卫生服务的任务

1. 以预防为主导，提高人群健康水平　首要任务是开展预防为主导的一系列健康促进、健康教育活动，以提高社区人群健康水平，改善生活质量，积极开展有关健康和疾病的调查研究，早期发现、早期确诊疾病，并及时采取正确治疗和干预措施。

2. 以文明建设为动力，创建健康示范社区　社区卫生服务应与精神文明建设一起抓，倡导积极健康向上的文化风尚，创建自然环境优美、社会心理环境良好、人群身体强健、道德高尚的现代化文明社区。

3. 以卫生改革为契机，加强区域性卫生规范和职工基本医疗保险的实施。

（四）社区卫生服务的特点

1. 以卫生保健为主要内容　社区卫生服务应该针对社区居民的主要健康问题基础上提

供基本医疗、预防、保健、康复服务；三级预防是社区医务工作者在提供初级卫生保健的过程中遵循的主要原则。

2. 提供综合性服务　社区卫生服务的主要目标是通过服务提高人群的健康水平。而非单纯的治疗疾病。因此就其服务对象而言，既包括病人也包括非病人；就其服务内容而言，包括健康促进、疾病预防、治疗和康复并涉及生理、心理和社会文化各个方面；就其服务范围而言，包括个人、家庭和社区，是一种综合性的服务。

3. 开展连续性服务　社区卫生服务人员对所辖社区居民的健康负有长期的、相对固定的责任。因此，应该主动关心社区内所有成员的健康问题，从健康危险因素的监测，到机体最初出现功能失调、疾病发生、发展、演变、康复的各个阶段，包括病人住院、出院或请专科医师会诊等不同时期，为社区居民提供连续性的服务。

4. 进行协调性服务　社区医师的职责是为病人提供综合性的基层卫生保健服务，但有的服务内容需要其他医疗和非医疗部门的配合。因此，协调性服务是社区医师应该掌握的基本技能之一。社区医师应掌握各级各类医疗机构、专家以及家庭和社区内外各种资源的情况，并与之建立联系，协调各专科的关系，为居民提供各种的医疗服务。

5. 提供可及性服务　它包括时间上的方便性、经济上的可接受性及地理位置上的接近性，也包括心理上的亲密程度。社区全科医师既是社区卫生服务的最佳提供者，同时也是其服务对象的朋友和咨询者，社区居民随时都能够在自己的社区内得到及时而周到的医疗保健服务。

6. 以家庭为单位、以社区为范围　对于社区卫生服务卫生工作者来说，家庭既是提供服务的重要场所，又是可利用的有效资源，通过家庭查询，往往能了解人群的健康状况和病人的病况，尤其是对慢性病人的治疗和康复，更需要家庭的参与配合。此外，社区卫生服务的范围不只是疾病和病人，还应注意社会环境和行为对健康可能有害的潜在因素，社区医生将搜集社区的主要卫生问题，寻找社区内相关因素，制订方案并采取措施解决。

7. 以预防为主　社区卫生服务对个人、家庭和社区健康的整体负责和全程控制，必须落实预防为主方针，社区全科医生作为居民的良师益友，能对服务对象的全面了解和细致观察提供有关疾病预防的针对性意见，能将预防和医疗有机结合并承担三级预防工作，成为基层预防医学工作的最佳执行者。

三、社区卫生服务机构的建设

社区卫生服务机构建设包括硬件和软件两大部分。硬件包括空间、地点、药品、设备；软件包括人员、档案及资源的利用方式等。1999 年卫生部、国家计委等 10 个部委下发的《关于发展城市社区卫生服务的若干意见》明确要求社区卫生服务要在区域卫生规划指导下，充分发挥现有基层卫生机构的作用，引入竞争机制，统一规划社区卫生服务机构，逐步建立健全结构适宜、功能完善、规模适度、布局合理、有效经济的社区卫生服务体系，使社区居民都能够拥有自己的全科医师。

1. 机构设置的基本原则

（1）合理配置使用卫生资源，使有限卫生资源发挥最佳效率和效益。

（2）使卫生服务保持较高的可及性，满足居民高质量的初级卫生保健需求，而不是高、精、尖的专科化服务。

（3）有利于体现全科医疗服务的连续性、协调性、整体性、综合性、可得性等特征。

（4）有利于基层卫生事业的发展，适应卫生改革的要求，最大限度地满足居民的健康需求。

2. 社区卫生服务机构的设置

（1）社区卫生服务中心的设置

根据我国城市医疗保健网的特点，一般以街道办事处的管理范围为单位设置社区卫生服务中心，可由基层医院（卫生院）或其他基层医疗卫生机构改造而成。在上级医疗预防保健机构的指导下开展业务。

社区卫生服务中心的空间配置应考虑职能性、舒适性、方便性等因素。应该能够直接对外开展门诊服务，完成上级下达的任务，指导各社区卫生服务站开展业务并接受转诊病人，负责社区居民以家庭为单位的服务等。

（2）社区卫生服务站的设置

社区卫生服务中心服务区域过大的，可下设若干服务站。一般在 2000 ~ 5000 人口的社区内，如无其他正式医疗机构，且距其他服务站的距离在 4km 以上，就可设立一个相应规模的服务站。服务站应设置在人口密集、交通便利、联络方便的最佳位置。此外，设站时应充分考虑到居民的意愿及需求，其必要性和可行性等。

社区卫生服务站的空间配置应根据社区需要、具体条件以及开展项目而定。

3. 社区卫生服务机构的设备配置

社区卫生服务机构的设备应以满足日常诊疗所需、实用、方便、便于保养、符合成本效益为前提进行配置。社区卫生服务中心应装备必要的辅助性诊断及检验设备。社区卫生服务站主要以服务中心为依托，设备不必过于复杂。

4. 社区卫生服务机构的基本药品配备

社区卫生服务机构的药品配备应当以常用药为主。根据本社区疾病谱特点、医生的用药习惯、急救的需要、居民的消费心理，配备疗效确切可靠、价格相对低廉的、由国家公布的基本药物。

5. 社区卫生服务机构的人员配备

社区卫生服务机构的人员配备应重点考虑几个因素：社区中人口数量、人口分散程度、人群健康状况和健康问题的复杂程度，社区居民的卫生服务需求及健康消费观念，全科医生的服务能力，全科医生之间的配合程度等。全科医生相互之间应发展各自专科特长。社区卫生服务机构还应尽可能与相关利益集团和相关人员建立良好合作关系，如与专科医生、学校教师、居委会干部、社区居民代表等协调，利用这些人员共同解决社区存在的健康问题，增强总体服务效果，提高病人满意度。

四、社区卫生服务研究与评价

为了加强对社区卫生服务的管理，不断提高服务质量，促进社区卫生服务的健康发展，保障社区居民身心健康，有必要对社区卫生服务的运作状况、效果、效率、效用和公平性进行科学的评价，客观评估社区服务的进展和绩效，找出存在的问题，制定相应对策，合理配置社区卫生资源，提高社区卫生服务利用率，充分满足人群的卫生服务需求，努力提高社区卫生服务的经济效益和社会效益。以便促进社区卫生服务的持续、稳定发展。

（一）社区卫生服务评价的概念

社区卫生服务评价是以社区卫生服务计划要求为标准对社区卫生服务的质量、社会效益和经济效益进行的综合分析评估，是社区卫生服务管理的重要环节，是社区卫生服务计划的继续和发展。经过评估，巩固成效，找出问题，采取相应措施，防止类似问题的发生。在管理循环的基础上，不断找出尚未解决的问题和预计出现的新问题，确立新的目标，制定新的计划，进入新一轮的循环，每一次循环，将使社区卫生管理工作迈向新的台阶。

社区卫生服务评价是对社区卫生服务全过程的评价，根据不同过程，服务评价分为目标评价、过程评价和结果评价三种类型。

目标评价指对计划目标的评价。围绕确立的计划目标，评价目标的科学性、合理性和可行性，最终评价计划目标的达成程度。

过程评价指对卫生服务实施过程绩效的评价。通过对实施过程加强监督、控制，分析卫生资源的利用程度、社区卫生计划进展程度等，及时发现问题，及时调整相应对策，解决问题，确保计划顺利实施。

结果评价指针对卫生服务计划实施后取得的成效的评价。结果评价对应于长、中、短期的卫生服务计划，可分为长期效应评价、中期效应评价和短期效应评价，长期效应体现了卫生服务的持续性发展绩效，短期效应则表现为卫生服务的短期绩效，完整的卫生服务结果评价应注重对卫生服务长、中、短期绩效的综合评价。

（二）社区卫生服务评价的意义

社区卫生服务评价的意义为：

1. 阐明并评价社区卫生服务项目的价值及其可行性、推广性，使卫生服务工作更加科学合理。

2. 评价卫生服务的进展及目标实现度，找出差距，探讨今后工作方向及工作重点。

3. 分析社区居民卫生服务需要量和评价居民卫生服务需要量满足度。

4. 分析提供卫生服务的数量和质量，探讨影响社区卫生服务利用的因素，为建立与社区卫生服务需求相适应的组织结构提供依据。

5. 对社区卫生服务产生的社会效益和经济效益做出客观评价。

6. 通过对相关指标和标准的评价，及时反馈，及时修改调整，不断提高社区卫生服务质量。

7. 为制定适宜的社区卫生服务计划及科学决策提供重要依据。

（三）社区卫生服务评价的基本程序

社区卫生服务评价的基本程序包括以下三个步骤：

1. 确立标准

评价标准必须能最好地反映评价项目的目标。目标包括总目标和具体目标。

总目标是从总体上阐明计划工作应该达到的目的，能够说明总体的要求和大致的方向。卫生部提出发展社区卫生服务的总体目标为：2000 年基本完成社区卫生服务的试点和扩大试点，2005 年各地基本建立起社区卫生服务体系框架，2010 年在全国建立完整的社区卫生服务体系。

具体目标是总目标分解到各主要环节上的目标，是对总目标的具体说明。如社区卫生服务投入、社区诊断、健康促进、疾病诊治及慢性病管理、妇幼保健、老年保健、特殊人群管理、卫生防疫、社区护理、健康档案、社区卫生服务满意度等目标。

根据上述目标，建立评估指标体系，即从社区卫生服务总目标和分目标出发，建立各种科学合理、可量化、可考核的评估指标体系。

2. 衡量成效

掌握及时、准确、可靠的信息是进行科学评价的基础，没有信息就不能进行科学客观的评价。卫生服务评价资料可从下列途径获得：国家规定由各级医疗卫生机构定期逐级报告的工作报表、日常工作记录（如门诊、住院）、各种报告卡（如出生报告、死亡报告）等。另外，专题调查可以对所研究的问题进行深入细致的调查研究，取得常规登记和报告不能取得的信息，因此也是卫生服务评价不可缺少的手段。常用专题调查方法有调查法、访谈法、观察法、健康检查法等。

3. 分析资料

针对社区卫生服务的实施情况，从社区卫生服务的投入、过程、产出三个方面，按照建立的社区卫生服务评价指标体系，结合社区卫生服务的综合性、全方位、一体化服务、连续性、负责性、可及性、方便性、协调性、团队合作、尊重患者等特点根据取得的调查资料进行分析、比较、判断、推理，对社区卫生服务进行综合评估。

（四）社区卫生服务评价的内容

从社区卫生服务的目标与任务出发，确立社区卫生服务评价的内容。

1. 社区居民的卫生服务需要

社区卫生服务的基本任务就是最大限度地满足居民的卫生服务需要。因此，研究社区居民卫生服务需要及满意度，健康结果的公平性，分析不能满足和需要变化的原因及影响因素，是制订卫生服务计划、科学分配卫生资源、加强卫生服务管理、促进社区卫生服务发展的客观依据。

2. 社区卫生服务利用

社区卫生服务利用是根据社区居民的卫生服务需要，卫生机构使用卫生资源，为居民提供各种卫生服务的数量和质量的统称。如预防保健服务利用、住院服务利用、妇幼保健服务利用、门诊服务利用等。分析卫生服务利用，服务提供的可及性与卫生资源的分配合理程度，目的是提高卫生工作的社会效益和经济效益。

分析社区卫生服务的负性指标可以了解社区卫生服务不能满足的程度（潜在的需求），进一步分析服务不能满足的原因，对改进社区卫生服务的普及性有指导意义。

3. 卫生资源

卫生资源包括人、物、财、技术和信息等多方面组成，是国家、社会和个人对卫生部门综合投资的客观指标。社区拥有的卫生机构数、床位、卫生人力及卫生经费等是衡量社区卫生资源的重要指标。

4. 工作活动评价

对卫生部门为实现一定的目的而使用卫生资源所开展的活动，衡量的指标有工作活动的内容、数量和质量，对接受卫生服务的对象方面，衡量的指标有服务后的结果和影响。

社区卫生服务工作活动的指标繁多，如医疗服务在供方就有：医院的数量以及分类、床位使用率、床位周转率、入院和出院病人数等；接受方有：诊断符合率、治愈率、好转率、转院率、病死率等。在预防方面，供方提供的疫苗数以及冷藏设备等，接受方的单苗接种率和疫苗覆盖率等。

5. 态度

居民和卫生工作者对社区卫生服务采取的态度，受政策、经济、文化、行为、心理因素、健康教育等多种原因的影响。研究人们对待社区卫生服务态度的影响因素，可以从卫生服务的提供者和接受者两方面了解对待社区卫生服务的态度和关心支持程度，进一步改善社区卫生服务质量。这方面可采用询问随访和追踪观察两类方法进行评估。

6. 效益

效益评价是将卫生服务各项投入和产出均折算成货币来评价项目的价值，包括直接成本、间接成本、直接效益、间接效益。社区卫生资源拥有量是衡量社区经济实力、文化状况和卫生水平的标准。社区卫生资源的投入和分配与卫生服务需要应相适应，研究投入量和产出量之间的比值是对社区卫生服务方案做出投资决策的依据，是评价社区卫生服务经济效益的重要指标。投入的费用一般包括直接费用（实际消耗费用，如门诊、住院等的药费、卫生材料消耗以及设备费）和间接费用（理论消耗费用，如因疾病等造成劳动能力的丧失等）。评价方法常用成本－效益分析、成本－效果分析和最小费用分析。

7. 效率

效率是指卫生服务各项目的成果同花费的人、物、财及时间之间的比较分析。评价效率的目的在于采用更节省资源的方式来开展社区卫生服务，不断改进社区卫生服务的实施方法，提高社区卫生服务的实施效率。

8. 效果

效果评价是对社区卫生服务项目实施活动达到计划的目标和指标程度的总评价，也是对社区卫生服务项目最终结果的评价。评价的指标可以用死亡、疾病、丧失劳动力、不适和不满意进行衡量。效果评价可以从两方面进行，首先评价社区卫生服务的实验方法是否有效，因为只有肯定方法的效果才能从经济效益上评价是否值得推广。其次评价有效方法是否能为社区居民接受，如果有效方法不能为社区居民接受，出现无效结果并不能否认方法本身的效果。

五、社区卫生服务的现状及发展趋势

（一）国外社区卫生服务发展情况

20世纪60年代后，随着工农业的发展及科技进步，影响社区人群健康水平的因素越来越多，如三废污染、城市人口老龄化、慢性非传染性疾病逐年增高，社区人群死因谱的改变，医学模式的转变等因素，推动了西方一些发达国家社区卫生服务的发展，其中较有代表性的是以社区卫生服务为导向的英国卫生服务制度，以市场化为导向的美国卫生制度和以保险为导向的日本卫生制度，他们的卫生保健体制中共有的特点是：发展社区卫生服务。

1. 英国模式

1945年英国议会正式批准“国家卫生服务法”，明确提出在英国实行由政府税收统一支付的医院专科医疗服务、社区卫生服务和全科医生制度。1948年实行了国民健康保险制度（national health service，NHS），对全民提供免费的综合卫生服务，费用由财政负责。20世纪60年代英国进入老龄化年代，由于医院服务成本高，50%以上医疗费用被老年人占用，为了控制医疗费用，国家卫生行政部门将一部分资金转移到地方政府，进一步发展社区老年服务，并向妇女、儿童、婴幼儿、残疾人等脆弱人群倾斜，1976年工党政府发表的“卫生服务与个人社会服务的优先权”白皮书强调了发展社区卫生服务的重要性。1976～1987年11个财政年度卫生经费始终保持占国民经济总收入的6%～7%。1986年提出将预防、保健服务从医院转移到社区、家庭、学校，推动了健康教育、家庭护理、传染病预防的开展，实现了以计划为导向的国家卫生制度，促进了社区卫生服务。在服务方式上，全民免费获得全面的社区卫生服务，公民可以选择全科医生（general practitioner，GP），建立稳定的社区卫生保健关系。社区卫生服务实行经费预付制，GP按服务居民数量通过与卫生局签订合同获得经费，提供24小时的服务，内容包括传染病、慢性非传染性疾病，以及意外损伤的预防，疾病初级诊断，社区现场急救，家庭护理，妇女产前、产后访观。儿童保健，老年保健，社区康复，健康教育与咨询指导，计划生育指导等、大量的医疗保健在社区内解决，病人到医院就诊必须经全科医生转诊（急诊除外），因此GP成为病人流向医院治疗的"守门人（gate-keeper）"，这对改善居民健康，控制医疗费用上涨，起了重要作用。

2. 美国模式

美国是以市场化运行机制为核心的多元化卫生服务制度。主要依赖雇主为其雇员及其家属提供健康保健，政府只为65岁以上的老年人、残疾人和一部分穷人提供救济保险。美国还有一个健康维护组织（health maintenance organization，HMO）是一种集筹资金与医疗服务于一体的预防保健组织，其成员只需要按月交纳固定费用，就可以免费得到门诊、住院和预防等综合性卫生保健服务，美国的卫生保健费用占国内生产总值14%，年人均3500美元。美国的全科医生教育有严格的要求和很高的标准，他们的全科医生队伍是一支高学历、高学位、高素质的队伍，但他们不足的地方是卫生保健的公平性差，有许多人没有任何医疗保险，费用上涨过快，卫生资源分配不合理。为了解决这两个问题，克林顿在连任总统时把卫生保健改革作为施政的首要举措，提倡重点发展家庭医学，研究社区健康保健问题，用最少的资源，解决社区共同的健康问题和需求，并且实行老年保健前瞻支付系统（PPS）和根据诊断病种付费采用节余留存、超支不补办法来控制经费。在社区以社区卫生服务中心为核心，以GP、护士、社会志愿者等团队式服务为形式，以家庭为单位，由GP提供连续性、综合性、协调性、可及性的医疗服务，他们的社区卫生服务体系充满活力、形式多种多样，但是美国承受的卫生保健费用之高则是任何其他国家健康服务体系无法承受的。

3. 日本模式

日本采取的是以保险为导向的卫生服务体系，国家负责筹资70%，其余30%的70%由私人医疗保障中承担，实际个人自负费用仅是总费用的9%。为了抑制医疗费的攀升，日本也把基本医疗保健服务导向社区。其社区卫生服务的重点是对生活不能自理的老年人和残疾人。

这些国家的实践证明；以研究居民健康状况、强调家庭医学和健康促进为主的社区卫生服务，既可以提高卫生服务的公正性、可及性及效率，还可以有效控制医疗费用增长，提高居民健康水平。因此，1978年WHO要求各国大力发展社区卫生服务，以"人人享有卫生保健"为目标，推动社区卫生服务的实施。

（二）中国社区卫生服务的现状

我国社区卫生服务的雏形可以追溯到1981年中美两国专家在上海县进行的卫生服务调查，但直到1997年《中共中央、国务院关于卫生改革与发展的决定》提出"加快卫生管理体制、卫生服务体系和卫生机构运行机制的改革步伐，积极推进城镇职工医疗保障制度改革"后，才为社区卫生服务的发展提供了良好的机遇，近年来，在广大医务工作者的努力下，我国的社区卫生服务工作已有了实质性的进展。

1. 主要成绩

（1）网络正在形成

发展社区卫生服务，必须建立完善的社区卫生服务网络，至2003年年底，全国已有

95%的地级以上城市，52%的县级市开展了社区卫生服务，通过资源重组、结构和功能改造等措施，设置城市社区卫生服务中心（站）13967个，平均每个中心覆盖居民4.9万人，每个站覆盖1.5万人左右，一些地方还建立了护理院（站）等其他形式的社区卫生服务机构。

（2）队伍素质得到提高

目前全国已有11万余名医师，近8万名护士和数万名其他卫生技术人员从事城市社区卫生服务工作，各地对社区医生、护士等专业人员进行了多种形式的培训，近80%的社区卫生服务中心和62%的社区卫生服务站参加了全科医师岗位培训，65%的中心和47%的站参加了社区护士岗位培训，社区医务人员的学历有所提高，通过大中型医院医务人员到社区服务机构兼职，公开招聘社区医务人员以及聘请离退休人员等途径，弥补了较高素质技术人员的不足。

（3）功能逐步完善

六位一体的服务功能需要创造条件逐步实现，各地社区卫生服务机构普遍开展了社区门诊、家庭出诊、家庭护理、家庭病床等便民医疗、护理服务，有的还开展了老年人照料等相关的延伸性服务，社区预防保健功能也得到加强，使中医药进一步走进社区，贴近居民，在抗击非典等重大疾病的斗争中，社区卫生服务机构和医务人员积极投身于群防群控，功不可没，发挥了不可替代的基础性作用。

（4）受到群众欢迎

近年来，全国城市社区卫生服务机构为城市居民做了大量的工作，设置了家庭病床，建立了家庭健康档案，由于就近方便，费用低，服务态度好，深受群众欢迎。据远东零点调查公司对浙江省宁波市海曙区居民抽样调查，在社区各项服务业中，最受欢迎的是社区卫生服务，居民满意率达到83%以上。上海一些受益居民说“全国有个雷锋，上海有个徐虎，我们小区里有社区医生”，该市社区卫生服务中心的诊疗人次已占全市各类医疗机构门诊总量的35%，社区卫生服务在小病医疗方面呈异军突起之势。

3. 主要经验

经过不断实践和探索，各地的主要经验是：

（1）卫生部门认识到位是前提

只有卫生部门首先提高认识，才能为政府发挥好参谋助手作用，才能协调政府有关部门，才能宣传动员社会力量，共同营造良好氛围，推进社区卫生服务工作。

（2）政府加强领导是保障

社区卫生服务属于社会事业，涉及方方面面，政府必须加强领导，才能协调各个方面力量，目前全国31个省、自治区、直辖市均出台了发展社区卫生服务的政策文件，许多地方，政府高度重视。

（3）体制机制创新是动力

在体制机制创新方面，许多地区进行了探索，取得了明显成效，形成了完善的社区卫生服务网络，建立社区责任医生制，将服务网络向居民家庭延伸，提升了社区卫生服务的档次和技术水平，一些城市引入竞争机制，在明确资质要求和任务的前提下，公开招标选择举办者，招聘医务人员，引进优质资源。

（4）人才队伍建设是支撑

社区卫生服务平台是靠人才支撑的，如天津、上海等地一直重视人才培养工作，已培育出一支技术合格、居民信赖、熟悉社区卫生服务的全科医师和护士队伍，促进了社区卫生服务队伍整体水平的提高，使社区卫生服务在群众中扎根，深入人心。

(5) 满足居民健康需求是目的

发展社区卫生服务，是为了满足城市居民等多方面的健康需求，当前的着眼点是缓解群众看病难、看病贵问题，只有把群众的健康放在心上，坚持预防为主，方便群众，才能使社区卫生服务工作赢得群众认可，实现社会效益和经济收益的统一。

(6) 加强和改进行业监管是关键

社区卫生服务的场所较为分散，确保群众在社区、家庭就医的安全十分重要。因此必须依法加强机构、人员、技术准入和执业监管，促进社区卫生服务机构提高质量，取信于民。

(7) 落实和完善相关部门的配套政策是条件

发展社区卫生服务是政府相关部门共同的事情，只有在政府有关部门政策配套，业务用房解决，公共卫生投入保证，把社区卫生服务纳入城镇职工基本医疗保险和社区建设的情况下，才能使社区卫生服务有生机活力，持续发展。

4. 主要障碍

(1) 领导认识不到位

部分政府领导没有正确认识到社区卫生服务的性质和地位，没有意识到这是一项政府行为，是为民办实事的“德政工程”，是满足人民基本医疗需求、保证人民健康的重要手段。尽管目标很理想，但措施不力，未能发挥政府强有力的调控作用，责任不到位，目标成为口号，流于形式。

(2) 发展经费不足

在发展社区卫生服务过程中，投入资金数额不能满足开展社区卫生服务的需要。目前，大多数用房规模小、人员少、设备差。从运营情况来看，基本上没有起到应有的作用，社区卫生服务在经济上得不到有力保障，医疗服务收费成了重要补偿渠道，药品又在其中占有绝对地位，这种补偿机制在很大程度上决定了目前一些社区卫生服务中心把开展医疗服务置于重要地位，而忽视了公共卫生服务工作。

(3) 双向转诊制度不完善

一些地方对各级医疗卫生机构的职责不明确，双向转诊制度不落实，未能发挥各类机构在社区卫生服务中应有的作用。

(4) 队伍业务水平有待提高

虽然每年都有全科医师的培训，但是数量有限，远不能满足社区预防保健的需要，从全科医生培训的质量来看，目前经过正规培训的全科医生，多数还是回到社区卫生服务中心从事专科医疗活动，而不是深入社区开展整体的六位一体服务。对社区卫生服务人员没有实行严格的准入制度，技术水平有限，诊治不科学，操作不规范，用药不合理，社区居民得不到价廉、质优的卫生服务，知识结构和观念不能满足社区卫生服务的需求，负责治疗、预防保健等多方面工作有明显差距。

(5) 服务不规范，监管力度不强

一是服务功能不全面，尚未做到六位一体；二是医疗和预防保健工作明显脱节，未能真正为居民提供一体化的综合性服务。三是管理制度不健全，疏于管理，难以保证医疗安全。

(三) 社区卫生服务的可持续发展

1. 发展社区卫生服务的总体目标

(1) 到2000年，基本完成社区卫生服务的试点和扩大试点工作，部分城市应基本建成社区卫生服务体系的框架。

（2）到2005年，各地基本建成社区卫生服务体系的框架，部分城市建成较为完善的社区卫生服务体系。

（3）到2010年，在全国范围内，建成较为完善的社区卫生服务体系，成为卫生服务体系的重要组成部分，使城市居民能够享受到与经济社会发展水平相适应的卫生服务，提高人民健康水平。

2. 社区卫生服务的发展趋势

目前社区卫生服务的发展趋势已形成“政府领导，部门协调，街道搭台，卫生运作，社会参与”的社区卫生服务格局，这为社区卫生服务的可持续发展奠定了良好的政策基础。

（1）把推进社区卫生服务列入政府工作目标

社区卫生服务是政府实行一定福利政策的社会公益事业，是政府的重要责任，要把这项工作列入政府工作目标，进行系统考核评估、督查和调研；作为社区建设和社区发展的一项重要内容予以统筹规划、组织实施，将社区卫生服务和城市文明建设融在一起。

（2）部门综合协调管理，完善配套政策与措施

政府要成立社区卫生服务协调组织，卫生、计划、财政、物价、劳动和社会保障、民政、人事、教育、建设、计划生育、中医药等有关部门，要各负其责，完善有关配套政策与措施，提供良好的内外部环境，及时协调解决各种具体问题和困难。构建符合我国国情的社区卫生服务组织网络。

（3）完善社区卫生服务筹资渠道

要根据我国现阶段的经济水平及卫生筹资环境，在总结各地筹资经验的基础上，拓展和完善社区卫生服务筹资渠道。要进一步探讨和研究社区卫生服务纳入医疗保险的可行性运作机制，确保社区卫生服务可持续发展。

（4）提高全社会知晓率和参与率

加大宣传力度，改变和提高全社会对社区卫生服务的认识，要帮助社区居民树立“小病找社区，大病进医院”的意识，引导社区居民逐步增加保健投入，提高社区居民的健康水平。

（5）改革体制，完善服务模式

建立健全社区卫生服务组织、综合医院和专科医院合理分工的医疗服务体系，完善两级服务模式（综合性医疗机构和社区卫生服务机构），基层医院要存量盘活，整体向社区卫生服务中心转型，社区要实行观念、知识和技能素质的改造。

（6）积极创新，引入竞争

卫生行政部门要转变职能，由办医院转为办大卫生，要积极实施区域卫生规划，对社区卫生服务组织实行准入政策，引入竞争机制；社区卫生服务的规划要把握实践原则、便捷目的、需求的导向和三级服务的准则。努力造就一支高素质的社区卫生服务队伍，适应居民对社区卫生服务的需求。

（7）循序渐进、稳步发展

社区卫生服务不搞一刀切，要以质量带动数量。坚持实事求是、积极稳妥、因地制宜和分类指导的原则，以点带面，要充分利用企业的医疗资源，完善服务网络，不断向纵深发展，不断提高服务水平。

（8）心系社区居民，动态探索卫生服务需求

不断研究和探索社区居民服务需求，要有的放矢的提供服务；同时，要紧扣时代脉搏，引导社区居民健康需求和健康消费，提供深层次社区卫生服务内容，如提供老年护理、临终关怀、生殖保健服务等。

(9) 完善、规范和提供高质量的社区卫生服务内容

要完善“三维立体”服务，即横轴的“六位一体”服务，纵轴的“三位一体（生物心理社会）”服务，立向的连续性服务，力争短时间内将社区卫生服务进入社区和家庭，做好家庭医生的全方位准备。

(10) 多模式、多层次、多渠道培养全科医学人才

要借鉴国外的先进经验，又要结合我国实际，制定有利于全科医师培养、考核、使用和管理的相关政策，稳定队伍。既要培养高层次、高素质的全科医生，又要注重在职人员的岗位培训，要加强全科医学理论、知识和技能的学习与培训，要逐步开展全科医师继续教育，满足不断发展的社区卫生服务需要。

(11) 拓展渠道，完善补偿机制，使经济上有可持续发展能力

完善补偿机制有以下几个方面。一是政府对社区卫生服务应加强投入，应在预防服务、保健服务、康复服务和健康教育服务方面着力研究基本服务包和发展服务包，并对服务包进行操作规范的研究，进行成本核算，以便给予合理的补偿。二是社区在房屋建设、基地建设和宣传教育方面应有一定的补偿。三是卫生行政部门要投入一定的科研专项经费，以有利于提高社区卫生服务的水平和质量。四是出台社区卫生服务项目的收费标准。要严格物价管理，恪守服务承诺，取信于民，赢得政府、部门、医疗卫生组织和社区居民的信赖与支持，也有助于其可持续发展。

(12) 明确社区卫生服务医疗保险范围

原则上必须保障人们能够公平地享受到基本的医疗卫生服务，承保范围应满足多层次的医疗保健需求，既要考虑不同经济水平人群的需求，还要考虑不同年龄、性别人群的特殊需求，鼓励享受公费医疗和劳保医疗的职工利用社区卫生服务，接受社区卫生服务的费用允许报销；同时，接受社区卫生服务时个人共付的比例应尽可能小，社区能诊治的常、多、普疾病如去大医院就诊要加大个人共付比例。要探索社区各种形式的合作式健康保险制度。使经济上有可持续发展能力。

(13) 加强管理，保证质量，健康发展

社区卫生服务质量是社区卫生工作的生命线。因为社区卫生服务的服务范围广，服务环境不同于医院，管理上有其特殊性。这就要求各级卫生行政部门要建立健全规章制度，重视规范化管理，强化监督管理和考核评价，做到依法发展和管理社区卫生服务，确保其规范化、制度化和科学化，并实行全员质量管理和全程质量管理，使社区卫生服务有可持续发展的能力。

小　结

社会福利是指国家、社会组织和企事业单位为满足社会弱者和各类社会成员或本单位职工基本物质文化生活需求而提供和组织实施的、带有福利性的服务保障和收入保障，具有均等性、广泛性、非盈利性、补充提高性、费用来源的财政性等特征。

作为社会福利重要部分的社区卫生服务是指由政府领导、社区参与、上级卫生机构指

导，以基层卫生机构为主体，全科医师为骨干，合理使用社区资源和适宜技术，以人的健康为中心、家庭为单位、社区为范围、需求为导向，以妇女、儿童、老人、慢性病人、残疾人等为重点，以解决社区主要卫生问题、满足基本卫生服务需求为目标，集预防、医疗、保健、康复、健康教育、计划生育技术等为一体的有效、经济、方便、综合、连续的基层卫生服务。

我国社区卫生服务在政府的支持下迅速发展，并已逐渐显现出其经济、快捷、周到的基层卫生服务特色，受到群众的欢迎。但也呈现了许多问题，如双向转诊制度无法落实、人员素质和业务水平有待提高、以药养医、以医养防的现象仍然存在……社区卫生服务如何自我完善、持续发展，是政府和人民普遍关注的问题。

思考题

1. 简述社会福利的概念。（Please explain what is social welfare）

2. 社区诊断与临床诊断有何区别？（What is the difference between community and clinical diagnosis）?

3. 发展社区卫生服务意义何在？（What are the implication for community health service development）

4. 为什么社区卫生服务的双向转诊制度不能很好地落实，试用你学过的社会医学理论解释之。（Why is it difficult to realize the two-way referral of community health service? Please try to explain it by using social medicine theories）

（方小衡）

第九章　社会卫生策略

中国正在经历着人口快速老龄化的挑战。据联合国估计，2000 年中国 65 岁及以上人口占总人口的 10.1%，到 2050 年，该年龄人口将占总人口的 29.9%。快速老龄化带来了卫生保健服务需要量的迅速增加。与 1998 年比较，2003 年城市 65 岁及以上居民的两周患病率增加了 15%，农村增加了 4.6%。

在五年内，老年人疾病模式发生了变化，慢性非传染性疾病已经成为老年人口的主要健康问题。例如，从 1998 年到 2003 年，急性上呼吸道感染的患病率从 64.5‰降低到 51.3‰，到 2003 年，高血压取代急性上呼吸道感染成为患病率第一位的疾病，患病率为 55.4‰，远高于 1998 年的 30.1‰ 农村居民的高血压患病率迅速上升，为 1998 年的两倍，而城乡老人呼吸系统和消化系统的急性病患病率都明显下降。

然而，现有卫生保健体系却不能有效地应对以上新问题。医疗服务的有效利用量下降，与 1998 年相比，两周病伤就诊率总体降低了 6.2%。应该利用而没有利用门诊医疗服务者的比例为 54.3%；与 1998 年相比，城市未利用门诊服务者的比例增加了 13.6%，农村增加了 37.2%。未利用医疗服务的主要原因是经济困难。门诊患者中因经济困难未就诊比例达到 40%。由于经济困难未能就诊者的比例逐年增长，比之 1998 年，2003 年城市和农村分别高出 12.7%和 5.2%。

收入低、社会医疗保险参加率低限制了老年人口对医疗服务的利用。北京市城区老人拥有社会医疗保险的比例只有 37.5%，全国农村老人参加合作医疗的比例只有 12.6%。而合作医疗也只是刚刚起步，其自付比例较高。

随着疾病模式的转变，需要老年人掌握相应的健康知识，采取有效的自我保健方式。有 80%的北京老人知道健身、戒除烟酒能够有效控制慢性病。但是每年体检的老人不到一半，农村老人就更少。自我保健意识和行为与文化程度密切相关，文化程度低的老人明显缺乏自我保健意识，甚至不能有效地控制烟酒摄入。老年高血压患者中只有四分之一定期测量血压，血压控制良好；糖尿病患者中有三分之二不测餐后血糖。

从 1999 年开始创立的社区卫生服务，面向老年人、儿童、妇女等健康弱势群体，提供优质、低廉和可及的服务。社区卫生服务有着很好的理念，但仍存在着各种实现这一理念的障碍，如政府缺乏资金投入、缺乏有效的培训方法来提高全科医师的资质。因此，目前仅有不到四分之一的居民利用社区卫生服务。

解决老年人的健康问题，需要政府和全社会的共同努力。首先，政府应该通过提高老年人社会健康保险的覆盖面，保证老年人卫生保健的可及性。其次，需要提高现有社区卫生服务体系应对老年人基本卫生服务需要的服务能力，如加大政府投入力度、加强基础建设和人力培训。第三，需要提供整合性的社区卫生服务，包括医疗、保健、康复、生活照料服务；第四，寻找针对低文化程度老人的健康促进手段，提高他们的健康意识，改变他们的健康行为。

上面这段文字，说明了老年人所存在的健康问题和解决的对策。简单的健康教育课堂、宣传册和医生教育，并不能改变老年人的行为，也不能改善慢性病的管理。所有的健康问题，都在呼唤由政府主导、社会参与的综合性措施。这就是本章将要介绍的社会卫生策略。

社会医学的根本逻辑，是通过社会医学诊断，制订社会防治对策。社会医学诊断的过程首先是要搞清人群的健康问题，也就是回答“是什么”的问题；然后找出影响健康的因素，从而回答“为什么”的问题。这个过程最后要回到一个重要的出发点，即如何对待这些健康问题，这就涉及制订和实施社会卫生策略。本章将介绍社会卫生策略的概念、实行社会卫生策略的原因和社会基础，引入千年发展目标、人人享有卫生保健的理念和初级卫生保健的概念，最后介绍中国卫生改革与发展的现状及问题。

第一节　社会卫生策略

一、策略

策略（strategy）与政策（policy）的概念是相互联系的。所以在了解策略是什么之前，需要了解什么是政策。

政策是国家机关、政党和其他政治团体在特定时期为实现或者服务于一定的社会政治、经济、文化目标所采用的政治行为或特定的行动准则，是一系列谋略、法令、措施、方法、办法、条例的总称。

按照政策的这个定义，可以将政策分为三个层面：第一，总政策，它包括路线和战略，英文中称之为 philosophy、vision 或者 ideal，代表一个国家、政党等政策制定者的“大政方针”和“前进方向”，这些政策可理解为宏观政策，它往往比较抽象。如我国的卫生工作方针是“以农村为重点、预防为主、中西医并重、依靠科技和教育、动员全社会参与”。第二，基本政策，它包括策略和方针，英文中称之为 strategy，往往在国家大政方针指导下，由具体的行政部门构建。我国卫生部提出的一些较为详细、具体的卫生方针，就可以归纳为这个层面，如 2002 年卫生部等 10 部委发出《关于加快发展城市社区卫生服务的意见》，指明了今后国家社区卫生服务发展的方向。所以，策略事实上是政策的一种，可理解为中观的政策。第三，根据策略的方向，卫生行政部门和相关部门可以制定相关的具体计划和措施，这些可以理解为微观的政策，如《创建全国社区卫生服务示范区活动实施方案》。

二、社会卫生策略

根据以上论述，社会卫生策略，事实上指的是国家卫生发展的政策。它在卫生工作方针之下，但在具体的措施和办法之上。这些政策不仅涉及卫生领域，也包括卫生相关领域。这些相关领域如健康保障（涉及劳动和社会保障部、财政部）、药品安全和供应（涉及药品监督管理局）、食品安全（涉及检验检疫局）、贫困医疗救助（涉及民政部）、农民医疗服务和农村卫生（涉及农业部）、环境卫生（涉及环保局）。估计与居民健康相关的国家级行政部门有十几个。

社会卫生策略是国家和政党，委托卫生行政部门制定。它的作用对象是全体人民。所有的社会卫生策略，如医疗卫生技术、区域卫生规划、社区卫生服务和初级卫生保健，都与保护人群健康相适应的政治、经济、法律和文化教育等政策相互关联，所以社会卫生策略的制定和实施，不仅是卫生部门的事，而是全社会的事。

三、社会卫生策略的制定

1. 发现卫生问题

健康状况评价是发现健康问题的根本途径。它分为三个层次：

（1）不健康状况评价，评价根据生物医学模式，评价目标主要是患病和死亡，可以用死亡率、患病率、减寿年数等指标衡量。它所评价的是负向的、躯体的健康，是健康的极端状态，或者是明显的躯体不健康状态。

（2）亚健康状况评价，评价根据生物－心理－社会医学模式，认为健康是连续的，在躯体、心理和社会方面完全健康与完全不健康之间，存在着尚未出现临床体征的不健康状态。评价目标是找出这种临床前期状态，及时进行预防。可以用症状功能评价、日常生活活动能力评价，情绪、认知状况测量等指数衡量。它所评价的是一种健康的中间状态。

（3）健康状况评价，评价根据生物－心理－社会医学模式，目标是测量被评价者躯体、功能、心理、精神支持和社会方面的健康程度。主要评价方法是健康相关生活质量、健康危险因素评价、社会交往、社会支持等指数。

2. 寻找健康问题的原因

在考察健康影响因素的时候，通常我们比较容易找出健康问题的直接根源。如结核病的直接原因是结核菌，如果没有传染源、传播途径和易感人群，就不会发生结核病。但是通过深入分析，就可以发现不同特征人群患病率不同，如文化水平低的贫困人口结核病的患病率高。

所以在直接原因的背后，还有更根本的原因，如体制的因素、政策的制约、经济的影响、职业的限制、社会组织的失败。没有足够的经济支持，就无法选择一种良好的生活方式，无法选择饮食、闲暇时间的消遣和健身。社会不公平、不平等限制了具有同等权利的公民向上流动的机会，从而限制了他们选择健康生活方式的机会。所以，贫困、不公平、社会经济地位是健康的根本影响因素。

3. 确定需要优先解决的问题

当我们发现了诸多健康问题以后，就要确定哪些问题需要优先解决。原则是：第一，符合客观实际，即它确实是专家和群众所认可的热点问题；第二，有解决的可能性；第三，符合政治事件发展的规律，卫生策略的制定应当与国家的发展方向、内外环境、大政方针相一致。例如中国加入世界贸易组织之后，制约中国社会发展的最大问题就是农村、农业和农民问题，政府提出“全面建设小康社会”的目标，重点在于发展农村。卫生策略的制定，也相应地要以解决农民健康问题为目标。

4. 制定社会卫生策略

社会卫生策略的制定，包括卫生政策目标确定和卫生策略方案拟定。政策目标，是政策制定者要实现的一种理想状态和衡量目标实现的一系列指标。目标与要解决的卫生问题密切相关。

卫生策略方案的拟定包括设计、论证和合法化三个阶段。

备选方案的设计是个动态的过程，包括设想、分析、初选、评定、淘汰等环节。人们一般把这个过程分成两个阶段：大胆寻找和精心设计。大胆寻找，就是完成对方案的轮廓设想，一般从经验和已有知识入手。精心设计，就是要把每个备选方案尽量细化，更重要的，是要对方案可能产生的结果进行预测，这些结果包括由于技术、政治和经济诸方面的原因可能产生的后果，尽可能科学、全面地做出估计，反复测算、细致推敲，尽可能经得起怀疑者和反对者的挑剔。

备选方案库应当具有以下特征：

（1）所拟定的所有方案都应当进入方案库。

（2）方案之间必须互相排斥，如方案甲不能包括方案乙。

（3）拟定的方案在考虑经济可行性、技术可行性的前提下，必须考虑政治可行性。

没有任何一个方案是十全十美的，所以备选方案的最终选定，可以依据以下原则：

（1）能最大限度地实现卫生政策目标。

（2）能最少地消耗各种政策资源。

（3）能对多种风险具有最大的应变性。

（4）能在政策实施中产生最小的负面效应。

在影响较大的政策方案初步选定之后，还要进行试点，发现问题，完善政策设计，才能最终确定备选方案。

不同政策方案的提出者，价值观不同，利益不同，掌握的知识不同，对卫生问题的看法也不同。寻找证据支持自己的主张、反驳他人的看法的过程就是政策论证。例如国家重大改革方案，需要经过论证，来做出最后的选择，没有经过认真论证的政策是存在风险的。论证的目的：一是再次检验政策提出的理由，促使提出者审慎地对待自己的结论，反思分析的方法；二是通过这种批判式的交流活动，使得相互冲突的组织，在说服与争论中达成相互理解，接受所认同的政策主张。

政策方案被选出来之后，需要依照一定的法律程序予以审定，即合法化（legitimation），它才具有约束力。例如，我国的卫生相关的政策分为法律、条例和部门规章三个等级，取得合法地位的部门不同，约束力度也不同。卫生相关法律需要经过人大审议通过后发布实施；卫生相关条例需要国务院签署生效；而部门规章则由卫生部颁布。让方案获得合法采纳的过程，也是利益相关集团之间利益的协商、协调过程，有的时候要耗费很长的时间。

现代疾病充满了复杂性，如冠心病。20世纪50年代在美国小镇弗雷明汉所进行的一项至今为人们所称道的研究，清楚地表明了现代疾病的多因多果性。研究对这个小镇中30岁到60岁的人进行随访，对他们的后代也进行了追踪，方法是观察他们的健康及其影响因素，包括生活环境、工作环境、心理、性格、行为、既往疾病史等。随访办法是每两年进行一次体检，一直持续到他们死亡。把因冠心病死亡者和非冠心病死亡者的这些因素做比较，发现与冠心病明显相关的因素包括如下几个范畴：生物学因素，如年龄和性别；相关疾病的有无，如高血压、高血脂和糖尿病；行为因素，是否A型行为性格；生活方式因素，是否肥胖和吸烟。

1972年，在挪威奥斯陆所进行的一项研究证实了行为因素与疾病的因果关系。这项研究是饮食干预研究，参加对象为1232名男性，40～49岁，吸烟，高血脂。对这些男性进行了持续5年的饮食干预，内容是改变他们的日常饮食习惯。例如，挪威人通常习惯吃含动物脂肪和蛋白质丰富的食品，饮食当中蔬菜和水果的比例低。对于干预组，要求所有参加者把日常饮食当中的饱和脂肪变成不饱和脂肪，降低脂肪含量，同时降低脂肪和蛋白质在饮食当中的比例。他们原本每天吃两个鸡蛋，吃白面面包、全脂奶、牛肉和动物黄油。改变饮食习惯后，他们每天只能吃一个鸡蛋，改喝脱脂奶，吃全麦面包，植物黄油，用鱼类代替牛肉。研究结果发现，1232名男性平均血脂水平降低了13%。

另外一项著名的通过行为改变降低危险因素的研究是哈佛大学校友研究。时间是 1962 年到 1978 年，参加对象是哈佛大学 16936 名 34 ~ 74 岁男校友。这一随访研究了解他们锻炼与降低期望寿命损失之间的关系。随访的内容主要是他们日常所从事的体育锻炼内容、频率及强度。结果发现，运动和体育锻炼能够降低期望寿命的损失，最为有效的中等强度运动。

以上的几个例子，直接向人们揭示了行为因素在健康当中的作用。但是，人们为什么有这样，而不是那样的行为？比如说，人们为什么选择吸烟，而不是选择不吸烟？为什么选择吃高脂肪的饮食，而不是选择健康的饮食？也许有人会简单地把这些归因为习惯或者人们的意识。那么，为什么人们会这样的习惯和认识呢？很少会有人愿意把这个问题问下去，也很少有人愿意回答这个问题。原因是：这个问题是有答案的，但是这个答案有时候是令人沮丧的。因为科学家的观点是，发现问题就要解决问题。

我们看到了直接的健康影响因素，而这些影响因素的后面，有着深刻的社会背景。体制的因素，政策的制约，经济的影响，职业的限制，社会组织的失败，则是这些原因背后的间接因素，或者是根本因素。没有足够的经济支持，就无法选择一种良好的生活方式，无法选择饮食、闲暇时间的消遣和健身。没有足够的社会组织支持，生活中所积累的应激所给人带来的消极效应就必定要通过一些行为宣泄出来，这些行为当中包含着吸烟、饮酒、性乱、吸毒等多种多样的问题。环境污染剥夺了居住在这个环境当中居民获得健康生活的机会；社会不公平、不平等限制了具有同等权利的公民向上流动的机会，从而限制了他们选择健康生活方式的机会。所以，贫困、不公平、社会经济地位是限制健康的根本影响因素。

从以上的直接和间接两种影响因素的作用当中，我们看到针对人群健康的对策不可能是单一的。根据健康的影响因素不同，我们把 20 世纪以来的时期划分成医学时代和后医学时代。所谓医学时代，是指人类的很多健康问题，都受到生物、遗传、行为等方面的影响，比如血压、吸烟、锻炼、食盐、就诊和意识，人们认为生物医学能够解决绝大部分人类的健康问题。而在后医学时代，人们发现医学并不能解决所有问题，尤其是很多健康问题的根源在于社会，解决社会问题才是解决医学问题的根本途径。很多医学家开始寻求与社会学家、公共政策学家以及政府行政部门之间的合作，通过政治的途径寻求解决公众的健康问题。

第二节　个体和群体预防策略的比较

一、个体预防策略

个体预防策略，又称为高危预防策略（High – Risk Strategy），是建立在直接危险因素理论上的一种针对于部分群体的策略。

图 9 – 1 表示的是一个收缩压分布的示意图，横轴为收缩压，纵轴为人群当中的百分比。从这条曲线我们看出，人群中收缩压基本上呈现正态分布，绝大多数人收缩压在以内，收缩压超过 160mmHg（现在是 140mmHg）的人是少数人。这种策略的目的是截短分布，也就是控制住高血压者的血压。比如我们可以给高血压的人服用降压药，把他们的血压控制在“正常”范围。

1. 社会基础

个体预防策略的社会基础是明显的。当个体面临某种疾病的时候，个体能够意识到自己的疾病负担。这种负担不仅是经济上的，疾病给个体所带来的躯体、心理、角色、社会交往诸方面都可能受到疾病的影响。例如，当一个个体具有某种危险因素、可能导致某种疾病的时候，个体通过多种媒介，比如医生、书籍、宣传以及经历过这种危险的人，了解到这种可能发生的负担。

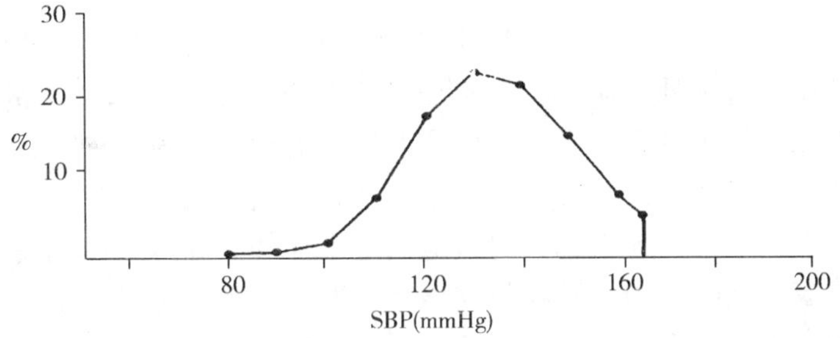

图 9-1　个体预防策略的目的——截短分布

个体预防策略还具有文化、社会和政治背景，人们关心个体胜过关心群体，个体的形象行为更能够唤起他人的兴趣或同情。当我们听到在战争中有多少无辜平民伤亡的时候，我们更多的人会无动于衷，就像我们听说有多少灾民需要救济的时候一样。但是当电视屏幕上出现这样的画面——一家四口人当中，父母和姐姐都被炸弹夺去了生命，只有一个不满周岁的儿童，满脸是血躺在同样被炸得面目全非的医院水泥地上，大睁着两只无望的双眼，有几只苍蝇在他曾经美丽的脸上流连——没有一个人不会露出痛苦的表情，甚至叫出声来。曾经轰动全国的反映失学女童“大眼睛”的获奖摄影作品，成为“希望工程”、“春蕾工程”的强有力的宣传。“大眼睛”牵动了千万人的心，多少人就是因为她而慷慨解囊。

个体预防策略的另外一个社会基础是个体转变知识、态度和行为的动机。当个体具有某种健康危险因素，面临某种疾病困扰的时候，该个体有着强烈的转变动机，力图把危险因素降到最低限度。高血压者减少食盐摄入的动机如此强烈，有时不惜和家人分开饮食。不少人在因过度紧张和疲劳之后出现一些躯体症状，意识到生活方式必须转变，从而放弃了拼命三郎的想法。

个体预防策略还获得医生的支持，因为它符合医生惯常的行为。传统的医生形象是坐在诊室里，等待一个个因为这样那样的问题找上门来的人。这些人自己有痛苦，或者是躯体上的，或者是精神上的，来医生这里寻求诊断和治疗。所以医生对面对他的人的前提判断是“有病”，而他的任务是找出证据来证明对方确实有病，或者是当他找不到足够证据的时候把问题留给病人自己进一步求医问药，或者建议病人如何进一步寻求帮助，即“待查”。对于他已经确切明确是躯体或精神有病的人，他把他们归为“患者”，为他们找出正确的治疗手段。所以，高危人群，实际上就是一些有这样那样问题的人。医生可以用他的惯常思维和惯常的程序，来完成对这些人的治疗。

识别高危人群的方法就是流行病学当中常用的筛检方法。

个人危险因素与健康之间，并不是一一对应的关系。健康危险因素的存在未必导致某种不健康状态，某种不健康状态的发生也未必是某种危险因素所导致。这就是疾病的多因多果性，也是一种病因的不确定性。在慢性疾病当中，这种不确定因素很多，如吸烟和肺癌之间关系极其密切，但也不能够说，吸烟的人百分之一百会得肺癌。这就是在医生和他们所面对的个体之间存在的，需要良好沟通的问题，也是现代社会当中个体必须学会应付的东西。

2. 优点

个体预防策略的优点很多。首先是医患双方都有强烈的动机，处于危险中的个体急于解除危险的困扰，而医生在面对一个可能有问题的但也有可能治愈的个体的时候充分表现了作为医生的一种权力和优越感。

个体预防策略的第二个优点是不干扰非高危人群。比如说，当我们在社区控制高血压的时候，我们没有必要给每个社区居民服用降压药，没有必要让血压正常的人接受常规体检，没有必要让其他人参加健康教育培训和健康咨询。只有那些有着强烈的动机，想要了解更多有关该危险因素的知识以及如何改变行为的人，才接受这些措施。比如说，为降低干预成本和提高干预效率考虑，干预行为难以同时适应高危个体和非高危个体的需要。例如，为了在年轻人当中实施艾滋病预防干预，某项目向该社区所有年轻居民发放了安全套。但是，那些有着固定配偶的非高危年轻人也许就不愿意接受这种预防方式，他们可以有多种选择。而对于高危人群来说，安全套是最为有效的。

个体预防策略的第三个优点是具有现成的思维和组织。医生比较熟悉老一套的诊断和治疗方式，这些诊断和治疗完全可以在现有的医院和诊所进行，不需要另外建立其他的机构；对这些服务的行政指导也只需要做一些观念上的转变，不需要增加另外的行政部门，没有成本的增加。

第四个优点是成本－效益好。在高血压的例子中，成本一定的情况下，能够提供的降压药物和健康促进人力和物力资源是有限的。如果把这些资源用在整个人群，所能够控制到的高危人群数量就大大减少。所以，把有限的资源用在高危人群当中，能够实现良好的成本效益。

第五个优点是危险－效益比高。例如，我们知道高龄产妇是生育唐氏综合征（一种染色体病，其表现主要是智力低下）儿童的关键危险因素。由于唐氏综合征没有治疗的手段，很多医学家希望在妇女妊娠的时候能够检出这种染色体异常，从而中止妊娠。唐氏综合征胎儿检测手段当中，最为准确的是穿刺抽取羊水的方法。但是穿刺抽取羊水的方法是一种有损伤的方法，有可能引起流产。科学家们后来找到了另外一种母体的血液检查手段，它远远比不上羊水检测方法，但是可以作为一种筛检的方法，找出唐氏综合征的高危孕妇。这样一来，就大大地降低了非唐氏综合征高危人群遭受流产危险的可能性，也提高了唐氏综合征高危人群的检出效率，整个人群的危险效益比就提高了。

3. 缺点

个体预防策略有着一些明显可见的缺点。首先是它对控制整个健康问题的贡献小。危险因素不是针对某些个体的，之所以有一些个体受到了危险因素的侵害，说明在这些个体生活的社会群体中存在着危险因素。个体是属于群体的，不是孤立存在的；一旦个体出现问题，其根源就在于群体。所以，只控制了某些高危个体的危险因素，没有控制整个群体的健康问题，所起到的作用是微小的。

其次，把预防变成了治疗。医生的惯常思维是把所有来求医的人贴上患者的标签，这种标签效应使得本来不是病人，只是一些有着危险因素的人变成了病人。如，高血压者血压虽高，未必影响到他的个人生活，他也未必体验到有什么疾病负担。但是一旦医生们给他贴上高血压患者的标签，这个人就成了病人，而且这个标签永远也摘不掉，周围的人和医生都在试图说服他接受自己的这个新的病人角色，这无形之中让他在社会当中，一定程度地丧失了原有的角色和功能。

第三，个体预防策略只是一种暂时的成功。它没有针对根本问题，也就是社会群体当中产生这种问题的根源采取措施，所以当控制手段持续的时候，可以看到成功，而当控制手段消除之后，就可能恢复到原来的状态。我们前面提到过挪威的奥斯陆研究，通过5年的行为干预，这些高危男性的血脂水平平均下降了13%。但是项目结束后5年的一次随访则让科学家们感到沮丧：这些人的血脂又都回到了原来的水平！我们常常可以看到一些社区干预项目，包括联合国的贫困救助项目，当资金充足，项目处于实施的过程中的时候，一切都在发生着良好的转变；而一旦外力去除，就失去了干预效果。这是为什么？答案是，你能够通过改变个人行为而改变社会吗？回答是否定的。也就是说，改变部分人的行为，而不改变这种行为赖以生存的基础，是无法从根本上改变这种行为的。奥斯陆研究的男性，在项目实施过程中坚持使用所指定的食品，多数时候他们的食品和家庭中的传统食品不同，他无法改变家庭的习惯。当他完成项目回到家庭的餐桌上时，一切又都恢复了原状。

第四，个体预防策略预测个人将来的能力差。有着很多不确定性，对于高危人群，这种预防的有效性不是肯定的。

二、群体预防策略

群体预防策略（Population Strategy）是相对于个体预防策略的一种手段，是以健康为中心的措施。知道个体预防策略有着一些致命的缺点，预防医学工作者首先提出了群体预防的概念。比如，提高贫困国家的生活水平，降低营养缺乏和传染性疾病的发病率大大地提高了这些国家人民的健康水平。这些都是群体或者社会环境因素影响健康的明显例证。

1. 存在的基础

（1）社会学基础

群体预防，或者是社会预防策略有其深刻的社会学基础：即社会所独有的、区别于个体的特征可以影响群体的健康。这就是健康生活方式。韦伯认为，一个人的生活方式取决于生活行为和生活机会。生活行为是人们希望选择的生活方式，而生活机会则是获得特定生活方式的可能性。这一理论清楚地表明，生活方式虽然从每个个体身上表现出来，但是它的选择是受到社会因素的限制的。韦伯在他的生活方式模型中列出了他对生活机会的观点：生活机会取决于社会环境。所以，要改变个人的生活方式，仅仅让个人有强烈的改变动机，也就是生活行为是不够的，还需要资金、地位、权利和社会关系等社会环境的支持。我们无法通过改变个人来改变社会，只有改变了社会，才能够给个人更多的选择。健康行为（Health Behavior）和健康生活方式，指的是生活机会当中可以选择的集体性健康相关行为。从这个概念看，健康的行为和生活方式，绝对不是一种个人行为。

（2）伦理学基础

从伦理学角度上讲，偏离是社会的一部分，社会应当对偏离负责。由国家把犯罪分子绳之以法是社会控制的重要组成部分，即是保持社会按照既定规则正常发展的前提。但是我们不能够忘记，产生这些社会偏离的根本原因就在于这个社会本身。社会公平性下降，贫富悬殊增加，社会犯罪就会增加，因为在少数人占有了大部分的社会财富的同时，却有人连基本的生活需要都不能满足。

（3）医学基础

和截短危险因素分布的情况不同，群体策略致力于降低整个人群危险因素的负担。研究表明，全人群的危险因素轻度漂移就可以大大降低发病率。图9－3说明了这一理论。

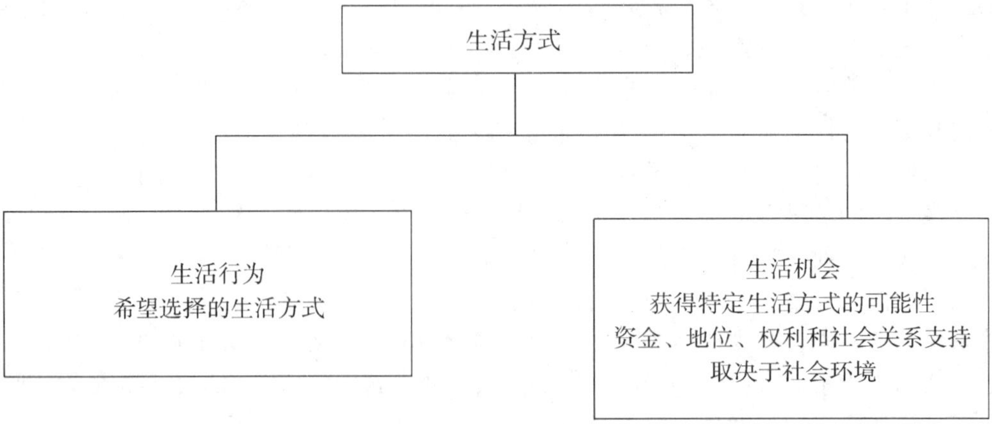

图 9-2　生活方式理论 - 马克斯·韦伯

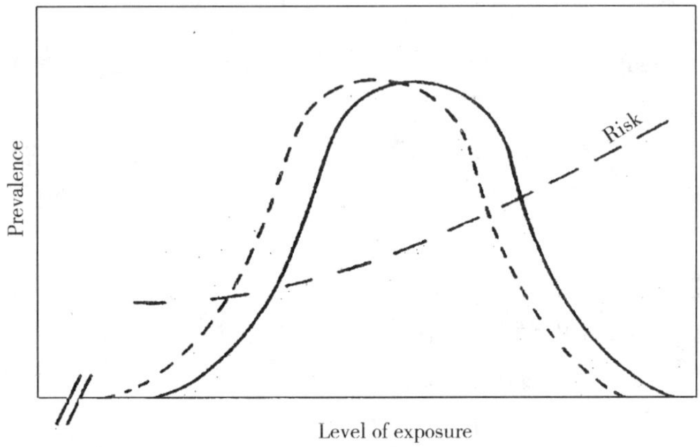

图 9-3　疾病危险因素与各水平病因暴露之间的关系图解。

点线示于人群控制之后新的（低）暴露分布。横轴表示暴露水平，纵轴表示患病率。正态分布图表示不同水平暴露患病率的分布，不连续线条表示随着暴露因素水平提高，危险增加的情况。

2. 优点

群体预防的优点之一在于其根本性。通过群体的措施，例如健康促进措施，从根本上消除导致不健康行为和生活方式的社会环境。我国很多农村边远地区的育龄妇女，在怀孕的时候，至今还不愿意接受产前检查。不愿意接受产前检查的原因有很多，但调查表明主要有以下几个方面：①经济生活水平低下。生活富裕的农户接受产前检查的比例高；②健康意识和文化习俗。农村育龄妇女普遍认为，有病才去找医生，生孩子不是病，用不着去医院；她们的老辈人认为，女人生孩子就像生活中其他部分一样，用不着照顾；③基层保健体系薄弱。贫困地区乡镇卫生院的妇幼专干基本上是由妇产科大夫或者其他人员兼任，她们还要提供其他有偿服务，根本无法保证提供妇幼保健的时间和精力；而村级卫生人员的素质普遍存在着问题。产前检查的比例低下，便是分娩时出现难产的重大危险因素。有的地区采取与乡村医生签订合同的办法，由乡村医生负责通知孕妇到医院进行产前检查。这一措施，就是个体预防的措施。但是，根本性的办法是应当针对目前存在的问题采取根本性的对策，包括提高贫困地区经济水平，改善卫生服务提供体系，通过对所有村民的健康教育改变他们对产前检查的看法。

群体预防的第二个优点在于它是强有力的。在20世纪60年代，危害日本人健康的主要疾病是脑血管病，其中以脑出血为主。60年代初所进行的几项大型调查表明，脑出血的病因是高血压，而高血压与日本人饮食当中食盐含量过高明显相关。从60年代开始，日本全国上下实行了群众性的减盐运动，要求民众减少1/3的食盐摄入。日本的厚生省并不是这个运动当中涉及最多的部门——农业、食品加工工业和零售业、服务业也相应进行了重大调整。比如，政府委托厚生省发布食品标准，所有的食品包装上一定要标明食盐含量。建议民众少吃咸菜，少吃快餐食品。到90年代，日本脑血管病的死亡率大大降低，比较研究表明，减少1/3的食盐摄入，降低了20%的中风死亡。比之于治疗脑血管病或者控制高血压来说，这种措施效果是非常明显的。

群体预防的优点之三是适宜性。它解决了机会不均等的问题，这种措施对所有人都是一样的，没有人可以多获得，也没有人受损失。

3. 缺点

群体预防策略也有一些缺点。首先是它的普遍可接受性。不论是被干预对象，还是干预者，双方的动机都不强。被干预对象理所当然地包括高危人群和非高危人群，高危人群在全人群当中毕竟是少数。而因为干预者主要是卫生保健提供者，他们并不熟悉对一般人群的干预，宁愿继续呆在医院和诊所里。很多发达国家的卫生保健实践证明，社区卫生服务是提高居民健康意识、提供方便可及、价格合理、全面周到、连续的卫生服务的重要途径。在把社区卫生服务引入一个以治疗服务为主、以病人为中心的卫生系统的时候，所需要的变革是很多人都不能接受的。服务对象对这种新的服务方式有一段时间的适应过程，比如年轻人说，我也没有病，你到我家来干什么？而服务提供者则必然面临着已有服务概念和知识结构的转变。

另外一个缺点是可行性。因为一个有关健康的政策出台，不可避免地会牵涉到其他部门的利益，导致其他部门发生变化。比如我们前面介绍的关于产前保健的例子，涉及的问题有卫生部门的问题，如人力培训。如果有更多的经费，基层卫生组织可以得到改善，能够提供更多的健康教育。但是，增加卫生部门的经费等于影响了其他部门的经费。产前保健利用不足，主要原因还是经济水平低。所以，政府经常要考虑到经济、教育和产业的优先发展，权衡所有的情况后才有可能出台一项卫生相关政策。

再次是成本和安全性的问题。有时候社会政策会涉及巨大的社会变化成本。我们都知道饱和脂肪是不健康的食品，如果不让高脂食品出台的话，需要强有力的监督措施，这需要人力物力和财力。同时，还需要有相应的产业配套技术，让脂肪能够转化成其他有用的产品，而不至于让养猪的农户破产。如果不能得到社会各部门的支持，所谓的低脂食品实际上是不可能的。

第三节　全球卫生策略、初级卫生保健和千年发展目标

健康问题已经不仅是医学问题，它成为了全球的社会问题。所以，保护和促进居民健康是世界各国政府都必须承担的责任。在全球健康问题上，联合国、世界卫生组织和世界银行起到了重大的观念倡导和实质推动作用，并协调各个成员国政府为实现通过政府和社会的努

力改善本国居民健康做出决策。

一、初级卫生保健

（一）初级卫生保健的提出

自 1949 年中国解放后，到 20 世纪 80 年代改革开放之前，中国用很少的卫生资源，创造了非凡的健康成就，婴儿死亡率从 200‰降低到 35‰。

中国的成就引起了全世界的瞩目，20 世纪 70 年代末，世界卫生组织和联合国儿童基金会组织了联合考察组，对包括中国在内的九个发展中国家的卫生投入和健康成就进行了总结，撰写了《在发展中国家满足基本卫生服务需求的选择》报告，进而发展成为著名的“初级卫生保健”理念。1978 年世界卫生组织（WHO）与联合国儿童基金会（UNICEF）在前苏联（现哈萨克斯坦共和国）的阿拉木图市召开世界卫生大会，发布了《阿拉木图宣言》，提出了“2000 年人人健康”这一的目标，即到 2000 年所有人都应当达到能使他们在社会和经济方面富有成效的生活所需要的健康水平。初级卫生保健则作为“人人健康”的实现手段，得到了全体世界卫生组织成员国的承认。同年，作为世界卫生组织成员国，中国政府承诺了世界卫生组织提出的“2000 年人人享有卫生保健”全球策略目标。

（二）初级卫生保健的概念

《阿拉木图宣言》中提出：初级卫生保健是一种基本的卫生保健，它依靠切实可行、学术上可靠又为社会所接受的方式和技术，是社区的个人与家庭通过积极参与普遍能够享受的，费用也是社区或国家在发展的各个时期本着自力更生及自决精神能够负担得起的，它既是国家卫生系统的一个组成部分、功能中心和活动的焦点，也是社会整个经济发展的一个组成部分。它是个人、家庭、群众与国家卫生系统接触的第一环，能使卫生保健尽可能接近于人民居住及工作的场所，它还是卫生保健持续进程的起始一级。

（三）初级卫生保健的基本原则

1. 成本效益：必须以最低的成本产生最大的效益的方式来分配和利用资源，卫生资源的投放应该从以医院和专科服务为主转向地区卫生系统和基础卫生工作。

2. 社会公正：初级卫生保健要体现卫生服务和卫生资源分配与利用的公正性。人们接受卫生服务的机会必须是均等的，不能忽视乡村和某一地区的人口或城郊居民。

3. 社区参与：在改善人民健康的过程中，必须充分发挥社区和人民群众的作用，依靠群众的参与改变不良的卫生习惯和生活方式，提高自我保健能力。

4. 部门间协作行动：实行初级卫生保健不能只依靠卫生部门，而必须是卫生部门和其他部门的共同行动，并协调一致的关系。

在 2005 年世界卫生组织发布的世界卫生报告《塑造未来》中，提出初级卫生保健的一个新的重要原则，即初级卫生保健的“普遍可及”，进一步强调了广大群众获得卫生服务的公平性。该原则强调了利用卫生服务的地理方便程度和支付能力。

该报告还提出，各国要建立以初级卫生保健原则为基础的卫生体系。2003 年，在西班牙马德里召开的全球初级卫生保健未来发展战略峰会上，世界卫生组织总干事李钟郁重新呼唤初级卫生保健。世界卫生组织花了两年的时间回顾了这 25 年的经验和教训，他认为，从阿拉木图宣言到现在的 25 年来，初级卫生保健促进许多国家逐步重视公共卫生政策。尽管现在的卫生形势更加复杂，群众的健康需求、参与卫生决策的利益相关者更多，初级卫生保健的具体策略需要适应形势发展而发展，但是初级卫生保健的基本原则仍然需要坚持。

（四）初级卫生保健的基本内容

1. 基本任务

（1）促进健康；加强自我保健，增强体质和心理健康。

（2）预防：在发病前期采取措施，防止疾病的发生。

（3）治疗：在发病初期采取措施，防止疾病继续发展。早期发现、早期诊断，及时治疗。

（4）康复：病人症状和体征已经出现，防止并发症和残疾。防止病残，加强康复。

2. 八项基本要素

（1）促进食品和合理的营养，安全水供应的保障，并采取基本的公共卫生措施。

（2）开展包括计划生育在内的妇幼保健工作。

（3）主要传染病的预防接种。

（4）地方病的预防和控制。

（5）常见病和外伤的恰当处理。

（6）保护精神健康。

（7）保证基本药物的供应。

（8）就重要的卫生保健问题及其预防控制方法进行健康教育。

二、全球卫生面临的新挑战

经过20多年的努力，世界卫生组织的成员国政府和非政府组织日益接受了世界卫生组织提出的“人人享有卫生保健”策略，作为努力改善健康的总目标，并且大多数国家已经采纳了初级卫生保健。尽管在国家内部和国家间还存在着巨大的差异，但是人们获得阿拉木图宣言所确定的各项要素已经稳步增加。由于基础设施的扩大，识字率的提高，收入的增加以及营养、环境卫生、教育机遇的改善，许多国家传染病发病率已经下降，天花已经得到根除，控制和预防一系列的疾病，如麻疹、脊髓灰质炎和白喉已经极大地降低了儿童死亡率和发病率。

但是，目前在世界各个地区都存在着以下的问题，导致了实施全球卫生策略的障碍。

1. 政府对实施人人享有卫生保健的承诺不够。

2. 在获得初级卫生保健服务方面存在着不公平。

3. 妇女地位低微的状况仍然没有得到改善。

4. 社会经济发展缓慢。

5. 各部门为协调卫生行动有困难。

6. 人力资源分布不平衡，支持的力度薄弱。

7. 卫生信息系统薄弱，缺乏基础数据。

8. 健康促进活动不足。

9. 环境污染、食品安全性差，缺乏安全水供应和环境卫生设施。

10. 人口老龄化和疾病流行模式迅速变化。

11. 昂贵技术的不适当使用和资源分配不合理。

12. 自然和人为灾害。

面对世界新的政治、经济、社会和环境状况，应当采取必要的步骤重新修订人人享有卫生保健全球策略，并制定相应的行动计划迎接21世纪的挑战。

21世纪影响健康的新问题包括：

1. 广泛的绝对和相对贫困。

2. 人口老龄化和城市化。

3. 流行病学变化：传染病发病率居高不下，慢性非传染性疾病、损伤的发病率和暴力发生率上升。

4. 对人类生存的全球环境威胁。

5. 新技术：信息和远程医学服务。

6. 生物技术的发展。

7. 私立和公立部门以及居民和社会之间的卫生伙伴关系。

8. 贸易、旅行以及价值观和思想传播的全球化。

三、21世纪人人享有卫生保健

（一）社会基础

21世纪人人享有卫生保健是一个理想，即在人们的生存机会中，最大限度地实现每个人的健康。其社会基础是①承认享有最大可能健康是一项基本人权；②重视政策、研究和服务提供过程的伦理方面；③消除个人之间和群体之间的不公平、不合理现象；④消除性别歧视，强调性别平等。

（二）总目标

21世纪人人享有卫生保健有三个总体目标：一，增加期望寿命的同时提高生活质量；二，在国家内部和国家之间改善健康的公平程度；三，卫生系统可持续发展，保证人民利用这一系统所提供的服务。

（三）具体目标

1. 到2005年

（1）在各国和国家间确定并实施健康公平性评估。

（2）各成员国制定具体的行动计划，并开始实施和评估。

2. 到2010年

（1）消灭麻风病。

（2）全体居民获得终生的综合、基本、优质的卫生服务。

（3）建立适宜的卫生信息系统。

（4）建立政策研究和体制研究的机制。

3. 到2020年

（1）确定孕产妇死亡率、婴儿死亡率、5岁以下儿童死亡率和平均期望寿命的具体目标。

（2）全球负担大大减轻，与结核、艾滋病、烟草、暴力相关的发病和残疾上升趋势得到控制。

（3）消灭麻疹、丝虫病和沙眼。

（4）部门间行动的协调加强，重点在安全饮用水、环境卫生、营养和食品卫生以及住房环境方面。

（5）社区建立综合健康行为促进计划并予以实施。

（四）政策基础

以健康为中心和可持续发展是21世纪人人享有卫生保健的政策基础。以健康为中心，更多的重视躯体、精神和社会健康，才能够保证个人、家庭、社区和国家实现其社会和经济目标。不仅要重视生命数量，更多的是要重视生活质量。

可持续发展的概念在于加强基础建设，包括基础的新建和改制。基础建设的概念不仅仅是结构，更重要的是宗旨和功能，比如原有设施的改建，原有人力资源的重组，新的领域人力的吸收，某些功能的增加或减少，筹资体制的改革，服务提供方式的改变，人们为维护自己健康，观念上的变革，等等。卫生系统的改革，不可能脱离整个国家的经济社会变革，也就是既不能超前，也不能滞后。

（五）行动

世界卫生组织建议的四项重大行动在于：

1. 与贫困做斗争，不仅仅是为贫困人口提供他们赖以生存所必需的物质，更重要的是寻找一种机制让他们能够通过自救改变生存的环境。采取卫生干预措施，打破贫困和不健康的恶性循环。

2. 在所有的环境中促进健康，包括生活、工作、娱乐和学习所需的环境。通过社会行动促进健康，通过媒体形象倡导健康。

3. 部门间的协调、协商和互利。卫生部门要敏感地意识到各个部门的动机，以便与之协调，实现在促进人类健康目标上的一致性。

4. 将卫生列入可持续发展规划。

四、千年发展目标

（一）千年发展目标的由来和功用

2000年9月，在联合国千年首脑会议上，世界各国领导人就消除贫穷、饥饿、疾病、文盲、环境恶化和对妇女的歧视，商定了一套有时限但也能够测量的目标和指标。这些目标和指标被置于全球议程的核心，统称为千年发展目标。首脑会议的《千年宣言》在人权、善政和民主方面也做出了广泛承诺。

2002年，在墨西哥蒙特雷举行的发展筹资问题国际会议上，发达国家和发展中国家的领导人开始根据这些承诺调集资源，采取行动，这标志着一种全球协议的形成，即发展中国家持续的政治和经济改革将得到发达国家以援助、贸易、减免债务和投资等形式提供的直接支助。

千年发展目标为整个联合国系统为达成共同目标而一致努力提供了框架。联合国发展集团（发展集团）将帮助确保千年发展目标一直处于这些努力的核心。实际上，在几乎每一个发展中国家，联合国都有独特的优势倡导变革，为其寻求知识和资源，及帮助协调国家一级的更广泛努力。

全世界已在实现千年发展目标上取得进展，但进展既不均衡又过于缓慢。绝大多数国家要实现千年发展目标，唯有依靠外部的大力支助——倡导、专门知识和资源。无论在发达世界还是发展中世界，全球社会所面临的挑战都是调动财政支助和政治意愿，要求政府再次做出承诺，调整发展优先事项和政策，进行能力建设，以及获得民间社会和私营部门伙伴的支持。

（二）主要关注的问题

联合国秘书长科菲·安南请联合国开发计划署署长马克·马洛赫·布朗作为发展集团的主

席，协调千年发展目标运动及国家一级的监测活动。这意味着要致力于以下五个关键方面：

以实际援助支助国家的优先事项：联合国正针对每个国家确定的优先事项，帮助将千年发展目标纳入其国家一级工作的所有方面。联合国工作人员和各国家小组也在与不断增多的伙伴开展密切协作。在发展中国家制定实现目标的方针的过程中，这些伙伴向其伸出了援助之手，就其政策和方案的拟订、能力建设和创新实验，向其提供实际咨询与援助。

国家一级的监测：联合国各机构、经合组织发展援助委员会，许多情况下还有世界银行和国际货币基金组织，正致力于资助每个发展中国家编写千年发展目标报告。由国家政府、私营部门和民间社会合作编写的报告越来越多，它们强调说明了在实现目标上，各国在哪些方面走上了正轨，哪些方面急需采取行动，以及资金是如何使用的。每个发展中国家在2004年底编写出了第一份报告。

全球监测：这些国家一级的报告将补充联合国秘书长关于千年宣言执行情况的全球性报告。这些全球性报告中有一章专门涉及千年发展目标和对全球或区域一级进行累计后得出的有关所有千年发展目标的汇总统计。联合国经济和社会事务部根据整个联合国系统大家庭各机构、基金、方案和区域委员会以及世界银行、货币基金组织、世贸组织和经合组织的资料，协调数据分析并维持一个有关全球一级的统计的综合数据集。

研究带头人：现正在设立联合国千年研究项目，该项目将通过调动发展中国家和发达国家的学者网络，通过与联合国系统内专家的协作，开辟新研究，提出新想法。在秘书长千年发展目标问题特别顾问杰弗里·萨克斯教授的领导下，这一全球努力将有助于查明各国实现所有目标，在政策、能力发展、所需投资和筹资方面的需要。

倡导：联合国系统及其国际和民间社会的伙伴准备根据各国的国家战略和需要，在各国发起一系列旨在提高认识的千年运动。在发达国家，运动的重点将是调动舆论，使之成为一种工具，推动发展援助、贸易、减免债务、技术及实现千年发展目标所需的其他支助。在发展中国家，运动的宗旨则是建立行动联盟和帮助政府确定优先事项（包括预算中的优先事项）及更有效地利用资源。

（三）到2015年必须实现的千年发展目标

1. 将极端贫穷和饥饿人数减半

有12亿人口每天赖以生活的费用仍不到1美元。但占全世界人口60%以上的43个国家已实现或正在实现到2015年将饥饿人数减半的目标。

2. 实现普及初级教育

有1.13亿儿童不能上学，但这一目标已有望实现；例如，印度到2005年，95%的儿童将能上学。

3. 赋予妇女权力并促进男女平等

全世界三分之二的文盲是妇女，80%的难民是妇女和儿童。自1997年微额信贷高层会议以来，帮助贫穷妇女和提高其能力的工作已取得进展，仅2000年就有近1900万妇女受益。

4. 将五岁以下幼儿死亡率降低三分之二

每年有1100万幼儿死亡，但这一数字在1980年时还为1500万。

5. 将产妇死亡率降低四分之三

在发展中世界，生育时死亡的危险性为每48人之中有一人，但几乎所有国家都已实施安全孕产方案，并决心取得进展。

6. 扭转疾病，特别是艾滋病毒/艾滋病和疟疾的传播势头

致命性疾病已毁掉一代人的发展成果。从巴西、塞内加尔、泰国和乌干达等国的情况来看，我们能够遏制艾滋病毒的传播。

7. 确保环境可持续性

有 10 亿多人仍喝不上安全的饮用水；然而在 1990 年代，近 10 亿人拥有了安全用水，近 10 亿人拥有了卫生设备。

8. 建立以援助、贸易和减免债务为指标的全球发展合作关系

众多发展中国家用于偿债的资金多于用于社会服务的资金。但仅 2002 年上半年做出的新的援助承诺，就将使 2006 年之前每年的援助额新增 120 亿美元。

第四节　中国的卫生问题和卫生策略

一、中国的卫生问题

（一）中国的社会卫生状况

卫生部长高强在 2005 年岁末的卫生厅局长会议上，根据《中共中央关于制定国民经济和社会发展第十一个五年规划的建议》（以下简称《建议》），提出了卫生部门需要思考的几个问题。这里摘要介绍主要观点。

“十一五”时期我国面临良好的发展机遇，经济社会会有更快更大的发展。同时，也面临着诸多社会矛盾。这些社会矛盾解决得好，可以促进经济和社会更快地发展；如果解决得不好，也可能影响经济社会的健康发展，甚至出现一些社会问题。因为随着经济和社会发展，人民群众对就业、上学、收入分配、社会保障、医疗服务等方面的需求不断提高，希望享受到更好的医疗卫生服务。但由于经济发展水平和医疗资源的限制，优质医疗卫生服务只有一部分人能够享受，还有一部分人享受不到，这就很容易出现社会矛盾和公众不满。

过去在卫生事业发展中存在一些不科学、不协调、不全面的问题。卫生工作的突出任务是实现城乡协调发展。我国有 8 亿农民生活在农村，农村的卫生条件差，服务水平低，满足不了农民的基本医疗卫生服务需求。农村的公共卫生网络不健全，公共卫生服务不完善，不能有效控制疾病的发生。

《建议》突出强调要坚持以人为本，从解决关系人民切身利益的现实问题入手，更加注重经济社会协调发展，加快社会事业全面发展，促进人的全面发展；更加注重社会公平，使全体人民共享改革发展成果，实现社会和谐。体现在医疗卫生服务上，必须坚持公共事业为公众服务，必须保证公平性和可及性，这是最基本的要求。不能只注重改善城市居民的公共卫生服务水平，而忽视农村居民的公共卫生需求，城市和农村都要加强疾病预防控制、健康教育、改善环境，提供基本医疗服务。

在高强部长的讲话中，集中体现了“社会公平、普遍可及”的基本观点，这也是初级卫生保健的基本观点。城乡健康差距越来越突出，卫生服务的可及性和公平性都受到了很大的损害，这一问题值得特别关注。例如，婴儿死亡率城市为 14.2‰，农村为 41.6‰，存在着 3 倍的差异；孕产妇死亡率在有些贫困地区高达 202/10 万，比平均水平高出 3 倍以上。东西部平均期望寿命的差距为 6 岁，东部 72 岁，西部 66 岁。卫生资源在城乡之间分配严重不合理，占总人口 20%的城市地区集中了高精尖的医学技术人才，而占总人口 80%的农村地区，

却缺少合格的卫生人力。

（二）中国的卫生状况

进入21世纪，我国居民健康水平逐步提高。如2000年，我国国民的0岁平均出生期望寿命达到71.8岁，比1995年提高0.9岁；婴儿死亡率和孕产妇死亡率分别下降为33.2‰和53.0/10万。这些指标有的高于世界平均水平，有的处于发展中国家前列。然而不容乐观的是，除了城乡健康水平的巨大差距外，我国城乡居民还面临着如下健康问题。

1. 我国进入全面建设小康社会的新阶段，人们要求提供多层次、多样化的卫生服务。进入21世纪，随着社会发展和生活水平的提高，人们更加关注自身健康和生活质量。特别是随着养老、医疗等社会保障制度的建立和完善，社会对卫生保健需求还将进一步增加。

2. 人口老龄化成为“十五”乃至更长时期内制约经济与社会发展的突出问题，迫切要求对现行卫生服务体系和服务模式进行调整。目前，我国60岁以上人口已占人口总数的10%，标志我国进入老龄化社会。随着时间的推移，老龄化速度还将越来越快。由于特殊国情和政策性影响，我国人口结构由“成年型”向“老年型”过渡用了不到20年时间，大大快于西方发达国家40～150年的过渡期，呈现“未富先老型”特点。如何在经济尚不发达的情况下，安全平稳地渡过人口老龄化高峰，减轻由于老龄化造成的医药费用庞大支出对社会经济产生的巨大压力，是我们必须面对的严峻课题。同时，我国家庭结构日趋小型化，也使养老重负逐步由家庭转向社会。

3. 农村卫生工作面临新形势，任务艰巨。近年来，我国农业和农村经济结构调整，农村税费改革逐步推进，给农村卫生筹资机制、办医形式以及农民健康保障方式带来较大影响。我国大部分农村地区尚未建立医疗保障制度，合作医疗覆盖率不足10%。一些农民难以承受重大疾病造成的经济负担，因病致贫、因病返贫问题突出。农村卫生投入不足，公共卫生和预防保健工作薄弱。随着乡镇企业的发展，一些农村地区职业病和由环境污染所致疾病明显上升，对农民健康带来新的威胁。

4. 防病治病形势依然严峻。近年来，我国鼠疫、霍乱呈活跃之势，不仅给人民健康带来很大威胁，也使防治工作更加困难；一些曾经得到较好控制或者相对稳定的疾病，如性病、结核病、血吸虫病等又重新抬头，且有蔓延之势；由于卖淫、嫖娼、吸毒活动的增长，我国面临着艾滋病大面积流行的潜在威胁；病毒性肝炎等疾病发病人数多，危害严重，已成为近年来法定报告传染病的主要病种；与环境、营养等因素密切相关的疾病，如地氟病、地甲病、大骨节病等仍未得到有效控制；慢性非传染病已成为居民常见病、多发病，精神疾病患病率持续增加；各种由职业危害所致的急、慢性职业病居高不下，已成为影响广大劳动者健康的主要卫生问题。上述情况表明，我国疾病控制工作面临比以往更严峻的形势，承担着两次卫生革命的双重任务，迫切需要调整预防战略和改革疾病控制工作体系。

5. 城镇化进程加快，对卫生机构应付现代公共卫生问题的能力带来挑战；社会主义市场经济体制的建立，对公共卫生监督职能提出了更高要求。“十五”期间，我国政府将通过实行大中小城市和小城镇协调发展的战略，大力推进城镇化进程。伴随城镇化进程的加快，将带来空气、水源、噪声、化学性污染等环境、生态问题，以及城市人口密度过高、住房和交通拥挤、生活空间缩小、工作竞争压力加剧等社会问题。这些将成为影响劳动者健康以及家庭和社会稳定的新卫生问题。这些变化迫切要求卫生机构实现从单一生物医学模式向生物－心理－社会医学模式转变，从对个体防治疾病方式向综合防治和群体干预方式转变，同时要特别重视对环境和人的行为危险因素的控制和干预工作。

二、中国的卫生策略

（一）中国卫生工作方针

1. 坚持党在社会主义初级阶段的基本理论、基本路线和基本纲领，贯彻落实《中共中央、国务院关于卫生改革与发展的决定》和《关于城镇医药卫生体制改革的指导意见》、《关于农村卫生改革与发展的指导意见》，适应建立社会主义市场经济体制要求，进一步解放思想，更新观念，深化卫生改革，促进卫生事业与国民经济和社会的协调发展。

2. 坚持“以农村为重点，预防为主，中西医并重，依靠科技与教育，动员全社会参与，为人民健康服务，为社会主义现代化建设服务”的新时期卫生工作方针。

3. 按照“依法治国，建立社会主义法治国家”的要求，全面加强卫生法制建设，依法规范和管理社会卫生事业，维护全体公民的健康权益。

4. 坚持多渠道、多形式筹集资金，发展卫生事业，实现市场机制与政府宏观调控的有机结合，优化卫生资源配置，鼓励卫生机构围绕质量和效率开展竞争，逐步形成公有制为主体、多种所有制并存、共同有序发展卫生事业的新格局。

5. 坚持实事求是、因地制宜、分类指导的原则，逐步缩小不同地区、不同人群的健康差异。

6. 坚持社会主义物质文明和精神文明共同发展和为人民服务的宗旨，加强卫生行业职业道德建设，提高卫生队伍的思想道德素质和业务技术水平。

（二）中国2010年卫生发展总目标

1. 卫生发展总目标

根据《中华人民共和国国民经济和社会发展第十个五年计划纲要》提出的国民经济和社会发展总目标，“十五”期间卫生发展的总目标是：到2005年，在全国基本建立适应社会主义市场经济要求和人民健康需求的卫生体制，使群众享有同小康生活水平相适应、质量比较优良、费用比较低廉的基本医疗服务，并不断满足社会多层次、多样化卫生服务需求，进一步提高人民健康水平，增强卫生事业对经济和社会发展的保障作用。

到2015年，与社会主义市场经济体制相适应的卫生体制更加完善，人民群众的卫生服务需求得到更好满足，缩小不同地区、不同人群健康状况的差异，增加全体居民健康生活时间，国民健康的主要指标达到或接近世界中等发达国家水平。

2. 主要健康指标

平均期望寿命：在2000年基础上，2005年增加1岁，2015年增加2岁。

婴儿及5岁以下儿童死亡率：到2010年，在2000年基础上下降五分之一。

孕产妇死亡率：到2010年，在2000年基础上下降四分之一。

1. 卫生工作的基本任务

（1）预防与有效控制严重危害人民健康和影响经济发展与社会稳定的重大疾病，提高对突发事件、紧急疫情的快速反应和处理能力。

（2）建立适应农村经济社会发展状况，具有预防保健和基本医疗功能的农村卫生服务体系，实行多种形式的农民健康保障办法，使农民人人享有初级卫生保健。

（3）依法加强妇女儿童的预防保健工作，有效预防遗传病、先天性疾病，降低主要先天性畸形发生率，减少因围产、环境因素导致的儿童残疾的发生，提高出生人口素质。

（4）贯彻依法治国方略，建立健全卫生法律体系和监督执法体系。

（5）贯彻科教兴国战略，发展卫生科技。

（6）建设适应社会主义市场经济要求和卫生发展需要、结构合理、分布均衡、素质较高的卫生技术和卫生管理人才队伍。

（7）通过法律、行政、经济和教育等综合手段，大力普及基本卫生知识，帮助广大群众掌握维护健康的知识、技能，形成良好的卫生习惯和健康生活方式，进一步控制和消除影响健康的危险因素。

（8）继续推进中医药事业发展。

（三）卫生发展战略

我国今后几十年的基本发展战略是：以满足人们的健康需求为导向，以提高人民健康水平为中心，突出农村卫生、预防保健和中医药三个战略重点，按照公平与效率兼顾的原则，强化基本卫生服务和卫生监督管理工作，推行区域卫生规划，走以内涵发展为主、内涵与外延发展相结合的道路。

小　结

社会卫生策略是涉及卫生领域及卫生相关领域的国家卫生发展策略，与保护人群健康相适应的政治、经济、法律和文化教育等政策相互关联。社会卫生策略由政府主导，在社会各方面的参与下共同制定和实施。常用的卫生政策分析方法有：利益集团分析、政策图解法和SWOT分析。

1978年《阿拉木图宣言》提出的“人人享有卫生保健”策略，这一卫生策略的提出，是医学模式转变的硕果，也是医学进步的显著标志。该策略的核心——初级卫生保健，是一种基本的卫生保健，它作为国家卫生系统的一个组成部分、功能中心和活动的焦点，主要依靠切实可行、学术可靠又为社会所接受的方式和技术，使社区的个人与家庭普遍能够享受得到基本的医疗卫生保健，能够体现卫生保健的公平性和可及性。

我国居民的健康水平与建国初期相比有了很大提高，卫生资源也得到了极大的改善，但仍然存在着很多问题，如健康状况和卫生服务的地区差异、卫生资源的不合理配置、医疗改革的迟缓不前等。这些问题要求我们必须更加审慎，以满足人们的健康需求，提高人民健康水平为目标，依照公平与效率兼顾的原则，寻求适合我国国情的社会卫生策略。

案例分析：中国初级卫生保健的方向在哪里？

1. 中国成功经验

自1949年中国解放后，到20世纪80年代改革开放之前，中国用很少的卫生资源，创造了非凡的健康成就，婴儿死亡率从200‰降低到35‰。

2. 国际借鉴和世界卫生组织的推荐

中国的成就引起了全世界的瞩目，20世纪70年代末，世界卫生组织和联合国儿童基金会组织了联合考察组，对包括中国在内的九个发展中国家的卫生投入和健康成就进行了总结，撰写了《在发展中国家满足基本卫生服务需求的选择》报告，进而发展成为著名的“初级卫生保健”理念。1978年世界卫生组织（WHO）与联合国儿童基金会会（UNICEF）在前苏联（现哈萨克斯坦共和国）的阿拉木图市召开世界卫生大会，发布了《阿拉木图宣言》，提出了“2000年人人健康”这一的目标，初级卫生保健则作为“人人健康”的实现手段，得到了全体世界卫生组织成员国的承认。同年，作为世界卫生组织成员国，中国政府承诺了世界卫生组织提出的“2000年人人享有卫生保健”全球策略目标。

3. 中国初保工作和评估

20世纪，中国农村全面实施了初级卫生保健。1989年，在卫生部等有关部委的支持下，按照《我国农村实现“2000年人人享有卫生保健”的规划目标》的要求，在全国开始了规划试点工作。经评估，1992年，377个试点县达到规划目标，1996年，全国30个省（区、市）中已有1542个县达到“合格”与“基本合格”的要求，规划目标完成率64.1%。

初级卫生保健不是一个单独的卫生项目，而是一项综合的措施。它借助政府各部门和国外援助与卫生有关的各项努力，推进农村卫生工作。这些努力包括《中国妇女发展纲要》、《中国儿童发展纲要》、世界银行贷款多个卫生项目、以改水改厕为中心的爱国卫生运动、以“三项建设”为中心的农村基础卫生设施建设、以农村合作医疗为中心的农村健康保障制度建设。通过全面实施初级卫生保健，我国农村卫生有了长足进展。以西部地区的广西为例，从1991年到2000年期间，改造了35%的乡镇卫生院业务用房，全区传染病发病率下降了91.7%，改水受益人口达93.4%，农民健康行为形成率达71.2%，孕产妇系统管理率达到90%。

4. 初保理念在全球受到忽视

来自国外的原因虽然是间接的，但其力度不可低估。从20世纪80年代开始国际上流行着一种新自由主义的思潮，以世界银行和国际货币基金组织为代表的一批经济学家，其主要观点是私立部门比公立部门更有效率、从而更能够保证服务的公平和质量。其影响表现在包括工商业领域和公共服务领域在内的各个领域。公共服务私有化就是一个典型的例子。这种思潮表现在卫生领域，从理论上就是要克服“政府失灵”，要求政府只管立法和调控，把服务全部交给市场。在很多发展中国家进行的“权力下放”和“私有化”改革，就是这种思潮的产物。国际卫生界的主导理念从强调卫生系统的公平，转而强调卫生系统的效率。这不能不对初级卫生保健的理念造成严重的冲击，也不可避免地对刚刚改革开放、摸着石头过河的中国人造成观念的冲击和非理性的影响。经过10多年的实践，事实上，世界银行的新自由主义卫生改革，既没有给受到影响的国家（主要是拉丁美洲和非洲国家）带来期待的效率，更损害了公平和质量。

5. 中国初保工作的衰落

2000年后，中国农村初级卫生保健的工作就开始走下坡路。来自国内的原因主要是，由于“初级卫生保健”工作的推进，采取的是“达标升级”的方式，在事实上大幅度地推进了农村卫生工作的同时，也产生了“盲目攀比、大力造假”的不良行为。在中央集中取消“达标升级”活动的政策中，初级卫生保健评价和达标也被取消了。随之而来的后果就是，很多地区的卫生部门关闭了带有政府协调委员会性质的“初级卫生保健委员会”，不少政府，尤其是欠发达地区的政府甚至直接取消了初级卫生保健工作内容。通过10年的发展，部分较发达地区认识到初级卫生保健确实对农村卫生工作起到了促进作用，所以仍然保留着办公室编制，基本工作仍然在运转。2000年，中国政府制定了《中国农村初级卫生保健发展纲要（2001－2010）》，2004年，为加强农村卫生工作，卫生部专门成立了农村卫生管理司，单独设立了初级卫生保健处。

6. 全球初保再兴起

自2000年以后，国际上大量的争论，以及对新自由主义卫生改革的严厉批评，使得人们重新反思初级卫生保健的作用。世界卫生组织总干事李钟郁，2003年在西班牙马德里召开的全球初级卫生保健未来发展战略峰会上，重新呼唤初级卫生保健。世界卫生组织花了两年的时间回顾了这25年的经验和教训，他认为，从阿拉木图宣言到现在的25年来，初级卫生保健促进许多国家逐步重视公共卫生政策。尽管现在的卫生形势更加复杂，群众的健康需求、参与卫生决策的利益相关者更多，初级卫生保健的具体策略需要适应形势发展而发展，但是初级卫生保健的基本原则仍然需要坚持。那就是：卫生保健普遍可及、基于社会公正的健康公平、社区参与卫生规划和实施以及跨部门协调手段。与25年前初级卫生保健基本原则略有不同的是，这里的第一条原则强调了普遍可及的卫生服务，而原来的原则是在第三条中强调要注重选择成本效益好的基本卫生服务，顺序和内容都发生了变化。健康公平、社区参与和部门协调等三个原则的顺序发生了微调，但基本内容没有变化。他还强调，初级卫生保健服务于“人人健康”的目标，而这一目标是否实现，恰好可以通过联合国的“千年发展目标”的7大类指标来衡量。李钟郁强调，初级卫生保健是一种综合的手段，没有它，公共卫生体系建设就没有可能，而千年发展目标也就无从实现。

请大家思考中国的困惑：

卫生部对社区示范区评估工作的促进

2003年1月，国务院印发《中国21世纪初可持续发展行动纲要》；

2003年8月，卫生部、民政部、国家中医药管理局《关于印发〈创建全国社区卫生服务示范区活动实施方案〉的通知》；

2004年，由卫生部委托中华医院管理学会社区卫生服务分会作为第三方，抽取社区卫生服务关键指标，对各省区市推荐的部分区进行复核，第一批复核结果于2005年8月公布；2005年第二批复核工作完成，两年来全国共107个城区被评为示范区。同时，卫生部正在开展全国性的社区卫生服务工作情况调查；

国务院已于2005年第四季度召开全国城市社区卫生服务工作专题会议；

卫生部对初保工作评估的行动

根据初保规划，2006年应该实施中期进展评估。然而，到目前为止，还没有全国性的评估设想和方案出台。

问题在哪里？请根据所学知识思考并讨论。

思考题

1. 简述初级卫生保健的基本内容（What is Primary Health Care?）。

2. 21世纪人人享有卫生保健的总体目标是什么？（What is the general target for Health For All in the 21st century?）

3. 针对我国当前存在的卫生问题，你认为我国卫生领域应着重解决哪些方面的问题？（With regard to current health issues in China，what are the priorities of the health sector?）

4. 群体预防策略的实现手段是什么？（What is the approach for population strategy of prevention?）

（张拓红）

参考文献

1．张拓红．社会医学．北京：北京医科大学出版社，2002．

2．李强．译：戴维．波谱诺．社会学．北京：中国人民大学出版社，1999．

3．陈向明．质的研究方法与社会科学研究．北京：教育科学出版社，2000．

4．2000年世界卫生报告：卫生系统：改进业绩．北京：人民卫生出版社，2000．

5．Keer L White．The Task of Medlcin-Dialogue at Wickenburg．Menlo Park：The Henry J．Kaiser Family Foundation，1988．

6．Roy M．Acheson．Health，Society and Medicine．Oxford：Black Well Scientific Publications．1984．

7．Andrew Wear．Medicine in Society．Cambrige：Cambrige University Press，1992．

8．John Murtagh．General Practice．Sydney：McGraw-Hill Book Company，1996．

9．John M．Last．Public Healthand Human Ecology．Connecticut：Appleton & Large，1987．

10．龚幼龙．社会医学．北京：人民卫生出版社，2000．

11．国家自然科学基金委员会．预防医学．北京：科学出版社，1995．

12．威廉．科克汉姆．医学社会学（第7版）．北京：华夏出版社，2000．

13．冯显威等．人文社会医学导论．郑州：河南医科大学出版社，2000．

14．Cordia Chu 等．生态大众健康－公共卫生从理想到实践．北京：北京医科大学中国协和医科大学联合出版社，1997．

15．WHO．1996年世界卫生报告．北京：人民卫生出版社，1997．

16．吴春容．全科医学基础．北京：人民卫生出版社，1998．

17．汪三贵，杨颖，全球贫困：现状及解决方案．科学决策，2003，11：14－15

18．杨红燕．世界各国主要医疗保障模式比较分析．中国卫生事业管理，2002，9：572

19．陈新华，崔红波，赵艳丽等．灾害事件后群体心理应激与脑血管病发病的相关性．中国临床康复，2004，8（18）：3660－3662

20．范粉灵，岳亚飞．孕期心理应激对其子代的影响．国外医学妇幼保健分册，2005，16（1）：21－23

21．李佳圆，栾荣生，薛朝润等．心理社会应激与综合健康效应的多组病例对照研究．中华流行病学杂志，2002，23（1）：36－39

22．汪向东，王希林，马弘．心理卫生评定量表手册（增订版）．中国心理卫生杂志，1999

23．谭跃进．定量分析方法．北京：中国人民大学出版社，2002．

24．E，巴比．社会研究方法，邱泽奇译．北京：华夏出版社，2000．

25．任延荣，刘庆欧．卫生管理技术基础－实用运筹学与系统工程．北京：北京医科大学中国协和医科大学联合出版社，1992．

26．Benjamin F．Cratree．Doing Qualitative Research（Research Methods for Primary Care Vol.3）．Newbury Park，California：SAGE Publications，1992．

27．Michael Singlefary．Mass Communication Research-Contemporary Methods and Applications．New

York：Longman Publishers，1994.
28. Don A. Dillman. Mail And Telephone Surveys-The Total Design Method. New York：A Willey-Inerscience Publication，1978.
29. 麦克尔·辛格尔特里. 大众传播研究－现代方法与应用. 北京：华夏出版社，2000.
30. 风笑天. 社会学研究方法. 北京：中国人民大学出版社，2001.
31. 田风调，陈育德. 实用卫生统计学. 北京：人民卫生出版社，1994.
32. 世界卫生组织. 2000年世界卫生报告.
33. 章扬熙. 现代实用流行病学方法第五讲：DALY及其应用. 中华流行病学杂志，1995，16（2）：118－121
34. 夏毅等. 疾病负担的测量指标—DALY. 中国卫生统计，1998，15（3）：51－52
35. 吕少丽等. 评价健康水平的新指标—伤残调整期望寿命. 卫生经济研究，2001，（12）：7－9
36. 方积乾. 生存质量测定方法及应用. 北京：北京医科大学出版社，2000.
37. 龚幼龙. 社会医学. 北京：人民卫生出版社，2000.
38. 李鲁. 社会医学. 北京：人民卫生出版社，2003.
39. 李鲁，王红妹，沈毅. SF-36健康调查量表中文版的研制及其性能测试. 中华预防医学杂志，2002，36（2）：109－113
40. 万崇华，罗家洪，张灿珍等. 癌症患者生命质量测定量表体系研究. 中国行为医学科学，2003，12（3）：341－342
41. 武阳丰，谢高强，李莹等. 国人生活质量普适量表的编制与评价. 中华流行病学杂志，2005，26（10）：751－756
42. 王乐三，孙振球，蔡太生等. 2型糖尿病患者生活质量量表的研制与考评. 中南大学学报（医学报），2005，30（1）：21－27
43. Li L，Wang HM，Shen Y. Chinese SF-36 Health Survey：translation，cultural adaptation，validation，and normalization. J Epidemiol Community Health 2003，57：259－263
44. Li L，Jiang M. Tests of reliability，validity and responsiveness of the SF-36 scales in hemodialysis patients. Chin Med J，2002，115：995－997
45. Bowling A. Measuring health：a review of quality of life measurement scales. Philadelphia：Open University Press，1991.
46. Osoba D. Effect of cancer on quality of life. CRC Press，1991.
47. Sullivan M. The new subjective medicine：taking the patient's point of view on health care and health. Soc Sci Med，2003，56：1595－1604.
48. Sprangers MA，Schwartz CE. Integrating response shift into health－related quality of life research：a theoretical model. Soc Sci Med，1999，48：1507－1515.
49. Sprangers MA，Tempelaar R，van den Heuvel WJ，et al. Explaining quality of life with crisis theory. Psychooncology，2002，11：419－426.
50. Allison PJ，Locker D，Feine JS. Quality of life：a dynamic construct. Soc Sci Med，1997，45：221－230.
51. Dolan P. The effect of experience of illness on health state valuations. J Clin Epidemiol，1996，49：551－564